SV

Tilmann Moser

Bekenntnisse einer halb geheilten Seele

Psychotherapeutische Erinnerungen

Suhrkamp Verlag

Satz: TypoForum GmbH, Seelbach
Druck: Freiburger Graphische Betriebe, Freiburg
Printed in Germany
Erste Auflage 2004
ISBN 3-518-41645-6

1 2 3 4 5 – 09 08 07 06 05 04

Bekenntnisse einer halb geheilten Seele

Einleitung als Bildbetrachtung

Als René Magritte 1926 das »Portrait von Paul Max« malte, war er 28 Jahre alt. Im gleichen Jahr vollendete er das ergreifende Bild »Die Träumereien eines einsamen Spaziergängers«, als handle es sich um eine Illustration von Rousseaus berühmtem Text. Der Träumer geht an einem Fluß entlang, die Atmosphäre ist düster, nur ein winziges Brücklein führt im Hintergrund über den Fluß. Aber in hellem Licht scheint ihn ein liegender, schwebender, hagerer, nackter Leib einer alten toten Frau zu verfolgen, schwebt sozusagen hinter ihm her. Man geht wohl nicht fehl, daß es sich bei dem Bild um Magrittes Arbeit an der Erinnerung an seine Mutter handelt, die Selbstmord im Fluß beging, als der Knabe dreizehn Jahre alt war. Eine gewaltigere Inszenierung dessen, was der französische Analytiker André Green viel später als die Nachwirkungen einer »toten Mutter« im Seelenleben des Kindes erforschte, dürfte es wohl kaum geben. Dabei meint er nicht nur eine real tote, sondern auch eine seelisch erstarrte, nicht verfügbare Mutter, die kaum tilgbare Spuren im psychischen Haushalt eines Patienten hinterläßt. Vielleicht hat mich deshalb Magrittes Bild so angesprochen.

»Paul Max« ist dem Betrachter zugewandt, aus relativ großer Nähe, aber man weiß nicht, ob er den Betrachter sieht. Er schaut gleichzeitig nach außen wie nach innen, oder besser, hinter der Maske des Zugewandten erscheint im Auge ein innerer Schrecken, blickend mit der Genauigkeit einer verstörten Introspektion. Verharmlosend könnte man von nach innen gewandter Aufmerksamkeit sprechen, die nach außen den Eindruck von Unzugänglichkeit vermittelt, besser von beunruhigender Rätselhaftigkeit. Dazu trägt bei, daß sein linkes Ohr quasi als aufgeklappt erscheint, wie um Geräuschen nachzulauschen, die dem Betrachter nicht hörbar sind.

Der Portraitierte ist nicht in eine vertraute Kleidung eingehüllt, sondern offensichtlich in schützende Decken, allenfalls einen sehr groben Wintermantel, der ihn wie eine Rüstung umschließt und ins Statuenhafte verwandelt.

Das halbe Gesicht ist verdeckt durch einen dunkelroten Vorhang, der die Welt in ein Innen und Außen zu teilen scheint. Es gibt Andeutungen eines Raumes, der aber zerstört wird dadurch, daß er sich auseinanderschachtelt: ein weiterer Vorhang gleicher Farbe begrenzt vermeintlich eine Tür zu einem Balkon oder ins Freie. Aber das Freie ist übergangslos eine gelbe Wüste, und es gibt keinen bergenden Türrahmen oder einen Abschluß von Max' Lebenswelt, sondern ineinander übergehende, disparate Räume vermitteln eine hochgradige Ungeborgenheit. Ganz hinten am düsteren Horizont werden Schneeberge sichtbar, die aber genausogut die bleichen und kalten Brüste der toten Mutter sein könnten, die am dunklen Himmel schweben.

Um die verschiedenen, ineinandergreifenden Räume noch einmal zu benennen, die durch die gelben Wolken sowohl zusammengehalten wie auf groteske Weise getrennt werden: der Raum vor dem Vorhang; der Raum des Kopfes; der aufgelöste Raum des angedeuteten Zimmers; der Raumsprung hin zur Wüste; der Raum der Wüste und der der Schneeberge (Brüste). Eine ordnende Hand hat die Vorhänge leicht gerafft, aber sie vermitteln nicht mehr das Gefühl häuslicher Stabilität. Ein unfühlbarer, aber mächtiger Windzug hat Wolken aus einem Jenseits ins Zimmer hereingetrieben, die eine legt sich über den Kopf von Max wie ein riesiger Hut, der aber durch eine Krümmung sich auch vorschiebt vor den ersten Vorhang. Die andere Wolke krümmt sich ebenfalls leicht und dringt in den Raum hinter Max ein wie ein gefährliches Reptil. Bedenkt man all dies, so wird die Verstörung im Gesicht von Max verständlich, und man fängt an zu zweifeln, ob es ihm je gelingen wird, seiner inneren und äußeren Gesichter Herr zu werden. Man darf mutmaßen, daß er versuchen wird, sich ihrer durch künstlerische Gestaltung zu bemächtigen.

Auch im folgenden Text der »Bekenntnisse« ist immer wieder von toten Zonen und verschobenen Räumen im Untergrund der Familie die Rede, nicht in einem wörtlichen Sinn, sondern von schwer erträglichen Belastungen, über die kaum zu kommunizieren war. Meine eigenen toten Zonen trafen gelegentlich auf tote Zonen der damaligen Psychoanalyse, und das resultierte in schwer erträglicher Stagnation in den Behandlungen. Ich hatte keine lehrbuchmäßig erfaßte Neurose, und das führte oft zu Gefühlen des Unheimlichen, Unfaßbaren, manchmal sogar Verworfenen. Und zu einer langen Suche nach Hilfe, weil ich nicht aufgeben wollte. Aber ich muß mit inneren Diskontinuitäten leben, bin manchmal verwirrt, in welchem seelischen Raum ich mich befinde, und staune, mit welchem Reichtum und Souveränität die Träume über längst vergangene Räume verfügen und mich mit Personen und Interieurs zusammenführen, die ich längst vergessen hatte.

Die lange therapeutische Reise hat sich gelohnt. Und ich kann Patienten, wenn eine oder zwei Behandlungen in die Irre geführt haben oder nur zu halbem Ergebnis, nur raten, nicht aufzugeben.

Psychoanalyse und die Wende im Schlaflabor

Ich schaue nicht auf dreißig Jahre Berufserfahrung zurück, sondern auf mehr als vierzig Jahre eigener Psychotherapie und Psychoanalyse als Patient. Der Gedanke, mir selbst und anderen darüber Rechenschaft zu geben, verbunden mit dem Versuch der Erhellung der inneren und äußeren Vorgänge, hat mich seit langem begleitet, vor allem, seit ich mir klarmachen mußte, daß die in den »Lehrjahren auf der Couch« beschriebene Analyse nur ein Teilstück, eine Teilwahrheit war und außerdem an meiner seelischen Erkrankung kaum etwas geändert hatte. Die bequeme Ausrede, daß ich dazu vielleicht erst nach Vollendung des siebten Lebensjahrzehnts die Berechtigung hätte, mußte ich als Ausdruck von Angst und Scham beiseite legen. Ein anderer Ausweichversuch war der: ich müßte den Tod aller beteiligten Therapeuten abwarten, um sie nicht durch Kritik oder gar Bitterkeit zu beschädigen. Jetzt löse ich es so, dass ich sie weitgehend anonymisiere, so daß sie nur für wenige Kollegen aus der jeweiligen Subkultur erkennbar sind.

Über einige Jahre schwebte mir vor, meine Lehranalyse, deren erste beide Drittel ich in den »Lehrjahren auf der Couch« beinahe hymnisch idealisierend beschrieb, von meinem späteren körperpsychotherapeutischen Standpunkt aus zu kommentieren und zu kontrapunktieren, so wie ich es in den »Körpertherapeutischen Phantasien« mit einigen analytischen Fallgeschichten getan habe. Von diesem Plan wird einiges in diesen Text mit einfließen.

Ausgangspunkt meines Selbst- und Krankheitsgefühls war die »Verworfenheit«, also die religiös eingefärbte Überlagerung und Umdefinition einer frühen Störung, von der ich aber nicht »wußte«, nur ahnte, daß ich sie hatte. Sie hat mich gehindert, frühzeitig, also in den ersten Studiensemestern, Hilfe zu suchen, weil ich ohnehin annahm, daß mich keiner nehmen würde, weil es bei mir zur »Gnade« nicht reichte. Nahm mich aber einer, oder eine, so galt es, sich der Gnade als würdig zu erweisen. Einer übertriebenen Dankbarkeit stand dabei natürlich ein immenses Mißtrauen gegenüber, das gar nicht nachlassen konnte, solange die frühen Schrecken des extremen Selbstzweifels nicht angeschaut waren. Die aber wurden gar nie angesprochen, weil zum Beispiel die religiöse Thematik strikt außen vor blieb und damit natürlich auch der Abgrund, den sie zu überwölben hatte.

Da ich diese Rückschau, wie ich an dieser Schwelle des ersten Schreibens bemerke, noch gar nicht gelassen angehen kann (obwohl Gelassenheit einmal ein Phantasieziel war, das die Scham mildern sollte), muß ich mir ein Pendeln zwischen

Anklage und Selbstbezichtigung zugestehen, sozusagen als die unreifsten Pole der therapeutischen Bilanz, neben den ruhigeren Phasen eines mehr forscherlichen Interesses, zu dem ich hoffentlich auch fähig sein werde.

Ich will mich nicht schämen müssen über meinen Lebensweg als Patient. Der Begriff des Versagens hängt ohnehin deutlich genug über dem heimlichen interkollegialen Diskurs, sei es als drohende Selbstabwertung, als Selbstzweifel, sei es als Abwertung und Verdächtigung durch andere, als Zweifel an der eigenen Tauglichkeit oder gar Persönlichkeit oder an der analytischen Methode oder am rechten eigenen Gebrauch des idealisierten Verfahrens. Die Angst, die mich am längsten gehindert hat, diese Selbstkonfrontation und Besichtigung meiner Heilungsversuche zu unternehmen, war die: daß meine Arbeit an Varianten der Psychoanalyse, wie sie mir für eine Reihe von Störungen hilfreich erscheinen, entwertend zurückgeführt würde auf mein »Versagen« an der Analyse. Kurz, ich fürchtete das Fallbeil der diagnostischen Diffamierung, wie es im Dezember 1998 im »Forum der Psychoanalyse« Thea Bauriedl so beherzt auf mich niedersausen ließ. Inzwischen habe ich auch diese Angst weitgehend überwunden, und es kränkt mich nicht allzu tief zu hören: Ich suchte mit allen meinen behandlungstechnischen Neuerungen nur nach der Form der Psychoanalyse, die für meine Störungen hilfreich gewesen wäre und natürlich auch für eine Reihe von meinen Patienten. Dies betrifft, um es gerafft vorwegzunehmen, so tiefgreifende Belastungen wie Geburtstrauma, frühe Trennungen, die gedoppelte Mutter, ekklesiogene Neurose, NS-Untergrund der Familie: zentrale Themen, die nicht Gegenstand meiner wichtigsten Analysen wurden oder höchstens in ihren undurchschauten Seitentrieben oder Wucherungen auf anderen psychischen, meist »höheren« und natürlich verbalen Ebenen.

Um nicht unterzugehen in Depression, Selbstzweifel, Verworfenheitsgefühlen und Todeswünschen, ließ ich mich in höchster Not zweimal für drei Monate einweisen in psychotherapeutische Kliniken, zweimal für kürzere Zeit in die Psychiatrie. Nach dem Ende der Lehranalyse floh ich zunächst einmal für drei Monate nach Rütte in eine Dependance des Zentrums von Graf Dürckheim, in der ich in einer therapeutischen Wohngemeinschaft und auf Spaziergängen mit einem holländischen Therapeuten und beim Malen wieder zu mir kam, um in Freiburg nach dem nächsten Stück Analyse zu suchen. Fündig geworden bin ich für eineinhalb Jahre beim Feinsten, was es unter den weiblichen Therapeuten geben sollte. An der Depression haben auch die eineinhalb Jahre nichts geändert.

Keiner der Therapeuten hat mir je geraten, meinen Zustand durch Medikamente zu mildern. Vor dem ersten Klinikaufenthalt hatte mir ein befreundeter Kollege Adumbran geschickt, das aber in der psychosomatischen Klinik sofort und umstandslos abgesetzt werden mußte, weil das dem antipsychiatrischen Weltbild des dortigen Teams entsprach. Mir ging es danach natürlich einige Wochen noch schlechter, so daß ich allnächtlich zu meinem Zimmerkumpan ins Bett kroch, der mich einfach festhielt. Aber der psychotherapeutische Heroismus, der meinem ursprünglichen psychoanalytischen Selbstverständnis durchaus entsprach (man spürt die religiöse Unterfütterung des Leidens-Helden), war wieder gefestigt: nur Feiglinge und Schwächlinge essen Psychopharmaka. Auf den gleichen Heroismus bin ich später bei einigen Patienten von mir gestoßen, die tief beleidigt waren, als ich die Möglichkeit einer Medikation auch nur erwähnte.

Den Umschwung in meiner eigenen Haltung Medikamenten gegenüber brachten zwei Nächte in einem Schlaflabor und der kiloschwere komputerisierte Befund, daß ich alle Anzeichen eine tief eingerasteten endogenen, also vielleicht organisch bedingten Depression zeigte, meßbar und darstellbar an Kurven, Tabellen, REM-Werten und einem Verlust an erholsamem und heilsamem Tiefschlaf, der sich an einem 35maligen Beinahe-Wachsein in einer Nacht zeigte. Der freundliche Schlafforscher meinte, 25 Jahre Psychotherapie seien eine stattliche Leistung und ob ich es nicht einmal mit Medikamenten versuchen wolle.

Danach experimentierte ich, mit wechselndem Erfolg, mit Limbatril, Saroten, Equilibrin, Stangyl, Truxal, Cipramil, Fluctin, Quilonum (Lithium), Trevilor, also mit ähnlich vielen Medikamenten wie Psychotherapeuten (davon 5 Analytiker).

Nun könnte man sagen: Pech gehabt. Ich war gar kein Fall für die Psychoanalyse, und also habe ich kein Recht, mich zu beklagen. Stimmt nicht. Es gibt zwar eine vermutlich erbliche Belastung (mein Vater litt unter schweren Alpträumen und, neben seinem sonnigen Humor, an Zuständen von tiefer Verzagtheit) und eine solche durch schwermütige theologische Vorfahren der Mutter. Ich weiß um weitere Belastungen durch ein massives Geburtstrauma. Aber die Dialektik ist ebendie: Auch das Psychogene kann sich auswachsen und einfressen und erscheint dann im Schlafdiagramm wie eine festgezurrte endogene Depression. Worüber ich schreibe – und da erschrecke ich selbst erst einmal, wenn ich den inzwischen geläufigen Begriff auf mich anwende –, ist die mögliche Retraumatisierung durch Psychoanalysen, während viele Analytiker gerade meinen, das oder die Traumata lege artis oder zunftmäßig anzugehen. Der Retraumatisierung werde ich in verschiedenen Aspekten nachgehen. Hier ist festzuhalten: Es macht etwas mit dem Patienten, wenn er über Jahre des Leidens keine Linderung erfährt, es aber sich selbst zur Last legt und, parallel zum verärgerten oder verzweifelten Fühlen und Diagnostizieren des Analytikers oder Therapeuten, eine Verschärfung der Kategorisierung vornimmt: Unfähigkeit zur Analyse, Verworfenheit, maligne Regression, bösartiger Widerstand, unüberwindlicher Neid, negative therapeutische Reaktion, schwere Borderline-Persönlichkeit. Alles bekam ich zu hören.

Das heuristische Prinzip dieses Textes basiert, vorläufig, nicht endgültig, auf einer Umkehr der Beweislast: Der Fehler muß nicht unbedingt auf meiner Seite liegen, wobei ich meinen Beitrag nicht geringreden will. Aber es ist ein schreckliches Verdikt: Der Patient *will* nicht geheilt werden, oder er sabotiert die Behandlung oder ist nicht analysefähig.

Dabei ist ja, zumindest nachträglich, zu bedenken, daß die Analytiker selbst auch ihre komplexe, konflikthafte Beziehung zur Analyse, zu ihrem Institut, zu dem, was jeweils als gegenwärtiger Weltgeist-Stand des Unternehmens gilt, als gängige, verbindliche, umstrittene oder fundamentale Lehrmeinung ausgeben. Die ist dann in den Seelen der Patienten gefälligst aufzufinden, zumindest in Teilen, und in einer entsprechend korrekten Behandlungstechnik aufzubereiten. Sehr lange ist man als junger Analytiker mehr der Methode als den Bedürfnissen des Patienten verpflichtet.

Und als Patient durchläuft man ebenfalls die verschiedensten Stadien der Präparation auf die Behandlung. Sie sind zusammengesetzt nicht nur aus der mehr oder minder langen Wartezeit nach den Vorgesprächen; nein, die Alltags und angelesenen ernsthafteren Theorien, Urteile und Vorurteile, vor allem aber die Hoffnungen und Zweifel gehören dazu. Gerade in diesen Tagen schrieb mir ein unbekannter zur Analyse Auserwählter, er dürfe in einem halben Jahr anfangen, aber schon jetzt steige sein Mitteilungsdrang so stark an, daß er nicht anders könne, als mir einen achtseitigen Brief über seine Beschwerden zu schreiben, spätere Freundschaft nach dem Überstehen seiner »Lehrjahre« nicht ausgeschlossen. Hätten diese Vorerwartungen, Vortheorien und Vorübertragungen mit mir ernsthaft erörtert werden können, wäre ich vielleicht früher oder überhaupt, auf die Grundhaltungen gestoßen, die ich der Analyse entgegenbrachte. So habe ich sie eben mehr oder weniger erlitten, ausagiert, verschleiert oder nach der Enttäuschung in subtile Gewalt gegen die Therapeuten verwandelt.

Was brachte ich mit an Hoffnungen und Verzweiflung, Glauben und Unglauben, Symptomen und Kompensationen,

Größen- und Kleinheitswahn, Rettungsphantasien, Beziehungsstörungen, an einem Taumel von Affekten, widersprüchlichen Ichzuständen, aber auch an Sehnsüchten, Rechtfertigungsbedürfnissen, vorweggenommener Zukunft, um die Gegenwart zu ertragen? Was war verboten, zu fühlen und zu denken? Wo gab es tote Zonen in mir, vor denen mir graute? Welche Leistungen mußte ich mindestens erbringen, um leben zu dürfen und beim Blick in den Spiegel zu bestehen? Auf welcher Ebene war ich überhaupt ansprechbar, und welche Knäuel von Übertragungen würden explodieren? Ich gehörte in die damals noch keineswegs honorige Kategorie der Borderline-Patienten, die es als diagnostische Einheit noch kaum gab, höchstens als eine solche der Schwer- oder Nichtanalysierbaren. In den »Lehrjahren« habe ich geschrieben, daß ich an der Psychosomatischen Klinik in G. infolge des großen Mangels an Ausbildungsfällen als »neurotische Depression« zurechtfrisiert wurde, an der sich eine Ausbildungskandidatin dann gründlich verschluckte. Aber von einem etwas wichtigtuerischen Bekannten, der in der diagnostischen Konferenz saß, hörte ich dann später, daß man mich – kurz vor dem beginnenden Boom der Borderliner – als As-if-Personality eingruppierte. Wie die Religion in all diese Wirrungen eingewoben war, erschloß sich mir erst, als ich *nach* den in den »Lehrjahren« beschriebenen Phasen der Lehranalyse von der »Gottesvergiftung« überschwemmt wurde.

An der As-if-Personality ist insofern etwas dran, als ich im Lauf von Kindheit und Jugend den Zugang zu meinem lebendigen Selbst weitgehend verlor und mich oft künstlich, unsicher fühlte und soziale Situationen nur noch durch eingelerntes Rollenspiel bewältigte. Der Verlust des lebendigen Selbst verursacht nicht nur einen Dauerschmerz, sondern er führt zu brennender Scham, weil man ja an seinen Mitmenschen sehen kann, wie lebendiger Kontakt und lebendige Lebensäußerungen aussehen können. Selbst wenn lebendige Impulse wieder durchbrechen wollen, tut man natürlich gut daran, sie unter strenger Kontrolle zu halten, weil sie sich in einem nicht soziablen Zustand befinden und mangels Übung auch nicht reifen. Erinnerlich ist mir der ängstigende Impuls, Menschen einfach zu umarmen, mich anzuklammern, mich ihnen vor die Füße zu werfen und mich an ihren Beinen festzuhalten. Die aggressiven Gegenstücke sind natürlich ebenfalls nicht problemlos in die Tat umzusetzen: Menschen ins Gesicht schlagen; Steine in Schaufenster werfen; blind in die Menge zu schießen; junge Mädchen zu vergewaltigen und ihnen ins Ohr zu flüstern, daß man sie himmlisch finde; knutschende Pärchen von der Brücke zu stoßen oder Züge entgleisen zu lassen.

Zwangsläufig erhöht man die Frequenz der Onanie, weil da für Minuten und Sekunden vitale Impulse aus eigener Kraft und Autonomie zu erleben sind. Hinzu kommen natürlich die Sehnsuchtsbilder, die die einsamen Veranstaltungen begleiten. Nach heutiger Erkenntnis war ich leicht sexversessen, ohne wirklich dauerhafte partnerschaftliche Sexualität zu haben, und hätte in eine Selbsthilfegruppe für Sexsüchtige gehört, so wie es auch für nasse und trockene Alkoholiker Gruppen gibt. Später kann dann auch normale Sexualität zum Medikament werden, sie vermag sogar für kurze Zeit die Depression zu mildern oder die Hoffnung zu nähren, daß der Zugang zu lebendigerem Selbst nicht endgültig verschüttet sei. Eine andere Variante, mich zu fühlen, war die in der Schule des Leistungssports.

Das peinigendste Gefühl beim Verlust des lebendigen Selbst ist das Schwinden der sozialen Kompetenz, die in den schwierigeren Fällen ja sehr früh verlorengegangen sein kann oder gar nicht ausgebildet wurde: bei den spielerischen oder auch ernsteren Impulsen, wie sie zwischen Mutter und Kind ausgetauscht werden.

Die erste Kurztherapie

Meine erste therapeutische Erfahrung machte ich als Student 1962 in Berlin bei einem jungianischen Therapeuten, Dr. C., den mir ein Freund empfohlen hatte, der dort Hilfe gefunden hatte, um sich aus der Umklammerung einer kinderreichen Pfarrersfamilie zu lösen. Ich war zehn Stunden dort, habe im ganzen angenehme Erinnerungen und eine bittere. Es war das erste Mal, daß mir jemand zuhörte und Worte für meinen Zustand zu finden schien. Ich produzierte einen Traum, der ihn begeisterte: »Ich will mich an einem wunderschönen Brunnen waschen oder trinken, da stürmen weiße Stiere heran und vertreiben mich.« Es ging in seiner Deutung um Sexualität, vor deren Ansturm ich fliehe und sogar vom Brunnen des Lebens oder der Labung oder der Reinigung vertrieben werde. Aber es war auch ein Ausblick auf arkadische Natur und insofern umgeben von einem eher lustvollen Schrecken, und ich war dankbar für meinen jungianischen Traum. Um zum Atmosphärischen dieser Kurztherapie zu kommen, mache ich einen kleinen Umweg:

Weil ich von einem zweijährigen Aufenthalt in Paris mit ehrenvollem Stipendium nicht mit einer brauchbaren Dissertation in Romanistik zurückkehrte, kam es zum Bruch mit dem Doktorvater, mit dem es nie auch nur ein einziges persönliches Gespräch gab. Ich fühlte mich tief gescheitert und unfähig, jetzt noch ein zum Lehramt befähigendes Examen zu machen. Ein Freund, der dort schon tätig war, verhalf mir zu einem Ausbildungsplatz als Volontär bei der »Stuttgarter Zeitung«. Aber wenn ich das Gefühl gehabt hätte, die Therapie bei Dr. C. würde mir Boden unter die Füße bringen, wäre ich vielleicht in Berlin geblieben. Doch es fiel mir nicht allzu schwer, ihn nach zehn Stunden zu verlassen. Von der Beziehung zwischen uns war nie die Rede, dabei taumelte ich geradezu in die Beziehung hinein. Ich war so begeistert über sein

Zuhören und Verstehenwollen, daß es mich nicht mehr auf dem Stuhl vor seinem mit Schriften überladenen Schreibtisch hielt, der zwischen uns eine wuchtige Mauer bildete. Ich stand auf und machte ein paar Schritte hin und her und fragte ihn sogar, ob ich das dürfte. Er aber untersagte es mir, als sei es befremdlich und unüblich und eine Unbotmäßigkeit, oder schlimmer, etwas, was auf Schwer-Therapierbarkeit hinwies, eine Anmaßung, ja ich suche nach Worten, um diese peinliche atmosphärische Enttäuschung zu beschreiben. Natürlich gehorchte ich und erhöhte meinen unbrauchbaren Fundus an Anpassungsfähigkeit, dabei sehe ich die erzwungene Unterwerfung heute als eine massive Unterbindung einer lebendigen Erregung, von kaum zu bändigender Bewegtheit, Aufgewühlt-Sein, Freude, Begeisterung über die inneren Fluten, die er auslöste, aber auch von Freude über die unerwartete Beziehung, in die sie gehörten.

Noch eine merkwürdige Inszenierung meinerseits: Ich hatte meinen ersten, vielfach gebrauchten VW erworben und fuhr damit zur Therapie. Ich aber meinte – er nahm damals zehn Mark die Stunde – das fast schrottreife Auto sei ein Zeichen von zu verbergendem Reichtum, und ich stellte es immer eine Straßenecke entfernt ab, um nicht bei unangemessenem Luxus ertappt zu werden. Das Thema der Unwahrhaftigkeit, das für mich in der Familie wie in der Religion eine starke Rolle spielte, war also vom ersten Moment an in der Therapie mit dabei, aber natürlich noch weit von einer Thematisierung entfernt, und somit verbunden mit einer Spaltung des Bewußtseins und einer Aufspaltung der Beziehung in Sagbares und Unsagbares. Doch ich bin überzeugt: hätte er mich auf und ab gehen, ja sogar mit den Armen gestikulieren lassen, er hätte auch die Autogeschichte gestanden bekommen, irgendwann später; doch zuerst meine beginnende Liebe, statt meinen Gehorsam, meine Begeisterung statt meine Enttäuschung. Aber ich merke beim Schreiben, daß ich noch immer voll enttäuschter Liebe spreche, und es traf mich, als ich nur wenige

Jahre später hörte, er sei gestorben. Ich will ihm Dank sagen, weil er Hoffnung weckte, und ihm meine Enttäuschung zumuten, er wird sie bei den weißen Stieren, mit denen er drüben gelassen spielen wird, ertragen. Ich steckte voller nicht zum Ziel gekommener Liebe, und diese Schwierigkeit, mit diesem Gefühl zu »landen«, wird sich noch mehrfach wiederholen.

Die Barockengel über der ersten Couch

Der Umzug nach Stuttgart bedeutete einen Bruch mit dem Studium und den akademischen Hoffnungen auf eine zukunftsträchtige Assistentenstelle. Ich wohnte eine Weile bei einer im Psychobereich tätigen Tante, die ihre Lehranalyse bei einer freudkundigen Jungianerin, Frau L., absolviert hatte, der sie später aus Dankbarkeit den Haushalt führte. Mit dieser Tante konnte ich die allerersten Gespräche über meine Familie führen, da sie sie von verschiedenen Besuchen her kannte. Von ihr stammt die bis heute anhaltende Faszination über Familienverhältnisse und ihre oftmals neurosenträchtigen Spannungen. Durch ihre Vermittlung – sie war also eine Art Schutzpatronin und Förderin – erhielt ich einen Therapieplatz bei Frau L., die damals wohl schon weit über sechzig war, kleingewachsen, mit äußerst wachen und lebendigen Augen, agil, rasch im Denken und Fühlen. Damals lernte ich auch erstmals die Couch als therapeutisches Hilfsinstrument kennen, als Landeplatz, auf den ich meine niederziehende Depression schleppte. Merkwürdigerweise ist mir von der einjährigen, teils ein-, teils zweistündigen Arbeit kaum eine inhaltliche Erinnerung geblieben. Ich nehme an, die Couch, von der aus ich die Dame gut sehen konnte, war vor allem ein Ort der Zuflucht und der vorsichtigen Hoffnung. Von Heilung kann ich nicht sprechen, aber vom Überleben und von Zuversicht, verbunden mit dem Gefühl möglicher Rettung, aber auch vom Wert des Verstehens, von der Besichtigung der eigenen Biographie, von Mutmaßungen über die Wirkung der realen Eltern und der verinnerlichten, wer weiß wie verbogenen Bilder der Eltern. Sie konnte sich mitfreuen über meine journalistischen Erfolge. Sie war Zeugin dessen, was ich im Beruf erlebte, kurz, sie erweiterte meine Fähigkeit, Gefühle zu fühlen, zu erkennen und sie gar mit einigen anderen Menschen vorsichtig auszutauschen. Mir scheint, da sie selbst einige fachliche Aufsätze geschrieben hatte, daß sie das geschriebene Wort hoch einschätzte und – das ist eine rückblickende Vermutung – in einer Art Bionscher Rèverie dieses frühe Träumen der Mutter über die Zukunft des Kindes auf mich als Schriftsteller übertrug, an meine Begabung glaubte und diese Wertschätzung auch gelegentlich durchblicken ließ. Ich war zufrieden, daß ich meine Depression nicht verbergen mußte, auch wenn sie sich nicht merklich besserte.

In einem dankbaren kleinen Aufsatz über diese Analyse, wenige Monate nach ihrem Beginn, nannte ich sie meine gute Ersatzgroßmutter. Diese Ebene war durch ihr weißes Haar rasch gegeben und hat sich im Lauf des Jahres kaum verändert. Damit wird aber auch deutlich, daß die bedrohlichen Übertragungen noch in weiter Ferne lagen, sie hätten mich wohl auch geängstigt, und ich brauchte eine relativ konfliktlose, tragende Beziehung, die mir die Besichtigung des inneren Lebens ermöglichte. Wir lachten zusammen über diese Großmutterübertragung und fanden vielleicht beide, daß dies das Bestmögliche für uns beide war. Sie erlaubte Humor, Zuflucht, auch Identifikation mit ihrer milden Lebensweisheit. Das Böse blieb draußen. Dabei hätte es durchaus »Aufhänger« dafür geben können. Soweit ich weiß, war die Dame im Laufe eines langen und facettenreichen Lebens schließlich zum Katholizismus konvertiert, mit dem sie mich verbal allerdings nicht behelligte. Aber die Couch stand in ihrem Wohnzimmer, und das Wohnzimmer war überladen mit Heiligenfiguren, Engeln, Devotionalien, Hinterglasbildern, die unvermeidlich auf mich auf der Couch herunterschauten. Es ist fast ein Wunder, daß ich nicht in eine Vorform des Bildersturms geriet, sondern das ganze Arrangement, was mir an manchen Tagen mit leichtem Weihrauchduft durchzogen schien, als liebenswerte Skurrilität ansah, von dem eben auch ein Hauch von der wundersamen Gottgefälligkeit meiner beiden Pfarrfrauen-Großmütter ausging.

Erstaunlich ist immer wieder, wie sich die gefährlichen Übertragungen zurückhalten lassen, manchmal sogar über Jahre: wenn der Patient oder die Kontrollinstanz über sein Unbewußtes, die Situation abschätzen und, wie in meinem Fall, zu dem möglicherweise angemessenen und therapierettenden Ergebnis kommen, sie sollten noch in ihren unterirdischen Deponien bleiben. Wenn die Kontrollbehörde hellsichtig ins Dunkle schaut, mag ihr deutlich werden, daß es für die Entfaltung einer mörderischen Wut, aber auch einer riesigen Kränkbarkeit wie einer stürmischen Liebe noch keinen Platz gibt. Statistisch mag es dagegen so sein, daß viele Patienten den durchaus vorhandenen Platz lange Zeit gar nicht betreten wollen, weil sie nicht fassen können, daß die schrecklichen Gefühle unter sachkundiger Hilfe durchaus handhabbar sein oder werden können.

Gut zehn Jahre nach Ende dieses Großmutterjahres suchte ich die Analytikerin am Ort ihrer Kur im Schwarzwald auf. Ich war inzwischen selbst Analytiker, genoß die kollegiale Atmosphäre in dem Café nahe ihrem Hotel, die sie herstellte, und versuchte mit ihr, Bilanz zu ziehen oder auch Erinnerungen aufzufrischen. Es war eine überaus freundliche Unterhaltung, mit einer Prise Mutter- oder Großmutterstolz von ihrer Seite, denn das Sigmund-Freud-Institut in Frankfurt, an dem ich meine Ausbildung absolviert hatte, genoß in manchen Kreisen einen außergewöhnlichen Ruf. Ich war ein wenig beschämt über ihre freundliche Art, mir zu gratulieren zu einer Ausbildung, wie sie ihr nicht zuteil geworden war. Was mich am meisten anrührte, war ihre ganz ruhig und bestimmt und sich gegen allen Widerspruch wappnende Mitteilung, ich sei damals viel zu depressiv, instabil, zerbrechlich gewesen, als daß sie eine tiefer einsteigende und aufdeckende oder gar Übertragungsanalyse habe machen können. Ich wollte widersprechen oder ihr doch eine Rechtfertigung abverlangen: wieso soviel Belastendes, was ich seither über meine Familie herausgefunden hatte, nicht aufgegriffen worden war und warum wir, außer dem fröhlichen Gelächter über die Großmutter-Übertragung, nicht psychogenetisch auf mögliche Ursachen der Depression eingegangen seien.

Sie habe mich, sagte sie, einfach stabilisieren wollen. Wir hätten ja über die Enge des Elternhauses gesprochen und über meine Schwierigkeiten, mich mit dem behinderten Vater zu identifizieren, weshalb die Strenge der Mutter mich mehr als erwünscht getroffen hätte. Aber manches habe sie sicher nicht erkannt, sei vielleicht auch befangen gewesen, habe die Religion nur von der moralisch-lebenseinengenden Seite her thematisiert, wie sie in Schwaben eben oft dominiere. Wir schieden in Frieden, es war wirklich der Abschied von einer Großmutterfigur. Es wäre mir unmöglich gewesen, sie mit den Spannungen zur Mutter zu identifizieren oder zu behelligen. Oder aber die Großmutterrolle, die ich ihr zuschrieb, war einfach eine Art Sicherung gegen die Abgründe, auf die ich in späteren Therapien noch zuging. Der Gewinn dieses Jahres lag weniger in der direkt psychodynamischen Ebene einer Heilung tieferer Konflikte oder Defekte als in einer Ermutigung zum Leben und Schreiben. Während sie mit interessiertem Behagen meine Theaterkritiken und Kongreßberichte las, entsetzte sich meine reale Mutter in jener Zeit über meine schriftlichen Äußerungen über Schauspielerinnen (alles andere überlas sie) und fand es unverschämt und amoralisch, sich so anmaßend kundig über Frauenrollen zu äußern, und seien sie auch von Goethe erdichtet.

Das Thema der Unaufrichtigkeit in der Therapie (ein Teil

der Wahrheit erschien mir noch für sehr lange Zeit immer unsagbar oder unsäglich) nahm die merkwürdige Form eines Triangulierungs-Konflikts an: Ich ging zu der Tante, die nach ihrer Analyse jene seltsam dienende Rolle der Haushaltshilfe bei der Analytikerin angenommen hatte, von der sie mit liebevoller Ironie und Bewunderung sprach, eine erotische Beziehung ein. Mir hätte eine gewisse Spaltung in Sagbares und Unsagbares in jenem Stadium noch einige Zeit nichts ausgemacht (Großmütter müssen nicht alles wissen und sind doch lieb und vielleicht sogar ohne viel Worte lebenskundiger oder toleranter als Mütter). Aber meine Tante glaubte mir die Qual des Geständnisses ersparen zu müssen und teilte mir eines Tages mit, sie habe es der Analytikerin »gebeichtet«. Mein Gesicht entflammte sich, und ich ging zaghaft und heftig klopfenden Herzens in die nächste Stunde. Aber die großmütterliche Tugend (wohlgemerkt nicht die analytische) bewährte sich: Die Fakten wurden zwar erwähnt, aber eben wie eine interessante und weiterführende Wendung des Lebens, das mich ja eines Tages in Empfang nehmen sollte, und es gehörte offensichtlich zu diesen großmütterlichen Dienstleistungen, daß die Therapeutin nun die innere Arbeit der Spaltung oder Abspaltung übernahm. Es wurde stillschweigend beschlossen, daß diese Form der Triangulierung nicht Thema der Therapie sein sollte – es hätte sie im schlimmsten Fall ja gesprengt oder der Tante den dienenden Arbeitsplatz samt Freundschaft gekostet oder was an weiteren Verwicklungen denkbar gewesen wäre. Was hätte die Oma korrekterweise tun oder deuten sollen? Bis hierhin konnte ich die Dinge mit leichter Ironie schreibend betrachten. Wenn ich ernsthafte Supervision in der Rückschau betreiben sollte, einschließlich meiner eigenen Anteile, dann wird mir bang. Anfänglich hatte ich überhaupt kein auf die Therapie bezogenes Konfliktbewußtsein, staunte über den viel gründlicher funktionierenden Bekenntnisdrang der Tante, die wohl an die unguten Auswirkungen der Heimlichkeit auf die Therapie dachte und an die mögliche Sprengwirkung des Arrangements. Mir scheint, die lebensbejahende Atmosphäre auf jener Couch habe bei mir eine Verbindung geschaffen zwischen einer endlich unverkrampften Gewissenlosigkeit (nur als Durchgangsstadium auf dem Weg heraus aus einem bis dahin stets niederdrückenden Überich) und einem regelrecht unerfahrenen Zustand des Ichs. Ihm mußte man die Fähigkeit zur Wahrnehmung bestimmter sozialer Konflikte erst beibringen, soweit es sie nicht durch Leid oder vorwurfsvolle Rückmeldung allmählich erfuhr. Auf jeden Fall ist mir später die möglichst weitgehende Reinheit des analytischen Feldes wichtig geworden.

Eine Übertragungs- und Konfliktanalyse ist rückblickend für dieses Jahr jedenfalls so weit außerhalb des Denkbaren, daß ich erst jetzt das Ausmaß des Nichtaufgegriffenen, Nichterledigten sehe, wie es mir die alte Dame bei meinem Kurbesuch mit soviel nur leicht verschämter Anmut erklärte. Ob ich den Konflikten allerdings so wenig gewachsen gewesen wäre, wie sie es meinem labilen Zustand zuschrieb, weiß ich nicht. Es scheint, sie hatte einfach eine andere Aufgabe als die analytische übernommen: Annehmen der Depression, Ermutigung, vielleicht sogar hoffnungschaffenden Trost, Überlebenshilfe, Ausblick auf kommendes Wachstum und Förderung der schriftstellerischen Zuversicht. Sie sah mich als Opfer des schwäbisch-fränkischen Pietismus mit seiner Lebensfeindlichkeit und führte einen Teil der Depression auf nicht gelebtes Leben zurück, und partiell hatte sie sicher damit recht. Das therapeutische Thema war damit weniger die konflikthafte Beziehung zu einzelnen Elternfiguren oder Teilen von ihnen oder gar zu Gott, der in seiner innerseelischen Dimension noch gar nicht sichtbar wurde, sondern ein fromm-braves Milieu, zu dem sie Anfang der sechziger Jahre in Stuttgart, wie sie oft betonte, einen privilegierten Zugang hatte und das sich in ihren Augen anzufühlen schien wie ein großer Schatten, der über der Landschaft lag, in ihren Augen wohl ein kollektiver archetypischer Schatten, mit dem es zu ringen galt. Und in diesem Ringen mit dem schwäbischen Großschatten störten mich die pausbäckigen katholischen Barockengelchen, die in ihrem Wohnzimmer herumflogen, zunächst nicht im geringsten. Wahrscheinlich erschienen sie ihr mit ihrem lebensfrohen Bild des Katholizismus eher als eine Art therapeutisches Hilfspersonal, und mit dem wollte ich mich nicht anlegen.

Die ersten Frankfurter Jahre

Obwohl ich bei der »Stuttgarter Zeitung« bleiben und in die Fußstapfen von Hellmuth Karasek hätte treten können, der damals gerade zum »Spiegel« aufbrach und mir seinen Schreibtisch hinterließ, war es mir unerträglich, ohne jedes Examen von der Universität abzugehen. Ich zog also nach einem Jahr nach Frankfurt, um doch noch in Romanistik zu promovieren, merkte allerdings bald, daß die Bodenhaftung in der Literatur zu gering wäre für meine ohnehin nicht sehr erdverbundene Seele. Ich wechselte das Studium, begann mit Soziologie, fand bei der kritischen Theorie in übervollen Hörsälen, in denen man Adorno lauschte, ebenfalls kaum Kontakt zur konkreten Welt, stand ratlos traurig vor den Vorboten der 68er-Turbulenzen, brachte ein Bein erst zur Erde, als ich nach drei Jahren nach Gießen wechselte und durch eine glückliche Fügung Zugang zu einer Jugendstrafanstalt fand, wo ich entdeckte, daß die bösen Buben mich akzeptierten und an Gesprächen mit mir Gefallen fanden. Das war die Wende in Richtung psychoanalytische Ausbildung, die allerdings wie der Eintritt in eine überaus erleuchtete Gesellschaft hoch über meinen noch sehr kurzen Armen hing. Der Jesuitenorden und die goethesche Gesellschaft vom Turm oder die Freimaurer sind Bilder, die die sehnsüchtigen religiösen oder logenhaften Grundübertragungen auf die Psychoanalyse am besten kennzeichnen.

Aber davor sind noch weitere therapeutische Abenteuer zu bestehen, im gemächlichen Auf und Ab von Verzweiflung und Hoffnung.

Die Finanzierung des Zweitstudiums durch journalistische Arbeiten machte keine Probleme, wie überhaupt der Bereich des beruflichen oder ökonomischen Überlebens kaum je Sorgen bereitete. Besonders durch Kongreßberichte und Buchbesprechungen konnte ich den Erkenntnisgewinn neben dem Einkommen auch steuern und allmählich dazu übergehen, wichtige analytische Neuerscheinungen durch das Rezensieren kennenzulernen. Dies war allerdings verbunden mit der Gefahr, zu früh einen hohen urteilenden Standpunkt einzunehmen, der meinem konkreten Fortschritt in der therapeutischen Selbsterfahrung vorauseilte und doch die Fähigkeit und den Mut zu eigenem Urteil stärkte.

Als ich 1964 in Frankfurt ankam, trug ich zwei Adressen bei mir, die Hoffnung versprachen. Die eine war eine Frau Z., zu der ich im Erstgespräch eine äußerst heftige Mutterübertragung entwickelte, die sich im mythischen Bild einer strengen und fast ohne Mimik prüfenden Eule darstellte. Bewunderung, Zuneigung und Schrecken mischten sich, ich hatte zum ersten Mal das Gefühl, daß es jetzt ans Eingemachte gehen würde. Allerdings sagte sie, sie habe nicht sofort einen Platz, was ich aber als Zusage für einen späteren Zeitpunkt auffaßte. Leider verlor ich durch ihr Zögern und wiederholtes Vertrösten ohne klare Aussage, das ich ganz und gar unverschämt fand, ein halbes Jahr. Mir scheint nachträglich, daß ich auf einer imaginären Warteliste stand, aus der sie sich heraussuchte, was ihr paßte. Das mag ungerecht scheinen, aber das zusätzliche Leid des vergeblichen Wartens, das sie verursachte, wie ich es leider auch von einigen anderen Kollegen immer wieder zu hören bekam, war enorm. Während das Warten auf einen sicheren Platz etwas Segensreiches, eine Art Vorbereitung und Vorarbeit sein kann, stellt dieses Fallenlassen nach einem hoffnungsvollen Warten eine Retraumatisierung dar.

Die angestauten Energien, Konflikte, die verminderte Abwehr gehen ins Leere und sind schwer wieder einzufangen, oder sie werden eingefangen durch eine Verstärkung der alten und schädigenden Abwehr.

Lange habe ich geglaubt, mein Leben wäre, angesichts meiner heftigen und sozusagen zielstrebigen Übertragungsreaktion, anders verlaufen, wenn sie mich genommen hätte. Aber das bedeutet ja auch: wenn sie sich in der Lage gefühlt hätte, mit mir angemessen zu arbeiten. Denkbar ist auch, daß sie etwas geahnt oder gespürt hat von der Wucht der Übertragung, aber auch von dem borderline-artigen Hintergrund, auf dem die zentralen Konflikte wuchsen, und daß ein milder Schrecken sie abgehalten hat, mit mir zu arbeiten. Oder auch ganz einfach ein ins Vergessen abschiebendes: »Der ist oder wird mir zu anstrengend.« Es ist nicht verkehrt, sich als Therapeut zu prüfen daraufhin, wen man sich zumutet; auch, ob das anfängliche Quantum an Sympathie und Einfühlung ausreicht, um die kommenden Konflikte durchzustehen; kurz, ob eine ausreichend gefühlte und durchdachte Adoption stattfindet. Nur das späte Fallenlassen ist schädlich.

Schließlich fand ich einen sogenannten Analyseplatz bei Herrn L., einem Freudianer, in der Rückschau gesehen vermutlich in den letzten Zügen seiner analytischen Ausbildung und also auch um die Erfüllung korrekter Analysestandards, vermutlich unter gelegentlicher Supervision bemüht. Allerdings war ich sicher kein Ausbildungsfall, wie später einmal in G., sonst hätte die Analyse damals vierstündig sein müssen, das war sie nur zeitweise, und über längere Zeit dreistündig. Es war ein von Anfang an für mich seltsames Unternehmen, eben weil das Liegen und Nicht-Sehen so fremdartig und häufig quälend war und in der Grundübertragung absolut undurchschaut. Mir waren reale Menschen ebenso wie Introjekte, also die inneren Bilder von früher wichtigen Personen, ohnehin weit entfernt und oft unkenntlich, und das wiederholte sich jetzt natürlich: Ich konnte die Übertragungen nicht erkennen.

Der unsichtbare Analytiker war der unsichtbare Gott meiner Kindheit und Jugend, der ab und zu ziemlich menschelte, aber dennoch rätselhaft und außerhalb der humanen Welt blieb, über mich Bescheid zu wissen schien und immer wieder stumm darauf wartete, daß ich den schwer betretbaren, unbekannten Raum zwischen ihm und mir mit deutbarem Leben und handhabbaren Übertragungen füllte.

Dabei hätte ihm das Religiöse eigentlich naheliegen müssen. Zu einem späteren Zeitpunkt der Analyse schnappte ich den Hinweis auf, er sei Pfarrerssohn, ich glaube, ich brachte meine Gefühle dazu nicht ein, vermutlich weil sie in der Übertragung mit einem explosiven Gemisch von Wut, Freude, Erleichterung, Verachtung verbunden gewesen wäre. Aber da war die Unternehmung ohnehin schon ziemlich verfahren. Trotzdem ist eine Wertschätzung seiner Person geblieben, und ein paar Jahre nach meinem Abbruch der Analyse nach zweieinhalb Jahren bin ich in eine Gruppe aufgenommen worden, die einmal die Woche zusammen Tennis spielte und der er seit langem angehörte. Mein Wunsch war es, einmal rückblickend mit ihm über unsere Analyse zu sprechen, aber dazu ist es nie gekommen, wir waren beide scheu, mein Eindruck aber blieb, daß er froh war, wenn ich ihn damit nicht behelligte. Es ist erstaunlich, wieviel Liebe bleiben kann, selbst wenn man aneinander gescheitert ist. Ja, ich spürte sogar einen Wunsch nach Verstehen und nach Verzeihen, den ich nicht an den Mann bringen konnte. Es mag merkwürdig klingen, aber ich trug, streng nebeneinander, ebensoviel Zuneigung wie Verbitterung mit mir herum. Hätte er nur bei einem einzigen Gespräch sagen können, er habe damals einiges nicht verstanden oder falsch gesehen oder er sei einer bestimmten Richtung der Deutung gefolgt, die vielleicht zu früh oder zu vermengt war mit anderem, dann wäre ich ihm ausgesöhnt an die Brust gesunken. Denn er war der Mensch, der sich bisher am längsten, wenn auch vergeblich bemüht hatte, mich zu verstehen und zu ertragen, und das hinterläßt negative wie positive Spuren. Im therapeutischen Bereich war er die erste wirkliche Schicksalsperson, nicht zuletzt deshalb, weil ich tief regredierte und er ein geliebtes und gehaßtes Ungeheuer war, mit dem es aber keine Verständigung und kein Gedeihen gab.

Er stand damals einer kirchlichen Beratungsstelle vor und dirgierte eine Schar von hübschen jungen Psychologinnen, aus deren Kreis er sich – also eine saftige ödipale Phantasie – nach Belieben bedienen konnte; genau besehen das Fragment einer Zeus-Übertragung, denn der Christengott tut so etwas nicht, und eine Person in einer solchen leitenden Funktion mit einem anzuleitenden Harem gab es nicht in unserer Familie, eher im Gegenteil. Aber ich habe nie darüber gesprochen.

Am Schluß des Vorgesprächs erklärte er mir das Setting und die Form des Bezahlens: ein relativ mäßiges Honorar, vorausgesetzt, ich würde keine Rechnung verlangen. Mir war es recht, ich hätte auch nicht unbedingt eine brauchen können, aber wir begannen damit unsere Arbeit mit einem stillen, nie thematisierten Komplott gegen das Finanzamt. Ein kurzes moralisches Aufzucken richtete sich in der Vorübertragung an diesem Punkt nicht so sehr gegen ihn als Analytiker (schon wieder ein Beschützen vor der ernsteren direkten Übertragung), sondern gegen ihn als kirchennahe Amtsperson, also gegen ein Stück Protestantismus, fast ein Abstractum, das so leichtfüßig die Amtsräume und die repräsentative Rolle benutzte, um nicht ganz ordentliche Arrangements zu treffen. Aber wie gesagt, wir haben nie darüber gesprochen.

In welchem Ausmaß dann schon die erste Stunde auf der Couch mißglückt ist, hat er wohl nie verstanden, ich weiß auch nicht, ob ich in der Lage war oder später gewesen wäre, meinen Schmerz und meine Enttäuschung mitzuteilen. Ich wußte nicht einmal, daß eine solche Kränkung Stoff sein kann für die Arbeit. Sie verdunkelte einfach das Bild von Analyse und von meiner Beziehung zur Analyse und zum Analytiker. Es war ein kleines Anfangstrauma und hat meine dankbare und engagierte Kooperationsbereitschaft stark vermindert, vor allem aber mein Selbstbewußtsein als kooperativer Partner verletzt.

Ich hatte in den Büchern etwas über die Bedeutung des Initialtraumes gelesen und war nun sicher neugierig, wie es mir damit ergehen würde; wußte auch, daß sich das Warten auf ihn monatelang hinziehen konnte; dass es sich oft um ein wegweisendes Geschenk handelte, das immer wieder Stoff zur Orientierung liefern konnte.

Vermutlich weil ich so aufgewühlt war durch den Beginn der Analyse, wurde mir das Geschenk schon knapp vor der ersten Stunde zuteil – jetzt meine ich sogar, meine lebenslange Schwierigkeit, Träume zu behalten, könne mit jener Szene zu tun haben –, ich schrieb ihn auf, zog ihn auf der Couch als eine der ersten Handlungen nach der Niederlegung bzw. Aufbahrung aus der Tasche und wollte ihn dankbar, stolz und neugierig auf seine Reaktion vorlesen. Da sagte er kühl: »So etwas brauchen wir nicht, aufgeschriebene Träume!« Ich erkaltete und erstarrte, was meine damalige Form der Reaktion auf Kränkungen war, von der ich im Lauf der Zeit eine Menge bearbeiten und ablegen konnte; aber ganz gefeit vor der Erstarrungsreaktion bin ich immer noch nicht, und durch sie ist manche verheißungsvolle Beziehung beendet worden. Ich glaube, die Analyse hat sich von dieser massiven Anfangsenttäuschung, die sich ja auf meinen möglichen positiven Beitrag bezog und die nicht besprochen wurde, nie mehr erholt. Es ist keine Wärme, keine Begeisterung mehr hineingekommen. Was mein und was sein Anteil ist, vermag ich nicht mehr zu beurteilen, ich weiß nur, daß hinter der Erstarrung einmal das Feuer der Wut und des Hasses war und daß Erstarrt-Sein einen eigentümlichen und dauerhaften Schmerz bereitet, der schwer zu beschreiben ist.

In der zweiten Stunde suchte ich nach einer neuen und weniger bedrohlichen Form von therapeutischem Kontrakt und bot ihm an, die Analyse in »diplomatischer Kühle« durchzuführen (er kam in jener Zeit noch in dunkler Jacke und Krawatte zur Arbeit). Er lachte zwar, aber meine heftigen und ungeordneten Affekte verzogen sich in den Untergrund. An ein freies Fühlen war nicht mehr zu denken, es hätte für mein Empfinden auch nicht zu seiner Methode und der Atmosphäre im Raum gepaßt. Ich meine rückschauend sagen zu können: Meine Affekte waren so stürmisch wie zärtlich, ich hätte ihm an den Hals springen mögen wie mir heute mein Sohn; und ebenso sehnte ich mich, ohne es wissen zu dürfen, nach Ringkampf und Umklammerung. Ich hatte ja keine innere Szenerie der Begegnung mit einem väterlichen Mann, war also erst recht unfähig, Ungekanntes als Übertragungsangebot zu verbalisieren. Und über szenische Phantasien verfügte er ebensowenig, wenigstens teilte er nichts davon mit, sonst hätte ich mich ja entdeckt, verstanden, ertappt gesehen und willkommen geheißen gefühlt. Ich lag als ein Objekt auf der Couch und ließ rechtgläubige Deutungen über mich ergehen, die nirgendwo in meinem Inneren ankamen, für die noch kein Ich und keine fühlbaren Beziehungen zu »Objektrepräsentanzen« als dem Stoff der Übertragungen da waren. Sicher tue ich ihm mit diesem einseitigen Urteil unrecht, ich kenne ja Menschen, die in seinen Behandlungen gediehen sind, und manche lobten seine Supervisionen. Es ist keine gelebte Liebe entstanden, und für die wahnsinnige Wut, die ich auf ihn hatte, fand ich keine Form; ihn einfach einmal mit Inbrunst ein Arschloch zu nennen, war mir in beinahe-kirchlichen Räumen unmöglich, und er war vielleicht auch nicht kundig in den frühen Formen von Haß und Groll, von Ressentiment und extremer Kränkbarkeit, die ich mit mir herumschleppte. Der Theoretiker des Narzißmus Heinz Kohut kam erst einige Jahre später auf Vortragsreise nach Frankfurt, begeistert empfangen, befruchtend erlebt – und einige Jahre später auch wieder fallengelassen als ein Theoretiker und Kliniker, der angeblich nichts von Aggression verstand.

Eine Art von ödipaler Triangulierung erlebte ich eines Tages mit dem Analytiker, als ich ihn in einem metallic-silbernen Opel-Kapitän, damals für meinen studentischen Autoverstand ein erhebliches Protzfahrzeug, anfahren sah. Zum Harem kam also noch die goldene Kutsche! Ich kriegte eine solche Wut, durchmischt mit beschämendem Neid, daß ich ihm wünschte, er möge am nächsten Morgen damit vor einen Baum fahren und das Zeitliche segnen. Da ich aber keinen mich unterdrückenden oder demütigenden Vater hatte, läßt sich die Szene, was die Affekte angeht, viel eher deuten als eine wüste Auseinandersetzung mit einem mütterlichen Introjekt in väterlicher Verkleidung. Dies ist ohnehin eine der am schwersten aufzulösenden Konstellationen, vor allem für einen männlichen Analytiker: Mann sein und sich mit den frühen Affekten zwischen Mutter und Kind herumquälen. Freud war stolz darauf, daß er zu hundert Prozent aus der männlich-väterlichen Position heraus analysierte. Viele Patienten haben es büßen müssen, und als er seinem Lieblingsschüler Ferenczi in den späteren Jahren ihrer Beziehung »Mutterzärtlichkeit« in seinen Behandlungen vorwarf, glaubte er, damit sei der erledigt.

Seltsamerweise habe ich kaum etwas von den verschiedenen Phasen, die es in zweieinhalb Jahren ja gegeben haben muß, behalten, außer diesen peak-events mit ihren unheilvollen Einwirkungen. Etwas allzu malerisch nenne ich unsere analytischen Begegnungen in den verschiedenen Phasen Schattenspiele über den Abgründen der unverstandenen frühen Affekte bzw. Defekte. Mit Defekte ist gemeint, daß manche Teile der Seele, des Bewußtseins wie der Affekte, noch gar nicht richtig funktionieren. Sie sind zum Teil formlos, instabil, widersprüchlich geblieben und haben im Ich keine Heimstatt gefunden, so daß sie, wenngleich oft unberechenbar, doch handhabbar werden könnten. Und schließlich gibt es ja auch die reiferen, berechenbaren Affekte, mit denen wir mit unseren Mitmenschen umgehen können. Wenn sie bereits geformt, wenn auch verbogen oder verdrängt sind, nennen wir das Ganze eine Neurose. Etwas so Kultiviertes hatte ich sicher nicht. Ich verhungerte auf der Couch, suchte vergeblich nach Ordnung in meinem Inneren und fühlte mich unfähig, verzweifelt und schuldig, weil ich ihm so wenig Erfreuliches bieten konnte. Ich spürte, daß ich ihn nicht angemessen nährte oder belohnte durch verstehbare Fortschritte; ich wollte ja, außer meinem Wohlergehen, daß er ein guter Analytiker war und ich von einem guten Analytiker abstammte. Hätte ich mir meine Enttäuschung früher deutlich gemacht, nein, ich wollte es nicht, ich fürchtete die zeitweilig quälende Scham über mein Elternhaus, fürchtete, das Mit-in-den-Abgrund-gerissen-Werden könnte sich wiederholen, falls er sich – zumindest für mich – als unfähig erwies. Schlechter Analytiker mit schlechtem Patienten: die Transaktions-Analytiker sprechen von doppelter Nicht-Ok-Position. Nein, das war eine zu ängstigende Perspektive, und sie hat mich länger bei ihm gehalten, als mir zuträglich war.

Noch eine Episode ist mir in Erinnerung geblieben: König Konstantin von Griechenland wurde gekrönt. Ich entwickelte ein mehr als beiläufiges Interesse für den jungen Monarchen, der ein so schwieriges Amt antrat, und sagte ziemlich naiv, regressiv verwegen und eigentlich dreist fordernd – wiewohl der Irrealität vollkommen bewußt –, daß man mir ein solches Amt anvertrauen sollte, dann würde mein Leben erträglich, meine Talente sichtbar und die Sinnfindung leichter. Der Analytiker lachte freundlich und warmherzig, was ich dankbar vermerkte, aber wir sind mit dieser quasi brüllenden Version des Größenwahns nicht weiter umgegangen, vor allem nicht mit dem Elendssumpf, den er überbauen sollte. Denn inzwischen weiß ich, in welchem Ausmaß Größenphantasien Hilfskonstruktionen sind, um mit unerträglichen Kleinheitsgefühlen umzugehen.

Ich bin erstaunt über die Bitterkeit, die hochkommt, möchte noch einmal betonen, daß ich nicht im geringsten ein objektives Urteil über ihn formulieren kann. Wir paßten nicht gut zusammen, und es gab zu viele nicht aufgegriffene negative Übertragungen, die zu ihrer Durcharbeitung und Auflösung einen Fundus an Sympathie, Wohlwollen, Zuneigung und ein Gefühl positiver Zusammengehörigkeit gebraucht hätten.

Ich schildere noch eine Merkwürdigkeit, deren Bedeutung mir erst sehr viel später aufging. Einige Monate saß ich als Korrespondent der »Stuttgarter Zeitung« im Frankfurter Auschwitz-Prozeß, schrieb in der Mittagspause und nach dem Ende gegen fünf Uhr meinen Bericht und kam erschöpft, aber auch zufrieden und stolz in die Stunden. Aber wir haben das Thema Auschwitz nicht angeschaut, nicht die tiefere Bedeutung für mich und meine Familie, meinen Vater als frühes SA-Mitglied auf dem Dorf. Ihm, dem mit Mißtrauen beobachteten Protestanten im total katholischen Dorf, hat diese Mitgliedschaft die ersten Freundschaften eröffnet. Nach seiner schweren Erkrankung 1938 konnte er nicht mehr marschieren und singen oder schlimmere Dinge anrichten, nur noch das Büro der NS-Volkswohlfahrt und des Winterhilfswerks leiten. Das NS-Thema blieb in der Analyse vollkommen ausgespart, gut, das war damals üblich, obwohl ich massive Träume sowohl als Opfer in Auschwitz wie als Täter hatte. Aber dieser Haß wie das Leiden blieben abstrakte Affekte, ohne historischen Hintergrund, und nicht personal zuzuordnen. Ich nehme heute an, daß mein schwer faßbarer Haß sich in die Auschwitz-Thematik einfraß, um überhaupt taugliche Bilder für destruktive Gefühle zu finden. Der verstorbene Analytiker Gottfried Appy hat das in einem hervorragenden Aufsatz als die innerseelische Instrumentalisierung von Auschwitz beschrieben: Das Unbewußte nutzt die inzwischen gängigen Bilder des Entsetzlichen, um tief verborgene subjektive Affekte auszudrücken wie zu verhüllen. Da es damals kein analytisches Instrumentarium gab, um die seelischen Spätfolgen von NS-Zeit und Krieg anzugehen, ist es schwer, dies einem einzelnen Analytiker vorzuwerfen. Also wende ich das Thema eher in Richtung Trauer: Ich saß als privilegierter, bezahlter Zuschauer an der allerersten Quelle des Entsetzens, und wir haben nichts daraus gemacht. Ich glaube, es war dem Analytiker wichtig, eine Analyse rite, also »ordentlich« nach den damaligen Vorgaben und Regeln, zu führen, und für das Ordentliche war ich nicht gemacht, hoffte vielleicht, eines Tages dorthin zu gelangen auf dem Weg der läuternden Prüfungen hin ins Reich der analytischen Rechtschaffenheit.

Der Abschied vom Analytiker war einigermaßen kurios. Eines Tages blieb ich einfach weg, ohne ihn zu verständigen. Bei einer ungeheuren Spannung in einer der letzten Stunden, bei gleichzeitiger Leere, hatte ich eine Äußerung von seiner Seite so verstanden, daß er ratlos sei und geneigt, aufzuhören. Wie es genau war, läßt sich nicht mehr klären. Zwei Tage später rief er an und fragte, was los sei. Ich sagte, ich wolle aufhören, und nahm gar nicht an, daß ihm das etwas ausmache. Tat es vielleicht auch nicht. Jedenfalls sagte er, sehr vorwurfsvoll, ja, eher fassungslos, eine solche Kaltschnäuzigkeit sei ihm sein Lebtag noch nicht begegnet, und natürlich sollten wir weitermachen. Übrigens saß ich zu jener Zeit schon ihm gegenüber, zwei Sessel, ein Tischchen zwischen uns, er analysierte, ich versuchte mich zusammenzuhalten, die Versagensangst im Nacken. In einer dieser letzten Stunden überkam mich eine solche Wut, daß ich eine große Blumenvase zerschmettern wollte, die in der Ecke stand, leer und ohne Blumen. Ich wünschte heute, ich hätte es getan. Aber was tat der wohlerzogene Patient? Er fragte, ob die Vase kostbar sei oder ein ihm liebes Erinnerungsstück darstelle. Meine Wut wurde noch dadurch gesteigert, daß er seine Beine auf das Tischchen gelegt hatte, so daß ich direkt seine Schuhsohlen vor Augen und Nase hatte, in deren Kehle deutlich sichtbar Hundedreck klebte. Ich wußte, daß ich ihn hätte bitten sollen, seine Beine auf den Boden zu stellen, weil ich mich gedemütigt und unwürdig auf Distanz gehalten fühlte. Aber die aggressive Spannung war so stark, daß er mir auf diese Weise wohl seine coole Gelassenheit inmitten meines Zitterns und Brodelns zeigen wollte, während ich fast umkam vor Wut und nicht mehr glaubte, die Kraft zu haben zu einer halbwegs ruhigen Bitte. Ich glaubte auch nicht mehr an eine Auflösung der Spannung, auch nicht an deren therapeutische Handhabbarkeit, wenigstens durch ihn – im Gegenteil, es schienen auch bei ihm keine Reserven für einen fairen Umgang mit mir mehr vorhanden. Deshalb ging ich nach dieser Stunde für immer.

Was hätte ich gebraucht, wenn festgestanden hätte, daß ich nicht »rite« analysefähig war? Anneliese Heigl-Evers und Karl Ott nennen es »interaktionelle Therapie« mit dem Prinzip einer lebendigen, sichtbaren, fühlbaren Antwort an den Patienten, die ihm erlaubt, seine Affekte zu spüren, zu identifizieren und zu sehen, welche menschliche Reaktion sie beim therapeutischen Gegenüber auslösen. Aber vielleicht hätte nicht einmal dies gereicht, denn, so würde ich formulieren, andere Menschen waren mir damals so fremd, daß ich sie hätte berühren müssen, um zu spüren, ob sie lebendig sind, und daß ich an dieser Körpergrenze und der spürbaren Antwort auch meine Lebendigkeit und Anwesenheit fühlen kann. Einen affektiven, szenischen Körperdialog will ich es hier vorläufig nennen. Es ist für Neurosen-Analytiker mit der Couch, die nichts anderes gelernt haben und die dieses Arrangement aus der Unsichtbarkeit heraus für die höchste zwischenmenschlich denkbare Erfindung halten, kaum vorstellbar, wieviel vorbereitendes Lernen, Erleben, Fühlen für manche Menschen nötig sind, um als Patient auf diese Oberschule der Konfliktanalyse gehen zu können. Durch die Säuglingsforschung und die Hinwendung zur Psychoanalyse des ersten Lebensjahres haben sich hier viele wichtige Erkenntnisse angesammelt, die jetzt auch zögernd ihren Weg finden in die psychoanalytische Behandlungstechnik.

In den »Lehrjahren« habe ich beschrieben, wie die Konferenz des Sigmund-Freud-Instituts mir Jahre später bei einer erneuten Suche nach analytischer Behandlung keine neue Chance geben wollte bei einem anderen Therapeuten, sondern mich zwingen wollte, zu diesem Analytiker zurückzukehren. Es wird jetzt vielleicht verständlicher, wieso mir das damals wie eine Art Verbannung, ein Strafurteil, ja, etwas alttestamentarisch Grausames vorkam, verbunden mit der Möglichkeit, zugrunde zu gehen – obwohl es damals einer gängigen Denkströmung entsprach, den Abbruch einer Behandlung, egal von welcher Seite, als einen Makel, wenn nicht gar einen Charakterfehler des Patienten anzusehen, der höchstens durch eine gelungene Wiederanknüpfung am Ort der Schande getilgt werden konnte.

Die Gießener Jahre

Weil in Gießen eine soziologische Promotion noch ohne ein vorzuschaltendes Diplom möglich war, zog ich dorthin um, natürlich mit dem Wunsch, dort noch einmal einen psychoanalytischen Versuch zu machen. Ich habe darüber bereits in den »Lehrjahren« geschrieben. Dr. F., den ich sehr verständnisvoll fand, so daß ich wieder Hoffnung schöpfte, ich könnte verstehbar sein, führte ein Erstinterview mit mir. Sein großes Dachzimmer weckte tiefes Zutrauen, er selbst strahlte eine nicht gespielte, sondern echte Gelassenheit aus, und er schien mir einer warmherzigen Einfühlung fähig, so daß ich vorsichtig zu hoffen begann, ich könnte bei ihm vor Anker gehen. Danach hörte ich längere Zeit nichts, dann kam eine höchst formelle Rechnung für »psychotherapeutische Bemühungen«, sprich Erstinterview, mit der Diagnose: »Neurotische Depression«. Ich weiß nicht, warum mich dieser Zettel so tief traf, wie ein Schlag vor den Kopf. Die Diagnose kannte ich ja schon, so falsch sie auch teilweise sein mochte. Ich hatte wohl eine andere Botschaft von ihm erwartet, vielleicht den Ruf »Komm zu mir«, nach dem Vorbild jenes anderen Obertherapeuten, der angeblich sagte: »Kommt her zu mir, die ihr mühselig und beladen seid«, ich will euch erquicken oder laben oder trösten oder so ähnlich, es ist mir im genauen Wortlaut entfallen.

Statt dessen kam nach weiteren Wochen eine Einladung, mich bei einer Frau Dr. W. einzufinden zwecks Psychoanalyse. Dr. F. machte uns, fast ein wenig kupplerisch, miteinander bekannt, und ich trottete hinter ihr her in ihr kleines Zimmer auf der Gartenseite des Anbaus. Mir schien später, er habe hinter uns ein Kreuzzeichen gemacht, aber dies ist eine nachträgliche Übertragungs-Phantasie, die dennoch auf einem damaligen Gefühl beim Abgang vom Haupthaus in die Baracke basierte. Für mich war schwer zu fassen, daß er mich abtrat, nach einem so intensiven und hoffnungerzeugenden Erstgespräch. Die Phantasie mit dem Kreuzzeichen mag damit zusammenhängen, daß er ja ahnen mußte, daß Frau W. eine Ausbildungskandidatin war und ich ein mehrfach gestrandeter Borderliner, der aber als »neurotische Depression« umetikettiert war. Ich gab mich bei Dr. F. sicher wohlkomponierter, als ich es in der Tiefe war, und ob er es selbst nicht wissen wollte, ist mir unklar. Ich werde später seine Reaktion auf die Lektüre der »Lehrjahre« wiedergeben, und nach dieser nehme ich nicht an, daß er an seine Diagnose wirklich glaubte, die mich zum »Ausbildungsfall« deklarierte. Sie fiel in die Zeit, als die Kategorie Borderline sich in einem Übergangsstadium befand, von einer Schrottkategorie hin zu einer seriösen Diagnose, die auch etwas aussagte über die schwierige Behandlungstechnik, die man einem Kandidaten noch längere Zeit gar nicht zumutete.

Ich verliebte mich sofort in die gleichaltrige Frau W., litt allerdings sehr unter der Verbannung auf die Couch. Ich habe ihre damalige Frisur noch vor Augen und wußte nun erst recht nicht, was Analyse bedeutete. Da ich sie nicht mehr sah, mußte ich von ihrer Stimme leben, viel mehr als von ihren Sätzen, und von dem unbeschreiblich feinen Duft, der von ihr ausging. Ich war sozusagen parfümtrunken, aber wir sollten ja zusammen Analyse machen, und sie konnte ziemlich streng auf die Einhaltung der Regeln pochen. Aufsitzen galt absolut nicht. Ihre Hand beim Abschied etwas länger halten auch nicht. Nur ihre Stimme und den Duft konnte ich mitnehmen.

Einmal telefonierte sie in der Stunde länger mit jemandem, den sie sehr zu mögen schien und der ihre Stimme ins Liebliche veränderte. (»Länger« könnten in Realzeit vielleicht zwei bis fünf Minuten gewesen sein – für das Kleinkind-Zeitgefühl war es eine halbe Ewigkeit). Der archaische Affekt verlangte nach einer Zertrümmerung ihres ridikülen Schreibtischs. Die mühsame Reduktion des wütenden Affekts auf Ironie führte zur Frage, wen sie da so lange angeflötet habe. Ich kann verstehen, daß sie mir nicht einen Namen nannte oder sonstige Erklärungen abgab, aber vielleicht wäre eine Entschuldigung angebracht gewesen, schließlich war es meine Stunde und meine nach Ununterbrochenheit schreiende Beziehung zu ihr. Aber was deutete sie von hinter der Couch zu mir herüber aus der zierlichen Hüfte: »Sie möchten wohl, daß ich nur Sie hier anflöte.« Recht hatte sie, aber es war wie eine Retourkutsche; eine Deutung, die mich entwertete als jemand, der sich etwas Absurdes wünscht, was er in der Übertragung aber auch wünschen darf. Ich mochte sie gerne, aber sie analysierte ja unter Aufsicht – was an sich noch kein Schaden ist, und viele Ausbildungs-»Fälle« gedeihen gut, weil sie sozusagen doppelt durchmeditiert werden – schwierig wird es, wenn Patient und Methode nicht ganz zusammenstimmen, aber supervisorisch zusammengezwungen werden sollen. Dann gerät auch der oder die junge Analytikerin unter Druck, weil die angestrebte Tierdressur mangels geordneter emotionaler Sprungbereitschaft des Löwen nicht gelingen will. Natürlich war ich bereits bockig und verdorben, aber doch voll tiefer versteckter Hoffnung, es möge noch etwas anderes im mühsamen Patientenleben geben als lehrbuchgerechte Deutungen.

In jenen Sommermonaten hatte ich in der Jugendstrafanstalt mit meinen Interviews, Einzel- und Gruppengesprächen begonnen, fühlte mich gebraucht, erzählte begeistert von den Jungen und den verwickelten Beziehungen zwischen Gefangenen, Aufsichtsbeamten, Werkstattmeistern, Psychologen, Sozialarbeitern und juristischer Leitung. Es war meine erste Möglichkeit, ein kompliziertes soziales Netz aus der Nähe zu beobachten und sogar selbst ein wenig daran zu zupfen und mitzuwirken. Ich wohnte zunächst einige Monate in einer stillgelegten Zelle, war stolzer Besitzer eines gewaltigen Schlüsselbundes, durfte in die Zellen eintreten oder Gefangene zum Gespräch abholen. Ich versorgte einige Jungen mit Lektüre, sprach mit ihnen darüber und erhielt wohl auch aus ihren Lebensläufen einen Kontrastspiegel zu meinem so unkriminellen und eingeengten Leben. Ich war allenfalls, wie bereits angedeutet, ein zähneknirschender Phantasietäter, während einige von ihnen tatsächlich prügelnde oder müttervergewaltigende Väter oder andere störende Zeitgenossen umgebracht oder Diebstal und Raub begangen hatten.

Frau W. hub nach längerem Anlauf vielleicht in der zehnten Stunde zu einer Deutung an: »Sie möchten wohl, daß ich mich ähnlich intensiv um Sie kümmere wie Sie um die Jungen. Das möchten Sie mir doch mitteilen.« Mir stockte der Atem, ohne daß ich zunächst hätte formulieren können warum, unter anderem vielleicht wegen des leicht schnippischen Tonfalls. Das undeutliche Gefühl einer Entwertung meines gelebten Engagements durchfloß mich, ganz körperlich, es war eine Art psychosomatischer Lähmung mit einer extremen Freudlosigkeit im Gefolge. Ich verstummte, konnte aber auf ihre Rückfrage nichts sagen. Es dauerte Tage, bis das Gefühl halbwegs formulierbar wurde. Die Deutung war die Verdichtung einer damals auch in der internationalen Literatur beliebten Methode für den Analytiker: nämlich mit Beginn der ersten Stunde alle Lebensäußerungen des Patienten, schon gar die in der Stunde angesprochenen, auf sich, als Ausfluß der alleinseligmachenden Übertragung zu beziehen. Mir schien es, daß sie als Anfängerin diese Erkenntnisse nicht lange bei sich behalten konnte, sondern sie mir nach der Methode des Schwedentrunks sofort einzuflößen versuchte. Ich habe inzwischen aber beschrieben, wie sehr ich und viele Patienten sich aus Selbsterhaltungstrieb Zeit lassen, die wuchtigeren Übertragungen auf die Tagesordnung zu setzen. Ich wollte sie zur Zeugin meiner mich faszinierenden Tätigkeit mit den Jugendlichen machen. Daß in mir ein Wunsch schlummern mochte, entsprechend meiner Störung warmherzig »versorgt« zu werden, halte ich gut für möglich. In dem schönen Buch »Psychoanalysen, die ihre Zeit brauchen«, herausgegeben von Henseler und Wegner, wird von einer ganzen Reihe von Kollegen betont – auch wegen der Dauer der Kassenleistung – daß viele Patienten vor allem mit ihren schwierigen negativen Übertragungen gut dreihundert Stunden warten, bis sie die therapeutische Beziehung wirklich testen und sich trauen, sie mit destruktiven Gefühlen zu belasten.

Meine Enttäuschung über Frau W. war mehrstufig: erstens war ich ganz am Anfang unfähig, ein solches Maß an Übertragungsinszenierung sowohl zu fühlen wie zu denken, wie sie es deutete; zweitens riß mich die Deutung aus meiner vertrauensvollen Erzählung heraus, durch die ich hoffte, ihr Interesse an meiner vorsichtig beginnenden therapeutischen Tätigkeit und meinem seelischen Wachstum zu gewinnen; und drittens schnurrte dieser große innere Aufbruch, für den ich seelische Unterstützung erhoffte, aber auch den Glanz in ihrem Jungtantenauge, zusammen auf eine kryptische Botschaft an sie: Adoptiere mich, besuche mich in der Zelle, kümmere dich intensiv, bringe mir Literatur, erforsche meinen Lebenslauf, diskutiere mit mir. Das, was an der Deutung vielleicht stimmte, zerplatzte im Strudel der Enttäuschung. Ich war noch gar nicht in der Lage, so viel Abhängigkeit von ihr, wie die Deutung sie suggerierte, zu fühlen und zuzulassen, und dies zu Recht. Denn unser Glück und wachsendes Unglück währte nur ein halbes Jahr.

Natürlich war ich hingerissen von ihr, gerade weil die negativen Übertragungen noch nicht von innen her losgegangen waren. Sie donnerten dann bald wie Lawinen zu Tal, ausgelöst durch Deutungen, wie ich sie sonst nur dem Kränkungsgenie meiner Mutter zugetraut hätte. Ich nenne es eine Feenübertragung, was mich anfangs beflügelte. Allerdings hatte die Fee es nicht leicht: Sie sollte ihr analytisches Zauberwerk auf der einen Seite unter Aufsicht vollbringen, auf der anderen Seite war ich tief gespalten zwischen regressivem Erleben und scharfsinniger Supervision meinerseits, denn ich hatte vielleicht schon mehr Eigentherapie erlebt und durchdacht als sie und mehr unverdauliche Deutungen in meinem Bauch abgelagert, gleich dem Gewölle der Raubvögel. Möglicherweise kotze ich diese jahrezehntelang angesammelten Gewölleballen gerade heraus, um wieder freier verdauen zu können.

Ich liebte die gleichaltrig junge Fee wie in einem Märchen, strich einige Male nachts um ihr Haus, lernte ihre Autonummer auswendig. Ich war wie verzaubert, ordne diese Affekte den ersten beiden Lebensjahren zu, wo neben der Mutter eine viel jüngere Tante, von der bedrohlichen Krankheit des Vaters viel weniger gezeichnet als die Mutter, überlebenswichtig war.

Neben ihrem Türschild prangte ein Doktortitel, dem ich ja erst entgegenstrebte. Also konnte ich stolz auf sie sein wie auf eine ältere Schwester, die ich nicht hatte und die mir um wichtige Schritte voraus war. Sie war in meinen Augen vom Schicksal verwöhnt, durfte schon richtig therapieren, mir lehrbuchgerechte Deutungen verabreichen, während mein halbtherapeutisches Tagewerk im Knast nur Demonstrationscharakter, hin zu ihr, haben sollte. Um ihre Dissertation zu verschlingen, aber auch einzuschätzen und nach Informationen über sie abzusuchen – Bewunderung und Neid lagen nahe beisammen und waren immer doppelt vorhanden –, durchforschte ich die Universitätsbibliothek, fand das Buch aber nicht. Ich berichtete in der Stunde darüber, es machte mir noch nichts aus mitzuteilen, daß ich nach ihrem Hauptwerk fahndete. Sie ließ mich suchen und raten und berichten ohne den geringsten Hinweis von ihr. Es gab sie nämlich gar nicht, die Dissertation. Das Schildchen an der Tür war Dekor und zur gutartigen Irreführung der Patienten hinsichtlich der Gleichrangigkeit aller Therapeuten gedacht.

Gegen Ende der sechs Monate wurde ich sicher ein böser Kritiker der Analyse, aus mehrfacher Enttäuschung, und machte es ihr sehr schwer, weil der Zorn und die Entwertung nur mit gelassener Souveränität aufzufangen gewesen wäre. Vielleicht mischte sich auch Rache ein, als ich spürte, daß ich für einen riesigen Anfangsverzicht zu Beginn der Analyse keinen Gegenwert erhalten würde. Ich hatte mich nämlich monatelang mit einer sympathischen und vom Entwicklungsministerium geförderten Gruppe auf einen dreimonatigen Indienaufenthalt vorbereitet. Die Reise sollte in wenigen Wochen losgehen, es stand nur noch das letzte der Vorbereitungsseminare an. Ich wäre also in gut vier Monaten wieder dagewesen. Sie bestand aber darauf, daß ich die Reise absagte, andernfalls würde ich den Behandlungsplatz verlieren. Auf deutsch: eine sanfte, aber zielstrebige Erpressung. Natürlich war ich zähneknirschend gehorsam, weil die Depression ja immer noch die Grundstimmung ausmachte und weil ein Behandlungsplatz, vor allem bei meiner Vorgeschichte, das Kostbarste war, das man sich denken konnte. Und dann spielte noch ein quasi religiöser Gedanke herein, der um die »letzte Chance« vor der Verdammnis kreiste. Also: das Leben in Form einer Gruppenreise zu wählen war nebensächlich, vielleicht gar verwerflich, wenn auf der anderen Seite das Heil der Heilung winkte. Die zynische innere Erklärung war: der paßte einfach mein mögliches Datum für den Beginn nicht in den Kram, es ging schließlich um die rasche Beendigung ihrer Ausbildung. Die andere Ebene war ihre zu hypostasiernde Wertschätzung der Analyse (nicht religiös, aber elitär): Eine Dienerin des Heils läßt man nicht vier Monate warten, Analyse ist wichtiger als Leben; was will der eigentlich, die Termine diktieren wir! Dieser Standpunkt hat sich ja unter der veränderten Marktlage heute etwas geändert, aber damals herrschte noch eine kaum zu befriedigende Übernachfrage nach Therapieplätzen, und die Bedingungen diktierten die Besitzer der knappen Ressourcen.

Wir haben später nie wieder über diese Unterwerfung gesprochen, meine gesunden Lebensrechte spielten angesichts von Krankheit und Behandlung keine Rolle. Aber die geplante Reise war ein Aufbruch ins Leben, so wie die Volontärzeit bei der Zeitung und die Arbeit in der Jugendstrafanstalt es waren. So zelebrierten wir Analyse, ohne auf den gewaltigen Übertragungsschock gleich zu Beginn noch einmal einzugehen. Unterwerfung war eine natürliche Beigabe von Analyse-Machen und blieb also außerhalb der Sphäre des Besprechungswürdigen.

Natürlich gehören ein paar Überlegungen hierher, warum ich in diesem Ausmaß ein Sammler von Therapie-Katastrophen war und mich noch dreißig Jahre später um deren Erhellung bemühe. Fast könnte man es ein Trauma der Anfänge nennen, und die Perinatal-Therapeuten könnten sich triumphierend die Hände reiben. Ich kenne genug Patienten, die aus einer früh angelegten Opferrolle nur schwer, wenn überhaupt wieder herausfinden, und denen es gelingt, auch zum Opfer einer Therapie oder Analyse zu werden, ohne sich rechtzeitig wehren zu können. Ich fühle mich gar nicht als klassischer Opfertyp, eher als das Opfer meiner Neuroseform und der nicht dazu passenden Behandlungstechnik und der sie vertretenden Personen. Also doch Opfertyp? Jedenfalls habe ich eine Reihe von therapeutischen Erfahrungen gesammelt, die mir nicht oder höchstens zum Teil gut bekommen sind, die aber einen diagnostischen Aufriß erlauben, diagnostisch in bezug auf mich, aber auch in bezug auf Therapieformen und deren Handhabung in institutionellen Systemen. Schlimme Erfahrungen können hellsichtig machen für die Grenzen dessen, was als etablierte und ausreichende Form einer Therapie gilt. Hat man sich erst einmal aus der Beschuldigung des Versagens herausgearbeitet, so wächst die Fähigkeit zu Überlegungen: Was hätte ich gebraucht, und was brauchen Patienten, die mit dem Etablierten nicht zurechtkommen? Aber mit meiner Kränkbarkeit umzugehen war wirklich schwierig.

Das Ende der kurzen Analyse war eher kümmerlich: Ich war eine Fehlbesetzung für sie, und sie eine für mich gewesen. Trotzdem freute ich mich nach den ersten Weihnachtsferien noch auf sie. Doch sie teilte mir in der ersten Stunde mit, daß die Analyse beendet sei, ich müsse es doch selbst gemerkt haben. Ich war zugleich bestürzt und erleichtert, war natürlich inzwischen hochambivalent gewesen, ob sie mich verstehen, halten, fördern, ermutigen und eingrenzen könnte. Aber ein Abbruch in Form eines Scheiterns ist bitter, und man hat eine Sehnsucht danach, irgendwie aufgefangen und getröstet oder zu einem neuen Versuch ermutigt zu werden. Doch nichts dergleichen erfolgte, es war spürbar, daß sie, um es milde zu sagen, indigniert war. Immerhin war sie eingebettet in ein therapeutisches System mit diagnostischer Konferenz, Supervision, kollegialen Gesprächen. Aber mit ihr schien auch das therapeutische System beleidigt. Der Oberarzt gab mir noch einen Termin und verschrieb mir Psychopharmaka, mit denen ich mich als Psychiatriepatient abgestempelt fühlte. Ich müsse doch verstehen, daß ich in diesem Hause keine Chance mehr hätte. Einige Monate, vielleicht sogar ein ganzes Jahr später gab mir der Leiter der Klinik, Professor R., einen Termin; er erinnerte sich der Affäre, und es kam zu einem versöhnlichen Gespräch, in dem er durchblicken ließ, daß die Behandlung Frau W. wohl überfordert habe, ich mich aber nicht allzusehr grämen solle. Er kannte einige meiner Aufsätze und Kongreßberichte und ließ mich spüren, daß er diese kompetente Seite an mir schätzte. Im übrigen, so sagte er zuversichtlich, werde ich meinen Weg schon machen und einen für mich heilsamen Therapeuten finden.

Der lange Weg in die Lehranalyse

Mir war inzwischen klar, daß Psychoanalyse als solche nicht schon ein Garantiezeichen für sinnvolle und erfolgreiche Therapie war. Ich kannte auch zunehmend die Diskussion über die Anwendungsbreite; die gespenstischen Dialoge, ob man, wenn der Patient angesichts der höchsten Reinheitsform der Analyse versagte, sogenannte Parameter einführen dürfe, also krückenartige Varianten, die per Definitionem schon ausdrückten, daß man es bei einem Parameterbedürftigen mit einem nicht ausreichend strukturierten, psychoanalytisch gehbehinderten Menschen zu tun hatte. In einem galoppierenden Tempo schwand mein Vertrauen in jede therapeutische Orthodoxie, vor allem dann, wenn sie den Kandidaten oder auch reiferen Analytikern als die in lebenslangem Ringen zu erreichende Fata Morgana der therapeutischen Perfektion erschien. Das Reinheitsgebot, das Kaiser Maximilian in der deutschen Renaissance für das Bier erlassen hatte, schwebte auch über den Diskussionen zum Gold der Analyse und dem Kupfer und den verschiedenen Legierungen, die sich daraus herstellen ließen. Das Kupfer der Suggestion war eher für die breite Masse gedacht, während die gebildeten und seelisch ausreichend vorbereiteten Stände Gold tragen oder auf Gold kauen dürfen sollten.

Da ich mich für eine individuelle tiefenpsychologische Therapie oder gar Analyse nicht mehr für geeignet hielt, hörte ich auf die Sirenenklänge eines Bekannten, der von einem Dr. F. in Frankfurt schwärmte (mein späterer Lehranalytiker – aber bis dahin ist es noch weit), bei dem er in Gruppentherapie war. Ich dachte also: Vielleicht sind es nicht die höheren Weihen einer kunstgerechten Analyse, die mich von der Depression heilen können, aber am Ende läßt sie sich durch eine Art Volkstherapie im Kollektiv heilen, und das mag sogar meine Kontakt- und Beziehungsfähigkeiten stärken. Als ich später selber Gruppentherapie anbot, hätte ich nicht mehr so despektierlich von ihr geredet. Allerdings ging es mir mit der damaligen analytischen Gruppentherapie nach dem Reinheitsgebot, genannt Gruppenanalyse, ähnlich. Sie erschien mir künstlich und von Geboten und Verboten bestimmt und manchmal so tief von Richtlinien durchdrungen, daß das Leben, auch in Form von beherztem Agieren in der Gruppe, nicht mehr viel Chancen hatte.

Das Unbewußte schwebte nach der Theorie damals über der Gruppe als ganzer, die einzelnen Teilnehmer waren nur Exponenten, Sprachrohre, Fragmente des Gruppenganzen oder der unbewußten Gruppenseele, der man die Deutungen ins mutmaßlich weit geöffnete Gruppenmaul schob.

Dr. F. hörte sich meinen Leidensbericht an, ließ mich auch, weil es die Institution so wollte, von Professor V. ausführlich testen, dann ging alles Material zusammen in die sogenannte Ambulanzkonferenz, in der der Behandlungsplan ausgeheckt wurde. Über das Ergebnis habe ich in den »Lehrjahren« kurz berichtet, ich sollte zurück zu Herrn L. oder abgelehnt werden. Hier möchte ich Teile des amtlichen Prüfberichts einmal ausführlich und wörtlich anführen, von dem ich nicht mehr weiß, wie er in meine Hände geraten ist. Er bringt zum ersten Mal die Dimension meiner Störung auf den Begriff, wenn auch mehrstimmig und widersprüchlich. Dr. F. tippte nach seinem Erstinterview auf »Depressive Charakterneurose bei narzißtischer Persönlichkeitsstruktur«. Ihm fiel auf, wie sehr ich die Erfahrungen mit den beiden Analyseversuchen gegen mich kehrte, »selbstverachtend und selbstkritisch im negativen Sinne«. Was mir besonders auffällt, ist, daß ich oder wir die schwere Erkrankung des Vaters in das dritte Lebensjahr verlegt haben, so, als seien wir beide noch vor der vollen Wahrheit des ersten Lebensjahres zurückgeschreckt. Der Patient »seinerseits hatte eine sehr positive Übertragung zu mir, die ich noch als undifferenziert beschreiben möchte. Es kommt noch nicht darauf an, ob Vater oder Mutter, Hauptsache einer hat mich gern.«

Der Rorschachexperte trug folgendes bei und meinte vorausschauend vielleicht schon dieses Buch:

»Er steckt voller narzißtischer Phantasien über die eigenen innerseelischen Vorgänge, sein Ich steht unter einem hohen Druck. Pat. verfügt über keine echten Verdrängungsmechanismen, seine Abwehrformen stecken sozusagen noch in Frühformen. Die Form der Übertragung wird vermutlich sehr schwer angehbar sein ... Ein Mitglied sagte: ›Er läßt sein Leiden auf der Zunge zergehen.‹ Dann lehnte ihn die Gruppe innerlich ab, wie auch der Patient sich innerlich ablehnt. Behandlungsvorschlag: Zurück an Herrn L. oder Patient soll hier abgelehnt werden.

Prognose: Sehr schwierige, fast borderlineartige Therapie wird angenommen. Dies eben wegen der nicht vorhandenen stabilen Abwehrmechanismen.«

Dr. F. im gleichen Protokoll über die Abschlußbesprechung mit mir:

»Er war über dieses Ansinnen (= zurück zu Herrn L.) tief enttäuscht und bedrückt. Ich brachte es dann nicht fertig, ihn ganz für uns abzulehnen und nahm es auf meine Kappe, ihn einmal wöchentlich zu nehmen.«

Dr. F. nahm mich also doch, teilte mir das Votum der Konferenz, sicher vorschriftswidrig, auch mit, und dies schuf natürlich enorme Anfangs- oder Vorausübertragungen. Er war der Retter, Erlöser, er stand zu mir und meinen Nöten, er hatte eine Einfühlung, die die ehernen Gesetze von verständnislosen und ideologiebewehrten Machthabern sprengte; er holte mich vor dem Abgrund zurück und bot mir noch einmal einen Versuch, eine Zukunft an! Und so fuhr ich einmal die Woche mit Zug oder Auto von Gießen nach Frankfurt. Die Dankbarkeit und die Anfangsidealisierung, aber auch das Gefühl, gesehen zu werden, bildeten bald einen tiefen Fundus von Hoffnung und Vertrauen. Ich ließ mich zum ersten Mal auf einen Prozeß ein, bei dem Sympathie, ja ein Ergriffensein eine Rolle spielten. Ich liebte ihn, auch wenn mich das nicht blind machte für kleine Merkwürdigkeiten, zum Beispiel die in sich lächerlich geringe, anderen vielleicht sogar befremdlich erscheinende Stuhlaffäre, über die ich ebenfalls in den »Lehrjahren« schon geschrieben habe: Ich protestierte dagegen, daß er einen gepolsterten und ich einen beinharten Holzstuhl bekam. Daß ich nach den früheren Erfahrungen noch zu diesem Ausmaß an Vertrauen, Zuneigung, Hoffnung, ja Liebe fähig war, erstaunte mich. So wie er mich adoptiert hatte, adoptierte ich ihn als gütige, bewundernswerte Vaterfigur (besser Vater- und Mutterfigur in einem) und war auf diese Art von Erwählung stolz. Er entsprach so ziemlich dem, was Heinz Kohut später ein idealisiertes Selbstobjekt nannte.

Wenn ich im Zug zu ihm saß, dachte ich: Jetzt kann mir nicht mehr viel passieren. Und dieses Gefühl gab einen Schatz von Hoffnung, der lange Jahre hielt, auch wenn sich an der Depression in all den Jahren, die ich bei ihm blieb, nicht viel änderte.

Die einstündige Therapie von Gießen aus dauerte ein Jahr. Ich erinnere mich nur an wenige Episoden, viel mehr an eine Atmosphäre, die lange vorhielt: Ich fühlte mich auf eine warmherzige Weise angenommen und hatte nicht das Gefühl, er exekutiere eine Methode an mir, der ich mich zu fügen hatte. Fast möchte ich sagen, er stellte sich auf mich ein, eigentlich eine Selbstverständlichkeit, aber angesichts meiner Vorerfahrungen ist dies ein dickes Lob und etwas, was fast neu war in meinem Leben. Merkwürdigerweise nagte nicht mehr der Zweifel an mir, ob ich ihm genug Erfolg oder Zufriedenheit brächte oder ihn ausreichend bestätigte durch mein Fortkommen. In der späteren Analyse bei ihm hat das Gefühl, seine Erwartungen nicht einlösen zu können, eine bedrohliche Rolle gespielt, auf dem Hintergrund der Kontrastwahrnehmung, daß er auch meine nicht mehr erfüllte, selbst wenn ich nicht immer klar spürte, welche es waren.

Die letzten Monate der einstündigen Therapie waren ein Warten auf einen frei werdenden Analyseplatz. Inzwischen hatte ich über Jugendkriminalität promoviert und eine Assistentenstelle für Kriminologie und Psychoanalyse an der juristischen Fakultät in Frankfurt erhalten. Durch die voraufgehende Arbeit in der Jugendstrafanstalt, viele Rezensionen und Kongresse und nicht zuletzt durch Dr. F.s Bild oder Vorbild wuchs der frühe Wunsch, selbst Analytiker zu werden. Der war durch die unglücklichen Erlebnisse gar nicht tangiert oder gar beschädigt worden. Vielleicht dachte ich mit einem durchaus brauchbaren Teil des Größenselbst, daß es mir gelingen könnte, eher personen- als methodenbezogene Formen von Analyse und Therapie zu lernen oder zu entwickeln. Aber der tief verinnerlichte Gehorsam gegenüber der klasssischen Überlieferung währte lange, nicht zuletzt aufgrund der tiefen Zuneigung und Dankbarkeit gegenüber dem Lehranalytiker. Die gemeinsame Arbeit bis zur ersten Beendigung habe ich in den »Lehrjahren« beschrieben. Das Buch ist zugleich richtig, soweit es mir möglich war, aufrichtig, stark idealisierend, begeistert und trotzdem am Rand eines noch nicht angeschauten Abgrunds geschrieben. Doch davon später.

Die erste Primärtherapie

Wichtig ist noch eine therapeutische Episode, die ich nicht mehr genau zeitlich lokalisieren kann. Ich nehme an, sie liegt nach der Gießener Katastrophe oder nach den »Lehrjahren«. Aber ich kann sie kaum noch psychodynamisch einordnen. Es war eine dreiwöchige Intensivphase in Primärtherapie, die ich bei Frau H. in Stuttgart absolvierte. Sie war jungianische Analytikerin und ließ sich bei Janov in Kalifornien ausbilden. Bei ihr hoffte ich, den Abgrund anzugehen, der sich in den bisherigen Therapieversuchen nur zerstörerisch bemerkbar gemacht hatte, ohne ein therapeutisches Setting und einen angemessenen Prozeß zu finden. Ich mietete mich für drei Wochen in einer Pension mit Balkon und Blick auf die Stadt ein und trabte ziemlich aufgeregt, aber auch hoffnungsvoll durch den Stadtgarten in den dunkel ausgeleuchteten und gepolsterten Raum. Das »Ambiente« gefiel mir, auch die herzliche Begrüßung. Das Bühnenbild: Dämmerlicht und weicher Schaumstoffboden, auf dem man saß oder lag oder stand oder ging, versprachen die Möglichkeit einer angemessenen Regression. Und wieder passierte gleich am Anfang etwas, das dann als Schatten über den drei Wochen hing. Ich glaube, daß ich schon durch die vorbereitenden Wochen und die Atmosphäre und den langen Stau elementarer Gefühle direkt auf perinatale und postnatale Zustände zusteuerte und ja auch aus der Lektüre von Janovs Schriften wußte, daß er mit den Urschmerzen, auch der Geburt, umging, wohl auch mit den primären Gespenstern, die diese Vorgänge als noch konturschwache, aber um so bedrohlichere Introjekte hinterlassen. Ich legte mich also, auf ihre Einladung hin, auf den Boden, und schon waren die Bestien über mir, ich wand mich und schrie, hatte aber volles Vertrauen in ihre haltende Gegenwart. Doch sie schien aus einem auch später nicht zu klärenden Grund tief erschrocken, holte mich mit sehr bestimmten Worten heraus, hieß mich aufsitzen und sagte: »Wir gehen hier nicht in die Verrücktheit!« Dabei hatte ich geglaubt, ihr Setting schließe ebendiese Zustände ein, wobei ich nicht die geringste Angst vor dem Verrücktwerden hatte, von dem ich mich kaum je bedroht fühlte. Was blieb, war eine weitgehend verbale »Primärtherapie«, die die schlimmsten Dinge unberührt und die Depression unangetastet ließ. Das klingt merkwürdig, aber man kann täglich drei Stunden Therapie machen, und es kommt trotzdem kaum etwas in Gang, weil die Kellergewölbe der seelischen Störung nicht mehr betreten werden. Sie schien vor meiner Störung Angst zu haben. Vielleicht war dafür eine auf drei Wochen begrenzte Intensivphase auch gar nicht geeignet, weil die Arbeit an der Konturierung der frühen Introjekte kaum geleistet werden kann. Rückblickend würde ich sagen, daß die körperlich wie seelisch verstörenden Ereignisse wie in einer Traumatherapie immer wieder belebt und im Schutz des Therapeuten angeschaut werden müssen. Dabei stimme ich, wie auch bei den NS-Traumen, der These zu, daß schlimme Traumatisierungen nicht den Weg über die Übertragungsanalyse nehmen sollten. Einige Analysepuristen behaupten genau das Gegenteil.

Anders als ein Gegenübertragungs-Erschrecken kann ich Frau H.s plötzliches Anhalten eines Prozesses nicht verstehen, bei dem ich endlich die Hoffnung hatte, das zulassen zu können, was mich ohnehin untergründig umtrieb. An den Verlauf der drei Wochen habe ich kaum noch eine Erinnerung, außer an die schmerzliche Tatsache, daß ich ihr nicht mehr traute in bezug auf die Probleme, für die ich sie am dringendsten brauchte. Das Verbot der elementaren Regression in ihrem Schutz wirkte wie eine Dauerbremse und versetzte mich wieder in jenen altbekannten Zustand des Zweifels: Ist mit mir fundamental etwas nicht in Ordnung? Oder: Warum bin ich ihr bedrohlich oder unakzeptabel?

Was ist das Geschwür, das ich in mir trage und an das sich keiner herantraut? Ich habe bei einigen eigenen Patienten etwas Ähnliches gefunden: eine Monsterphantasie, bei der die erste Voraussetzung für eine beginnende Heilung die Anerkennung und »Vermessung« dieser unbewußten Grundannahmen war, wenn möglich unter Einschluß der Orte und der beteiligten Personen in der Lebensgeschichte, und der Geschichte der Verstärkung und Bestätigung dieser Phantasie im Laufe ihres Lebens.

Kleiner Exkurs über die Gefühle beim Schreiben

Natürlich beginne ich wieder Stimmen zu hören, die Stimmen der Kritiker, Diagnostizierer, Achselzucker, Denunzierer, Naserümpfer, Stirn-in-Falten-Leger, Brauenheber, Blickabwender, das kenne ich ja schon seit den »Lehrjahren«. Aber dort habe ich niemanden deutlich kritisch gesehen, nur die bis dahin gültige Regel verletzt, daß man über psychoanalytische Interna samt subjektiver Eigenbeteiligung nichts schreibt und daß man mit so viel exhibitionistischem Drang besser noch ein bis zwei weitere Jahre in Analyse geht. Jetzt lasse ich einige therapeutischen Erfahrungen Revue passieren und frage mich – und das ist ja ein Lebensrätsel –, warum sie am Grundleiden so wenig geändert haben. Sicher werde ich mich im Lauf dieser Aufzeichnungen fragen, was mein Anteil daran ist, nicht nur durch die mitgebrachte Störung, sondern auch durch eine Unwilligkeit und Unfähigkeit, mir helfen zu lassen. Das hängt zwar eng miteinander zusammen, aber das zweite enthält einen deutenden und verdächtigenden Unterton von aktiver Perfidie. Immerhin haben sowohl Herr L. (»dem anspruchsvollen Verfahren nicht gewachsen«) wie Dr. F. irgendwann fallenlassen, ich gönnte es ihnen aus Neid nicht, mir zu helfen.

Mein Lebensweg ist geprägt von dieser Wanderung durch fast ein Dutzend Therapieversuche – aha, da haben wir das Symptom, höre ich die Stimmen sagen – und des kritischen Durchdenkens der Neigung zum Scheitern und Scheitern-Lassen. Nach meinem Büchlein »Kompaß der Seele«, das sich mit Therapiekatastrophen beschäftigt und dem Versuch ihrer Milderung oder Vermeidung, bekam ich durch Konsultationen einen viel weiteren Einblick in schwierige, mißlungene oder im Sande verlaufende Therapien und Analysen, so daß ich das Gefühl habe, mein Weg sei doch für viele unglückliche Patienten, ich will nicht sagen exemplarisch, sondern vielleicht tröstlich, weil es mir ja doch mit zunehmendem Alter, therapeutischer Hilfe und Medikamenten, viel besser geht. Es mag sich mancher wiedererkennen, durch Einfühlung Ermutigung finden, vielleicht das Destruktive in einer therapeutischen Mesalliance rascher zu erkennen oder auch: Ungesagtes rascher zu thematisieren; vermiedene Übertragungen anzusprechen, bisher verbotene Phantasien zu äußern, kurz, sich und den Therapeuten zu prüfen, ob er für den nächsten Abschnitt noch der richtige ist. Denn die mühsamste Arbeit, die ich bisher erlebt habe in Konsultationen, ist der langsame Ausstieg aus zehnjährigen Therapien und Analysen, deren einzige Bindekraft noch die Angst vor der Bilanz ist und vor dem Scheitern der von den Eltern oder von Gott auf den Therapeuten übertragenen Hoffnung; manchmal auch der dringliche Anspruch auf Wiedergutmachung, Entschuldigung, Entschädigung. Und die Angst, ins Leere zu fallen.

In der Frühzeit der schriftstellerischen Größenphantasien träumte ich davon, einmal eine Autobiographie zu schreiben, einfach weil das Pathos des nicht integrierten Größenselbst meinte sich der Welt offenbaren zu sollen. Warum? Weil es mit dem Publikum den Traum eines Idealobjekts gab, das endlich zuhören würde, ohne entwertend zu kommentieren. Aber womit sollte ich den Text füllen? Mein äußeres Leben ist nicht sehr interessant. Ein Verdienst des Dr. F. auf diesem Gebiet war die Einsicht, daß man den Lindwurm nicht einfach als Haustier hält und nach Belieben spazierenführt. Er gehört gezähmt, nicht unbedingt abgeschafft oder ermordet oder verkauft. Also erscheint mir das Autobiographische nicht in sich selbst für mich als legitim, als selbstverliebte Nabelschau, sondern als eine Erkenntnisform in bezug auf etwas Drittes, entweder die Psychoanalyse und andere Therapienformen; auf die Erkrankung oder die Geschichte der Heilung oder des Mißlingens der Heilung, wenigstens was die herkömmlichen Bahnen angeht. Ich akzeptiere mich vorübergehend als Forschungsgegenstand, soweit er in der Begegnung mit Psychotherapie zum Vorschein gekommen ist.

Die Bewerbung

Gegen Ende des ersten Analysejahres bei Dr. F. bewarb ich mich um die Zulassung zur psychoanalytischen Ausbildung. Am deutlichsten als Prüfung erlebte ich das Bewerbungsinterview bei Herrn A., der später mein wichtigster Lehrer insofern wurde, als er in seinen Seminaren mein Diskussionsbedürfnis und auch meinen Widerspruchsgeist akzeptierte oder vielleicht sogar genoß.

Er nahm seine Prüfungsaufgabe sehr ernst und »erforschte« mich: meinen Lebensgang, die Beziehungen zu den Eltern, die psychischen Probleme und die Motive der möglichen Berufswahl. Er hatte Zweifel, ob ich den affektiven Stürmen gewachsen wäre, die mit den Patienten auf mich zukämen, hielt mich für einen Intellektuellen, der das Bücherwissen vielleicht verwechselte mit dem Toben der emotionalen Verstrickungen. Kurz, er meinte mich warnen zu müssen vor der Küche, die mir zu heiß werden könnte. Aber er akzeptierte auch, daß ich standhielt und meinte, ich könne mir den Weg zutrauen. Er mag insofern zum Teil recht gehabt haben für meinen damaligen Zustand, wenn er ein Stück noch vorhandener Künstlichkeit und intellektueller Abwehr spürte, und in der Tat haben mir manche Patienten geholfen, ein Stück emotionaler Nachreifung im Umgang mit Gefühlen zu absolvieren. Eine der Hauptlinien meiner Arbeit war ja im Lauf der Jahre, den Patienten stärkere, frühere, verworrenere Affekte durch körperlichen Halt und Inszenierung zu ermöglichen, als ich sie regelmäßig auf der Couch erlebte.

Zum zweiten Interview reiste ich in eine andere Stadt zu Dr. G., den ich auf einem Kongreß bei einer kurzen Unterhaltung als gütigen, akzeptierenden Menschen erlebt hatte und den ich in der Generationenfolge zwischen Onkel und Großonkel ansiedelte. Ich bin nicht sicher, ob mir meine journalistische und publizistische Arbeit, die ja meist mit psychoanalytischen

Themen zu tun hatte, einen Bonus gewährte. Ich leistete, wie mir erst später deutlich wurde, eine Art Prediger- und Missionsarbeit für die Psychoanalyse, die mir noch lange Jahre als das Höchste erschien, was man den Deutschen nach dem Krieg wieder nahebringen konnte. Ich lasse diesen etwas geschraubten Satz stehen, denn inzwischen kannte ich Alexander Mitscherlich und identifizierte mich mit seinem Schreiben und seinem missionarischen Eintreten für Freud. Auf jeden Fall fuhr ich aus der fernen Stadt zurück, versehen mit fast großväterlichem Wohlwollen und allen guten Wünschen für meine Ausbildung. Ich sage hier wieder großväterlich, weil es großonkelig nicht gibt. Vertraut als lebensnahe Erfahrung sind mir weder Großväter noch Großonkel, höchstens über die Vermittlung ihrer Bilder durch die Mutter, und die kann ebenfalls sehr wirkungsvoll sein.

Das dritte Interview absolvierte ich wieder in Frankfurt bei Frau M. und vibrierte dabei vor innerer Spannung. Es glich ebenfalls einer Prüfung, aber einer solchen, bei der sie gleich korrigierend in mein Selbstverständnis eingreifen wollte mit saftigen Deutungen und Konfrontationen. Jedenfalls wurde Dr. F. wütend, als ich ihm über das Ausmaß der invasiven Deutungsarbeit berichtete, fand sich ins Handwerk gepfuscht, ich hatte ihn bis dahin nie so erregt und gereizt gesehen. Anscheinend berührte das alles ein zwischen den beiden vorhandenes Übertragungsgestrüpp mit leicht explosiven Anteilen.

Mir ist von den Interpretationen nur erinnerlich, als ich übers Klavierspielen und meinen Flügel berichtete, daß das Piano vielleicht anstelle von menschlichen Beziehungen stünde. Ich fühlte mich etwas galoppierend in den Senkel gedeutet, sowohl was die Fähigkeit zu Beziehungen wie was die Schätzung der Musik anging, und erinnere mich, nicht nur wegen dieser Deutung, an ein leises Gefühl der Entwertung. Anhand einer späteren Übertragung in der sehr hilfreichen Supervision bei ihr wurde mir rückwirkend klar, daß ich, neben der Bewunderung, zu einer leicht negativen Mutterübertragung neigte, die sich hier zum ersten Mal manifestierte. Denn am Inhalt der Deutungen gab es vielleicht gar nicht viel auszusetzen, wenn sie in einem Rahmen gefallen wären, der eine Integration möglich gemacht hätte. Schließlich hätte ich sie ja auch mit Hilfe von Dr. F. assimilieren oder zurückweisen können, aber da lag das spürbare Zerwürfnis der beiden dazwischen, so daß die Sache sich anfühlte, als sei ich mit fremdartiger und großkalibriger Munition beschossen worden, Schüsse, die doch sicher als heilsam gedacht waren. Dabei ließ Frau M., soweit ich mich erinnere, auch keinen Zweifel daran, daß sie meine Bewerbung befürworten würde. Bei ihr habe ich später eine sehr gründliche, wenn auch sehr klassische Supervisionserfahrung gemacht.

Es gab bis zur Krankenkassenregelung 1975 die Möglichkeit, sogenannte »Laien«, also Nichtmediziner und auch Nichtpsychologen, zur psychoanalytischen Ausbildung zuzulassen, wenn sich erwarten ließ, daß sie sich die Psychoanalyse in kreativer Weise aneignen, sie interdisziplinär fruchtbar machen oder ihrer weiteren Erforschung dienen würden. Insofern nehme ich an, daß ich als der späte Nachfahre jener bunten Vögel der frühen und sehr gemischten Wiener Gruppe, oder in Freuds Worten, als Mitglied des »wilden Haufens« kooptiert worden war. Die Entwicklung brachte es mit sich, daß ich mich als etwas zu bunt gefiedert oder zu wild erwies.

Der Übergang zur Lehranalyse

Das Merkwürdige ist, daß ich die Lehranalyse im Zustand der staunenden Hoffnung durchlebte, jedenfalls die ersten beiden Drittel. Was will ich damit sagen? Ich kam oft in furchtbaren Zuständen auf die Couch, manchmal verhungerte ich beinahe, manchmal, wenn ich mich besser fühlte, besichtigten wir meine Kindheits- und Jugendgeschichte, und ich produzierte verwertbare Übertragungen (als ob Verhungern nicht auch eine Übertragungsform gewesen wäre!). Wir analysierten teils in der ödipalen Beletage, teils auf der Ebene einer klassischen psychogenen Depression. Er war geduldig, einfühlsam, taktvoll, und eines Tages meinte ich ihn sagen zu hören, oder ich verstand es so, oder es paßt mir so, oder ich deutete es so, daß er meine gute Mutter sei. Ich mag das nicht alles nacherzählen, ich habe ihn in den »Lehrjahren« ja gerühmt über den grünen Klee. Es muß eine tiefe Spaltung vorgeherrscht haben: Im Keller wohnte weiter das Grauen, aber wir ließen es uns zeitweise ganz wohl sein in den oberen Gemächern. Ich habe seine Form des Analysierens aufgesogen und mich zu einem guten Analytiker entwickelt, einfach weil ich sein handwerkliches Können wie seine warmherzige Art bestaunte und verinnerlichte. Im Vergleich zu allem, was ich in Kindheit und Jugend erlebt hatte, war so viel bemühte und verstehende Zuwendung einzigartig und mußte um jeden Preis erhalten werden. Ich wollte das – sehr unbewußt – nicht gefährden durch die Hereinnahme der Urkatastrophe und der kumulativen Traumen, schon gar nicht, wenn doch nur der erschreckende Gang durch Übertragung und Gegenübertragung die einzig angebotene Form einer möglichen Bewältigung war. Und ich glaube, daß er bei diesen Abwehrmanövern mitgespielt hat, ohne über eine behandlungstechnische Alternative zu verfügen. Dazu glaubte er zu sehr an das Analysieren auf der Couch und die Notwendigkeit, alles angemessen in Worte zu fassen, auch wenn er meine Abstürze in die Sprachlosigkeit ertrug, nicht viel bohrte, sondern einfach anwesend war. Dies aber bedeutete mir schon so viel, daß ich, wie ich es seither von vielen verzweifelten Patienten weiß, das Hoffnungspendende schon mit dem Heilsamen verwechselt habe. Ich hätte ihn mit Zähnen und Klauen verteidigt. Einzelnen wohlmeinenden Freunden, die nach einigen Jahren Analyse und angesichts meines unveränderten Zustandes Zweifel äußerten am Gang der Dinge, sprach ich jede Kompetenz ab, sich deutend einzumischen. Wir waren sozusagen kooperativ verschworen, aber leider auch verschworen in den Ausblendungen und in der Idealisierung unserer Beziehung. Ich stehe also rückblickend vor einer merkwürdigen Tatsache: Wir machten über lange Strecken eine passable Analyse, und meine Idealisierung hielt sie sozusagen auf der guten Seite. Wir standen ja auch unter dem Konkurrenzdruck der Lehranalytiker und der Ausbildungskandidaten um den besten Fortschritt und um den deutlichsten Reifungsschub, und da ich wußte, daß er mit mir und einem anderen Kandidaten gerade erst zu Ausbildungsanalysen ermächtigt worden war und erst langsam auf seine spätere definitive Ernennung zuging, war ich sicher parentifiziert genug, um da ein wenig in Richtung seiner Bewährung und Anerkennung zu fühlen und zu arbeiten. Nennen wir es ruhig eine solide Kollusion, die in manche Abschnitte durchaus seriöser Arbeit eingewoben war. Er war nicht nur Übertragungsobjekt, sondern buchstäblich neues Objekt, ein Himmelsgeschenk, eine mich aufwertende Verwandtschaft, eine mich adelnde Abkunft, so wie ich ihn zu adeln später ebenfalls bemüht war. Mit dem Gegenteil, der Entwertung, hatten wir in den schlimmen Endzeiten dann die größte, die unlösbare Mühe. Wenn ich dies jetzt so bilanzierend aufschreibe, dann spüre ich, wie er immer noch, von Zuneigung und Dankbarkeit umgeben, in mir sitzt, ich möchte dies immer wieder betonen, vor allem, wenn ich später darangehe, das Mißglückte an dieser Analyse zu untersuchen. Die Feder will sich mir sträuben, ich will es nicht wahrhaben, wie zerstört ich mich am Ende der zweiten Phase fühlte. Die zähe Dankbarkeit rührt nicht zuletzt daher, daß ich über die idealisierende Identifikation so viel gelernt habe, verbunden mit dem Schwur: »Genauso will ich es machen.« Auf der erdabgewandten Seite der Geschichte, in den Zeiten des nicht mehr heilbaren Zerwürfnisses, selbst wenn ich mir oft sagte: »So will ich es nie machen, ich protestiere, ich brauche etwas anderes, das ist Pfusch«, dann habe ich eben noch in der Abgrenzung vom Vorbild gelernt. Denn diese Art der wütenden Abgrenzung war auch neu innerhalb einer fortbestehenden Beziehung; vom Vater gab es, wegen weit geringerer Idealisierung und weit geringerer Machtausübung, nur eine viel weniger dramatische, stumm wegschleichende Abgrenzung.

Der Zerfall einer von Zuneigung getragenen Idealisierung ist eine bittere Erfahrung, und mir ist verständlich, warum man das, durchaus kollusiv, so lange wie möglich hinausschieben will. Das letzte Jahr während der zweiten Phase arbeiteten wir sogar fünfstündig, in der Hoffnung, den Prozeß der Entgiftung, wie wir ihn nannten, gründlicher leisten zu können. Wir kämpften beide verzweifelt um ein glückliches Ende und schafften es nicht. Wir standen vor einer zerstörten Zuneigung, vor einem zerstörten Arbeitsbündnis, auch vor zerstörten therapeutischen Illusionen. Wie ich später erfuhr, hat er nach dieser Erfahrung seinen analytischen Stil radikal geändert, im Sinne einer rascheren Konfrontation und einem konsequenten Fragen danach, was Sinn und Ziel einer psychischen Aktion auf der Couch war. Mein letzter Satz in der letzten Stunde, bevor ich ging, lautete: »Sie haben mich zur Strecke gebracht!«, und es tat mir gut zu sehen, wie er blaß wurde.

Der Abschied nach der ersten langen Phase der Analyse war eine innige Umarmung mit dem Gefühl: Wir mögen uns und haben gut gearbeitet. Es folgten viel zu frühe Begegnungen »draußen«, das heißt außerhalb des analytischen Settings, das doch noch immer ein »drinnen« waren (nämlich in der Übertragung), und eine viel zu frühe Zusammenarbeit als gemeinsame Leiter eines Seminars für Gruppentherapie.

Eine Leidensgefährtin

Der Zufall spielt mir gerade in diesen Tagen ein Büchlein in die Hand, das mich mit einem Eingangsmotto aus dem »Kompaß der Seele« ehrt: Berit Anders, »Ich heiße Berit und habe eine Borderlinestörung. Protokoll einer Selbstfindung« (1999). Sie analysiert darin ihre Form der Therapiekatastrophen. Am Ende schreibt der kommentierende Therapeut Heinz Peter Röhr in einem sehr kundigen und einfühlsamen Nachwort:

»Es ist wichtig, daß Borderline-Patienten zu Beginn einer Therapie über ihre Störung ausführlich informiert werden.«

Das wäre förderlich gewesen am Anfang meiner Patientenkarriere, aber wer wußte damals schon genug von dieser Kategorie, und wenn sie bekannt gewesen wäre, hätte ich vielleicht im Jahr 1960 oder wenige Jahre später gar keinen Therapeuten gefunden. Einzig im Rorschach-Test von Prof. V. sind die Dimensionen aufgezeigt, aber sie bezeichneten damals etwas, vor dem man die Analyse eher schützen mußte. Dr. F. nahm die Diagnose immerhin als eine ganz persönliche Herausforderung, und es scheint ihn berührt zu haben, wie ich sonst durch das Raster der Tauglichkeit nach den Kriterien des Instituts gefallen wäre. Es war noch lange Jahre danach undenkbar, eine solche Störung etwa als Ausbildungsfall bei den Prüfungen vor der analytischen Vereinigung zu präsentieren. Deshalb mußte in Gießen wohl auch eine »neurotische Depression« daraus werden.

Berit Anders (und mehrere Patientinnen und Patienten vor ihr, die autobiographisch über die Folgen von Mißbrauch, Vergewaltigung, körperlicher Gewalt, Verwahrlosung, frühen Trennungen usw. schrieben) findet beredte Sätze (auf die sie lange warten mußte in den verwirrenden Spaltungen, mit denen sie überlebt hat), in denen ich mich wiederfinden kann. Das wichtigste ist wohl, daß die zugrundeliegenden Traumata, nicht nur die nachfolgenden Konflikte ernst genommen werden. Also erfordert jede Borderline-Analyse auch ein Stück Traumatherapie, und die folgt anderen Gesetzen als die klassische Psychoanalyse. Traumaforschung und Traumatherapie ist in Deutschland, dem größten Traumaproduzenten des Jahrhunderts, der Gewinn erst des letzten Jahrzehnts.

Berit Anders schildert ihren Eintritt in eine psychosomatische Klinik so: »Der Therapeut ist nett. Er hat schöne Augen. Was er sagt, läuft an mir vorbei. Ich bin weit weg.« Und dann: »... das Gespenst meiner Kinderträume wird riesengroß und greift nach mir. Der Mann mit dem schwarzen Umhang, dem schwarzen Schlapphut und ohne Gesicht greift nach mir. Ich hatte ihn längst vergessen. Ich schreie. Der Therapeut hält einen Augenblick lang meine Hand. Der Kinderalptraum schrumpft zusammen und mit ihm die Bedrohung.«

Das hätte der Beginn einer Traumatherapie sein können, von der der Therapeut beim ersten von mehreren Aufenthalten aber vielleicht noch wenig verstand oder seinen hilfreichen Impulsen nach den in der Klinik geltenden Regeln noch nicht folgen durfte. Denn so lautet die Fortsetzung der Episode, die nach einem Konferenzbeschluß riecht: »Wenn das noch einmal vorkommt mit dem Schreien, muß ich in die Psychiatrie, sagt der Therapeut beim nächsten Mal. In mir verschließt sich etwas. Es wird nicht noch einmal vorkommen – ich weiß auch nicht, warum ich geschrien habe. Ich bekomme Tabletten. Und später dann die Mitteilung, daß ich nicht in der Klinik bleiben kann.«

Sie wird durch Medikamente, eine Selbsthilfegruppe und eine psychiatrische Station wieder halbwegs stabil. Der Therapeut ruft von sich aus an, ihm schien der erzwungene Abschied von der Klinik zu Herzen gegangen zu sein. Er biete ihr eine ambulante Therapie an. Es scheint, er hat sie adoptiert. Hier liegt im psychischen Erleben die Ähnlichkeit zu meiner Adoption durch Dr. F. entgegen dem Abtreibungsvotum des Instituts.

Anders schreibt weiter: »Ich mache eine ambulante Therapie. Der Analytiker ist nett, aber meistens weiß ich nicht, was ich sagen soll. Zwischen uns ist eine Entfernung von hundert Kilometern. Ich rede und rede und kann nichts in Worte fassen.«

Dann kommt ein Selbstmordversuch, erneutes Erwachen in der Psychiatrie, dann wieder die psychosomatische Klinik, für ein halbes Jahr diesmal, und mit Fortschritten in der psychischen Konturierung.

Die Therapie läuft in Etappen, mit erneutem Klinikaufenthalt und ambulanter Therapie. Die traumatischen Monster der Kindheit tauchen erst spät auf, aus dem Sumpf der schlimmen, aber nicht faßbaren Zustände: »Ich kann mich nicht erinnern, daß ich etwas gefühlt habe. Ich glaube, ich war gar nicht richtig da. Ich weiß nur, daß ich von meinem Vater viel geschlagen worden bin, aber ich kann mich nicht erinnern, ob es weh getan hat.« So entstehen *As-if-Persönlichkeiten.*

Am Schluß schreibt Anders bilanzierend: »Ich bin aus jeder Therapie und aus jeder Klinik noch kränker herausgekommen, als ich hineingegangen bin, und noch verunsicherter in mir selber.« Das scheint mir typisches pathetisches Schwarz-Weiß-Denken des Borderliners, denn sie schreibt über ihren Therapeuten ja auch in ganz anderen Tönen und erhofft sich vom Schreiben weitere Genesung. Die schwarze Bilanz hängt auch mit den tiefen Erlösungshoffnungen zusammen, die Borderline-Patienten in sich tragen und mit denen sie sich zwischen Engeln und Teufeln ausspannen, auf Gedeih und Verderb. Damit finde ich den Übergang zu meinen eigenen undurchschauten religiösen Übertragungen auf den Analytiker, die Analyse, die Gemeinschaft der Analytiker und auf Freud.

Die Depression sowie die undurchschaubaren Zustände von Verzweiflung und Entfremdung könnte ich nur undeutlich mit meinen erinnerbaren Eltern in Zusammenhang bringen. Es dauerte sehr lange, bis ich Zusammenhänge entdeckte zwischen einzelnen Kränkungen, einem Verbotssystem, ihren Differenzen und eigenen Behinderungen. Nichts ist verlokkender bei der inneren Unordnung des Borderliners, als in der Bildauswahl der Neurosenlehre und der von ihr gespeisten Deutungen eine halbwegs verstehbare Ordnung und vielleicht sogar eine Kausalität zu entdecken in den eigenen Zuständen. Es entsteht so eine eigentümliche Gleichzeitigkeit von Dankbarkeit den scheinbar wegweisenden Entdeckungen des Analytikers gegenüber und der Verwirrung im partiell falschen Selbst und der Umdeutung der eigenen Zustände auf eine geordnete Neurose hin. In gewisser Weise tappt man von einem falschen Selbst ins andere, weil sich die erarbeitete Bilderwelt der Neurose verlockend lebendiger und bilderreicher anfühlt als das Durcheinander von Erstarrung und chaotischem Wogen der Affekte. Hier stimmt dann auch die oft wie eine Offenbarung zelebrierte These von Robert Langs (»Die therapeutische Verschwörung«) über die universelle Bedrohung jeder Therapie durch eine konspirative Kollusion zwischen beiden Partnern der Analyse zur Umgehung der gefährlich drohenden Monster im Untergrund. So wie Freud die Religion als eine mögliche Schiefheilung der Neurose bezeichnet hat, so kann die klassische Analyse mit der Erarbeitung einer schönen Neurose die Schiefheilung von Borderline- oder Traumapatienten sein. Sie führt zu einem schön ausgestatteten oberen Stockwerk, während im Keller noch die Leichen liegen.

Was die Dinge mit Dr. F. noch komplizierte, war, daß ich wußte und spürte, wie er den Bereich des Üblichen, Zulässigen oder Standardisierten *für mich* ein wenig erweiterte. Ich wußte, daß ich kein vorzeigbarer Patient war; daß, um es katholisch auszudrücken, an jeder Ecke die Exkommunikation drohte. Da ich, schon von der Auslangslage her, ziemlich »verworfen« war, nicht im moralischen, sondern im existentiellen und im therapeutischen Sinn, und diese Verworfenheit eine religiöse Dimension hatte, mußte er, um es milde auszudrücken, fast übermenschliche Kräfte entwickeln, um mich da herauszuziehen, am besten mittels einer durchgearbeiteten Gottesübertragung. Oder wenn ich ihn auf der menschlichen Ebene an meinem Kinderbett oder meinem Laufstall halten konnte, hatte er eben begnadet zu sein. Was kann ein Analytiker tun, um aus solchen Verstrickungen allmählich auszusteigen? Er müßte etwas von Religion und religiösen Übertragungen und von deren leidvollem Hintergrund verstehen. Tat er aber eingestandenermaßen nicht, wie ich lange Jahre nach der Analyse von ihm erfuhr.

Vielleicht setze ich ein affektives Erlebnis, das mich aufwühlte, bis ich es wieder verdrängte, an den Anfang der Revision der »Lehrjahre«, die ich lange vor mir herschob.

Der andere Dr. F., der mich mit seiner diagnostischen Zauberkraft in Gießen in einen harmlosen Ausbildungsfall verwandelt und dann an Frau W. abgetreten hatte – vermutlich mit leisen Zweifeln an der Tragfähigkeit des Zaubers –, las kurz nach ihrem Erscheinen die »Lehrjahre«. Inzwischen war ich, nach fruchtbaren Jahren der Supervision bei ihm in bezug auf meine Team-Supervisionen in Erziehungsheimen, mit ihm befreundet. Ich war leicht berauscht vom öffentlichen und meist anerkennenden Echo und von manchen unfreundlichen kollegialen deutenden Reaktionen auf das Buch; aber um so mehr ziemlich verletzt, als er mir am Telefon sagte, er sei sehr angetan von der schriftstellerischen Komposition, aber klinisch glaube er mir kein Wort (»glaube ich dir kein Wort, glaube ich dir kein Wort«, dröhnte es in mir nach). Ich traute meinen Ohren nicht und spürte doch: Von diesen Worten geht eine Gefahr aus, mit der ich noch nicht umgehen kann noch will. Ich wußte es innerlich anders, ich wollte die Idealisierung nicht hergeben und die Illusion der Heilung, die die Wahrheit meines Berichts vor aller Welt beweisen würde.

In Wirklichkeit ging es mir aber nach dem Ende der ersten Analysephase bald sehr schlecht, der Boden wurde rasch wieder brüchig, ich suchte den Analytiker wieder auf, und wir einigten uns darauf, daß wir vielleicht manches übersehen hätten, und nach einem guten halben Jahr hatte er eine freie Stunde. Wir begannen wieder eine Therapie, etwa unter dem Motto: Wir machen eine Notreparatur bei einigen unbeachtet gebliebenen Schäden, und falls sie gravierender wären, machen wir eben noch einmal eine »Tranche« Analyse. Tranche war damals ein Zauberwort, weil Freud ja vorgeschlagen hatte, Analytiker sollten alle fünf Jahre von sich aus durch den analytischen TÜV gehen, sprich eine Analyse-Tranche nehmen, wohl als er sich des vollen Ausmaßes der unbearbeiteten Schäden nach den damals noch ziemlich kurzen Analysen auf der Ödipal-Couch bewußt wurde, neben den seelischen Intoxikationen durch die Patienten. Dr. F. war wohl inzwischen auch deutlich geworden, daß wir an den Leichen im Keller nur geschnuppert hatten. Insgeheim oder auch ganz offen wurden in jener Zeit auch die großen Zweitanalysen bei auswärtigen Analytikern bei vielen Kollegen üblich, die dann als die wirklich therapeutischen nach den Lehranalysen galten. Wir konnten uns also in vollem Einklang mit Freuds Tranchentheorie fühlen, auch wenn die Rückkehr zur gleichen Couch etwas früh kam, etwa eineinhalb Jahre nach dem Ende der ersten Analyse.

Zu den im ersten Durchgang unbearbeitet gebliebenen Themen

Ich wiederhole in den folgenden Kapiteln noch einmal die unbearbeitet gebliebenen Themen, bevor ich an die Sichtung der »Lehrjahre« vom Stande meines heutigen »Wissens« gehe: das massive Geburtstrauma; die Durchdringung meiner Kindheit und Jugend mit Religion, die ich unter anderem auf der Basis der biologischen »Verworfenheit« des totgesagten Säuglings in mich aufnahm; die lebensbedrohliche Erkrankung des Vaters im ersten Lebensjahr (nicht im dritten) mit meiner Übergabe an die jüngere Schwester der Mutter als Pflegeperson »bis nach der Beerdigung des Vaters«; (er starb aber dann nicht, sondern überlebte nach vielen entstellenden Operationen zur Drainage des Eiters und sechs Monaten im Wasserbad der Freiburger Universitätsklinik) und die mutmaßliche Depression der Mutter in diesem zweiten Ehejahr; das verwirrende Hin und Her zwischen Tante und Mutter mit jeweils fast tagelangen Bahnreisen; schließlich die undurchschaute NS-Geschichte der Familie.

Übertragungen auf die Institution

Aber zuvor noch etwas zur institutionellen und sozialen Einbettung der Analyse in der damaligen Umwelt, von der Ebene der Gruppen im Institut bis hin zur gesellschaftlichen Geltung der Analyse:

Anhand einer eigenen, von mir durchgeführten Psychotherapie mit einer jungen Kollegin, die mit dem Ende ihrer Lehranalyse und deren Bilanz und verhexter Bindung nicht klarkam, kann ich inzwischen deutlicher fassen, was mir in den ersten Jahren der eigenen Lehranalyse damals noch als eindrucksvolles Glück vorkam: nämlich ein vermutlich von uns beiden gefühltes, aber nicht thematisiertes Bündnis in den Wirren, Strömungen, Fronten, Wertungen, Urteilen und Vorurteilen des Instituts. Die Kollegin fühlte sich so verloren, bedroht und narzißtisch mißbraucht in diesen auch von paranoiden Einfärbungen durchzogenen Kämpfen, daß die Analytikerin ihr als ein Hort der Ruhe und des Schutzes vorkam. Sie versuchte ihn sich dadurch zu erhalten, daß die Patientin fast phobisch auf alle Informationen reagierte, die ihre thronende und die wogende Institutswelt ruhig erklärende Mama hätten kontaminieren können. Ich würde diese partiell von äußerem, gruppendynamischem Druck initiierte Schutzfunktion für den von elterlicher Verstrickung bedrohten Patienten heute eine artifizielle oder exogene Symbiose nennen, wie sie in vielen Instituten und vielen Lehranalysen vorkommt. Würde sich der Analytiker der Konstellation voll bewußt, die eine heimliche Stützung und zusätzliche Idealisierung durch den Patienten oder Kandidaten meist mit sich bringt, so müßte er mit Beschämung reagieren. Würde sie dem Patienten bewußt oder durch Deutungen bewußt gemacht, so wäre eine Flut von angstvollen und ebenfalls beschämenden Gefühlen die Folge: Hat er sich vergeblich eingebildet, ein heimlicher und hilfreicher Bündnispartner zu sein? Bedeutet die Deutung nicht ein Zurückgestoßenwerden? Ist die Wiederholung oder auch eine Neuauflage der frühen Loyalitätswirren nicht ein Schlangennest, aus dem es kaum ein Entrinnen gibt? War die Mühsal der Parentifizierung umsonst? Natürlich wäre ein Durcharbeiten dieser durch die von Fraktionen durchsetzte Institutsrealität evozierten Übertragungen samt der Bearbeitung der frühen Familien- und Clangeschichte ein überaus lohnendes und auch ertragreiches Unterfangen. Aber die Widerstände wären beträchtlich, auf beiden Seiten. Für den Analytiker ist es ja ebenfalls ein Eiertanz, weil die konflikthafte Einbindung in die Ausbildungsszene ständig seine eigenen Übertragungen weckt und nährt. Außerdem muß er Gefahr und Verrat fürchten, wenn er vielleicht durchaus gesunde Wahrnehmungen des Kandidaten mit einem realistischen Kern, und mögen sie im Gefolge noch so verzerrt sein, bestätigt. Hier können sich sogar die therapeutischen Ziele widersprechen oder in Konflikt miteinander stehen: Hilft man dem Kandidaten bei der Entwirrung einer konfliktdurchzogenen, manchmal auch halbverrückten Realität und schärft seine Wahrnehmung oder beharrt man auf der reinen Übertragungsanalyse und riskiert, für dogmatisch oder feige gehalten zu werden, so wie im ursprünglichen Familienmilieu auch schon die eigenen Wahrnehmungen zugunsten eines »Du sollst nicht merken« zurücktreten mußten.

Auf dem Umweg der Schilderung meiner frühen familiären Loyalitätsverhältnisse kann ich leichter darstellen, was wir, der Analytiker und ich, bereits im ersten Teil der Lehranalyse aufzuarbeiten versäumten: die Übertragungen auf das Institut, die Psychoanalyse, die ideologischen Fronten, die Machtverhältnisse. Dabei kann ich kaum ermessen, was realistischerweise von einem Analytiker zu erwarten oder zu erhoffen ist, der auf seine Weise in die komplizierten Magnetfelder, Konfliktlinien und Ansehenshierachien des Instituts einverwoben ist. Manchmal erscheint es mir fast übermenschlich, angesichts eines aufgewühlt übertragenden und agierenden Unbewußten einer Borderline-Struktur, die den Therapeuten dazu ständig durch depressive Abstürze in Atem hält, zu fordern, der Analytiker möge den Überblick über das sich ständig verändernde Mosaik der Magnetfelder und seinen Nebenübertragungen behalten. Und dies bei einer noch nicht sehr gefestigten Identität als Lehranalytiker und also auch unter Bewährungsdruck und der Anmutung, die gängigen nosologischen und behandlungstechnischen Kriterien einzuhalten.

Ich baue Verzögerungen ein, um die Schärfe meiner Urteile noch hinauszuzögern. Zurück zu meinen frühen Familien- und Dorfverstrickungen, die ich spielend in die Ausbildungs- und Institutsgeschichte und meine artifizielle (zuzüglich zur individuell-neurotischen) Symbiose hineinverwob, ohne daß jemand das merkte – wer ist jemand, wer hätte es merken müssen? Meine Eltern bildeten eine »Mischehe« zwischen fränkischem Luthertum und württembergischem Pietismus, ohne daß sie die intellektuelle Möglichheit gehabt hätten, die Differenzen auszudiskutieren oder zu verstehen. Obwohl Pfarrerskinder und gläubig, redeten sie nicht über Religion. Sie versuchten sie im Rahmen ihrer Möglichkeiten zu leben und gerieten auch darüber oft in Streit. Meinen Vater verschlug es als Junggesellen beruflich in ein katholisches Dorf, in dem er sich, aus Begeisterung und zur Überwindung der Einsamkeit, der SA anschloß. Aber als Pfarrerssohn blieb er ein christlicher SA-Mann und beteiligte sich nicht an der rohen Vertreibung des vorsichtig gegen Hitler predigenden katholischen Dorfpfarrers. Juden gab es nach der rechtzeitigen Emigration einer Kaufmannsfamilie nach Schanghai im Dorf nicht mehr. Was die Mutter dachte und fühlte in Sachen Nationalsozialismus, blieb ihr undurchdringliches Geheimnis, undurchdringlich wie ein korrekter Analytiker der alten Schule; so wie sie überhaupt emotional undurchdringlich blieb, was, ohne daß dies bewußt werden durfte, die unbewußten Phantasien weckte und sofort wieder einschläferte, denn sie wollte uns auch wenig über ihre Vergangenheit und Lebensgeschichte mitteilen, weil sie das meiste beschämend fand.

Zur Erleichterung beider Eltern konnten sie nach 1945 sofort der Rechristianisierung dienen und organisierten ein rudimentäres soziales Leben in der aus entwurzelten Flüchtlingen bestehenden Diasporagemeinde.

Was also waren meine Loyalitäten und inner- und außerfamiliären Verstrickungen, die sich als Erlebnis- und Reaktionsbereitschaft in mir niedergeschlagen hatten und mächtig in die analytische Ausbildung hineinwirkten? Und welche Auflehnungen, Protestenergien und gebrochenen Loyalitäten holte ich später nach, weil sie sich in der Familie nicht bewußt entfalten durften? Der Gegensatz zwischen evangelisch und katholisch durchzog fast jede Lebensäußerung. Wir waren evangelisch und also im Dorf eine ridiküle Minderheit, Menschen, die man in geordneteren Zeiten gar nicht als Einwohner aufgenommen hätte. Für den Vater hatte der Nationalsozialismus das eingeebnet; für die Mutter waren die Abgründe tiefer, weil sie selbst aus einer Diaspora stammte und von ihrem Pfarrer-Vater ein heimliches protestantisches Überlegenheitsgefühl in sich trug, das es, wenn auch nicht sichtbar, für uns Kinder, oder für mich als Ältesten, zu bezeugen und zu beweisen galt. Innerfamiliärer Protest und Auflehnung konnten da nur schwächend gegenüber der Außenwelt sein. Außerdem gab es niemanden, der Protest ertragen hätte. So blieb es bei dumpfem, Schuldgefühle machenden Trotz, verbunden mit der unbewußten Gewißheit, die ich erst sehr viel später erfassen lernte: Nach Krieg und »politischem Irrtum« (»Wir sind doch betrogen worden!«) und in relativer Armut und mit Kinderreichtum lebte unsere Familie an einem halb realen, halb phantasierten ökonomischen und emotionalen Abgrund, der es definitiv verbot, nach außen auch nur ein geringes Zeichen von mangelnder Solidarität oder Loyalität durchscheinen zu lassen.

Ich maß diese seelische Implosion manchmal am explosiven Protest, den sich der junge Hesse gegen seinen Vater herausnahm, sah, was ich in mir alles unterdrückte oder wozu mir auch die elementare Kraft fehlte. Der Mutter das Leben nicht noch schwerer machen; das Überleben der Familie nicht gefährden; ihrem Ruf nicht schaden; Vaters Nerven schonen; der wahren Religion anhangen; den gelegentlichen Spott der Katholiken ertragen; den Neid auf ihr an Festen reiches Kirchenjahr hinunterwürgen; keine vorzeigbaren Familienfreunde haben: All das übertrug ich undurchschaut auf das Institut, die Ausbildung, den Analytiker, die Psychoanalyse und ihre sich bekämpfenden Schulen. Ich nenne es einmal die sozialen, in unvollständiger Abgrenzung von den rein innerfamiliären Übertragungen. Die Eltern leben eben nicht nur in der Familie, sondern sind Repräsentanten von etwas, was das Kind mühsam herauszufinden versucht, und die Außenwelt dringt über ihre Rollen, ihre Ängste und kleinen Triumphe, die Niederlagen und die Gerüchte, in den Binnenraum der Familie ein. Hellwach spitzte ich die Ohren, wenn an anderen Orten und Tischen die bruchstückhafte Rede auf meine Eltern kam. Es geschah freilich nicht oft, sie wurden sozusagen kaum erwähnt im Dorf; nur in Flüchtlingskreisen hatten sie Stimme und Ruf. Wohin also mit Idealisierung und Verachtung, mit Scham und Stolz und Zweifeln und innerer Verteidigung und Bereitschaft zu Flucht und Verleugnung? Sie kämpften gelegentlich gegeneinander in der Bewertung ihrer Mütter und Schwiegermütter; also gab es auch Fronten nach innen, in Richtung gelebter Geschichte, und was meine Mutter zutiefst erboste: Vater verwendete das Wort »daheim«, schwäbisch »drhoim«, auch noch nach jahrzehntelanger Ehe für die Wohnung seiner Mutter und fuhr alle paar Monate zur Erholung von der Ehe »ä bar Dag hoim«.

Die Stellung des Analytikers im Institut wagte ich nie zu thematisieren. Meine auch nicht. Vieles durfte mir bewußt werden, aber nicht Form und Inhalt meiner Erkrankung und die von ihm verfolgte Behandlungstechnik. Dann wären wir sicher auf zentrale Themen gestoßen. Teil einer Analyse kann es sein, ganz allmählich eine Diagnose zu finden, sie mit der inneren und äußeren Biographie in einen Zusammenhang zu bringen; »ressourcenorientiert« die Seelenstärke abzuschätzen, die funktionierenden Teile und die reparaturbedürftigen, und die drohenden Bruchstellen im ganzen Gefüge. In der Übertragung wagte ich es nicht, diese Fragen zu stellen, inmitten einer hochfrequenten Analyse blieb eine merkwürdige Selbstentfremdung, eine Mischung von Anwesenheit und Aufenthalt im Niemandsland, Auftauchen und Untertauchen, wie früher zu Hause, wo die Frage nach meiner Identität zu befremdlich gewesen wäre, um sie auch nur zu stellen, ja selbst um sie mir überhaupt einfallen zu lassen. Im Untergrund gab es sie schon, als experimentierende Phantasien ohne Bodenhaftung, aber meist ertränkt im Leistungssport oder in wegtragender Lektüre; Carossa und Wiechert und Frank Thieß, das war das modernste, was die nächstzugängliche Bibliothek in den fünfziger Jahren zu bieten hatte; Wegtauchen auch in mit einem Freund geteilte Naturbegeisterung mit entsprechender Kenntnis der Vogelarten und deren Fundorte für ihre Nester.

Die religiöse Übertragung auf die Psychoanalyse

Die Psychoanalyse war mir das neue Evangelium. Ich geriet leicht in Aufregung, wenn irgendwo der Ausdruck Psychoanalyse fiel. Es war Heilsgewißheit und Garantie der Rettung. Ich war berufen zum Salz der Erde. Sie war eine berauschende Substanz, und ich hatte teil an ihr, dazu noch im richtigen Bekenntnis, das über alle Zweifel erhaben war: Freud und weit abgeschlagen der kümmerliche Rest. Viel alttestamentarische Triebtheorie stand noch auf der Tagesordnung für die rituelle Auslegung der Offenbarungstexte. Daß Alexander Mitscherlich in einem Seminar Zweifel an Freuds Todestrieb anmeldete, war revolutionär, und ich bewunderte ihn dafür. Wer im Sigmund-Freud-Institut angestellt war, gehörte zum Ordensnachwuchs. Wir Externen waren nicht rundum in der Wolle, nur mit buntgescheckten Flecken der Gläubigkeit eingefärbt. Was gelehrt wurde, war nicht dargereicht als ein Stoff, über den noch zu diskutieren wäre. Es ging um Unterweisung im Glauben. Dies alles ist übertrieben wahr und zugleich neurotisch eingefärbt. Mir fiel es gar nicht auf, daß an den Dingen, die gelehrt wurden, nicht zu zweifeln war. Das kam einerseits meinem Bedürfnis nach Gewißheit entgegen, andererseits bildete sich, noch ganz unbewußt, in einem anderen Seelenfragment, ein Potential von Auflehnung heraus, das auf seine Zeit wartete. Die Unterscheidungen, was pubertär, neurotisch, aufmüpfig, kreativ oder innovativ ist, sind schwer zu treffen. Manchmal gibt es überhaupt keine Eindeutigkeit, und es hängt von der Perspektive ab, ob man, wie die längst verstorbene Berliner Analytikerin Käte Dräger es einmal für mich formulierte, Mühe hat, von der Identität als »enfant terrible« loszukommen; oder ob man tatsächlich einem Mangelzustand der psychoanalytischen Behandlungstechnik auf der Spur ist.

Ich betrat den Raum der Psychoanalyse mit Andacht und Idealisierung. Der Grad der Idealisierung hing nicht nur mit den Wunden der Demütigung und Scham zusammen, die ich aus Kindheit und Jugend mit mir herumtrug, sondern auch mit den Enttäuschungen am Evangelium und seiner Konkretisierung in der Flüchtlingsgemeinde. Ich fühlte mich danach endlich bei der richtigen, dem Verstehen und der Heilung der Menschen oder vielleicht sogar der Menschheit hingegebenen Gemeinde angekommen. Und die kleine Gruppe, die sich von der von den Nazis vereinnahmten Therapeutengruppe in Berlin 1950 abgespalten hatte, um wieder reinen Freud zu praktizieren und zu lehren, war sozusagen die neue Urgemeinde des rechten Freud-Vertrauens; in tapferem Bekennermut hatten sie, so die von mir unbewußt ausgeschmückte Legende, inmitten der Bedrohung den wahren Glauben für uns Spätere gerettet. Auf die andere, größere Gruppe der Laschen, der Ketzer und Irrenden durfte man mit Schaudern und Verachtung heruntersehen. Das ewige psychoanalytische Leben war ihnen mit Sicherheit verwehrt.

Wenn ich mich nicht schämen soll, muß ich mir immer wieder sagen, daß dies natürlich nicht eine umfassende wahnhafte Wahrheit war, sondern mythische Einsprengsel im Seelenleben, die fröhlich oder verbissen agiert wurden, manchmal in gutem Einklang mit den Selbstvergewisserungsmythen meiner analytischen Vereinigung; Einsprengsel, auf die ich im verstehenden Sinn erst viel später gestoßen bin, weil sie nicht

Thema der Analyse waren, vielleicht auch nicht werden konnten, weil das Neurotische sich verklumpt hatte mit kollektiven Selbstdeutungen innerhalb der therapeutischen Welt.

Wenn ich in Zeitungsaufsätzen die reine Lehre der freudschen Psychoanalyse rühmte, wer hätte da von meinen Lehrern die neurotischen Hintergründe hervorheben wollen? Und wie hätte mein Analytiker nicht heimlich stolz sein sollen, einen so engagierten Missionar des St.-Sigmunds-Ordens auf der Couch zu haben? Schließlich war, trotz des hohen Ansehens von Mitscherlich, im Selbstverständnis der Gruppe noch Kampfzeit, um Anerkennung, öffentliche Förderung, Einfluß, Ansehen; um diagnostische Deutungsmacht, Geltung in der Medizin, insbesondere der Psychiatrie.

Ich litt, wenn ich herabsetzende Äußerungen über die Psychoanalyse las; wenn Mitscherlich angegriffen wurde; wenn ich feststellte, daß die englischen und amerikanischen Analytiker uns nicht ganz für voll nahmen. Die Internationalen Kongresse der Freudianer erschienen mir wie Konzile, auf denen der neueste Stand der Wahrheit formuliert würde, bis ich feststellte, daß dort von wirklichem Neuerungsmut kaum die Rede sein konnte.

Differenzen in den analytischen Auffassungen nahm ich leicht als Glaubenskriege war, und die psychischen Auswirkungen auf die Beteiligten waren dem vielleicht auch ähnlich. Es wurde kräftig mit dem Bannfluch hantiert, irgendeine neue Lehre oder Irrlehre sei nicht mehr analytisch und also eher verderblich oder, um es katholisch auszudrücken, habe nicht mehr den Segen der alleinseligmachenden Kirche. Jung und Adler und Konsorten wurden als Apostaten gehandelt, die Freud mit berechtigten Bannflüchen aus dem Tempel befördert hatte. Solche Gefahren der Verdammnis überhitzten sogar die Auseinandersetzungen im Institut.

Ich brachte nicht alles, was mich an anderen Lehrern faszinierte, auf die Couch, weil es zu griesgrämigen Äußerungen seinerseits gekommen war, neben durchaus verständnisvollen.

Dann kam der neue Messias aus Amerika, Heinz Kohut, mit seinem so anderen Parlando und der neuen Theorie vom Narzißmus und den Selbstobjekten. Die Patienten mit narzißtischen Störungen, die psychopathologisch fast Verdammten dieser Erde, schöpften neue Hoffnung. Er predigte auch im Institut und in Zürich und andernorts, wohin ich ihm auf seine Einladung hin folgte, und ich pilgerte nach Amerika zu ihm. Wie soll man das neue Glaubenserlebnis fein säuberlich trennen in neurotische und schwärmerische, in wahrheitssuchende und wissenszugewandte und religiöse Anteile? Wenn doch ein Teil der Lehrer selbst von ihm angesteckt und begeistert war und wenn sich, trotz des Spotts der Konservativen, das Klima in den Analysen unter seinen Lehren veränderte? Ich wollte ein Herold und publizistischer Propagandist sein für sein Werk und schrieb über ihn. Er dankte es mir mit seinem Vorwort für die »Lehrjahre«, über das ich zunächst stolz war, bis sich der Stolz in vorübergehende Bitterkeit verkehrte:

Als ich merkte, daß die in den »Lehrjahren« bejubelte Analyse nicht im geringsten trug, was den Heilerfolg anging, merkte ich, daß sein Kommentar die »Lehrjahre« vereinnahmte als Beweisstück für seine These, daß der Ausgang einer Analyse in Kreativität ein gleichwertiger Weg in die seelische »Gesundheit« war wie die herkömmlichen Zieldefinitionen von Arbeits- und Liebesfähigkeit. Natürlich war ich selbst versucht, intellektuelle oder schriftstellerische Kreativität für das Höchste zu nehmen, was mir erreichbar war. Ich sah nicht deren Charakter der Krücke, der Selbstwert schaffenden Bestätigung, auf die ich so dringend angewiesen war. Das ungeheure Elendsgefühl im Hintergrund blieb weitgehend unanalysiert, um so mehr, als ich von Aufträgen ausging, die ich zu erfüllen hatte, zunächst für meine Mutter, später dann für den Analytiker selbst, dessen Kunst ich meinte Stimme verleihen zu müssen, weil er selbst sich nicht öffentlich äußerte.

Ich träumte vom zwölfjährigen Jesus im Tempel, der die in

Ehren ergrauten, bärtigen Schriftgelehrten in Erstaunen versetzte mit seiner Gelehrsamkeit und intuitiven Weitsicht.

Ich diente dem Ruf meines Analytikers, wollte aber auch dem Ansehen der Analyse dienen, ebenso wie meine Schulleistungen dem Ansehen der Familie im Dorf dienen sollten: Der Bub war zwar evangelisch, aber ein gescheites Kerlchen, und manchmal holte er sogar Preise nach Hause. Dabei war er kein Stubenhocker, sondern der schnellste Läufer der Schule und Meister auf den Skiern. Aber die angehäuften Beweise trugen nicht über die Abgründe der Traurigkeit und der Selbstzweifel hinweg. Jetzt aber war ich bei den ausgewiesenen Spezialisten für Traurigkeit und Selbstzweifel in Ausbildung, hatte die Sprachkraft des Rühmens zur Verfügung und meinte, durch das Rühmen ginge es auch meiner verlorengegangenen Seele besser. Und vieles war ja auch rühmenswert an seiner Haltung und Geduld. Aber die Psychoanalyse hat für mich rückschauend, was die Linderung der Depression angeht, nur die jahrelange Konservierung von Hoffnung bedeutet, die sich am Ende des zweiten Teils endgültig zerschlug. Irgendwann, so klammerte ich mich über lange Jahre an die Zuversicht, mußte ja der Lohn der Mühen und des Glaubens zu ernten sein. Mutmaßlich war die Fruchtlosigkeit für das Unbewußte auch wieder ein verdecktes religiöses Zeichen für die Verworfenheit, mit der äußerst vagen Aussicht auf Rettung am Ende des unabsehbaren Tunnels, obwohl ich in den ersten Jahren der Analyse weit weg von Gott war, so wahr mir Gott helfe. Es war eine Verdammnis ohne Gott, weil an ihn zu denken, auch was seine Beiträge zur Neurose anging, damals so unüblich war, daß man es eben unterließ.

Ranks »Trauma der Geburt« war in den damaligen Analytikerkreisen kein lesenswertes Buch. Daß Freud ihn und sein Werk einst hoch geschätzt und das Geburtserleben selbst als Urquelle aller Ängste angesehen hatte, zählte nicht mehr, seit er exkommuniziert war. Und folglich fragte man die Patienten auch nicht, ob sie etwas über ihre Geburt wüßten. Namhafte Neurologen hielten es für wissenschaftlich auszuschließen, daß der kindliche Körper oder gar das noch kaum verschaltete Gehirn etwas von der Mühsal der Ankunft auf der Welt spüren könnte, wie schwierig auch immer die Umstände der Passage seien. Volksmund und Volksweisheit scheinen da mehr zu wissen. Es handelt sich ja nicht nur um die Qualen einer schweren Geburt, die mit der mehr oder weniger ernsthaften Todesdrohung einhergeht, sondern auch um die Umstände der Rettung, der Bettung bei der Mutter, ihrer mühsamen Rekonvaleszenz. Heute weiß ich, wie Mütter leiden können, wenn sie ihr Kind aufgrund besonderer Umstände der Geburt nicht gleich zu sich nehmen können, und handle es sich auch nur um die Folgen der Narkose und der Schwächung in ihrem Gefolge. Der Bauch der Mutter scheint der beste Landeplatz, schon für ein »normal« geborenes Kind. Mutmaßlich war meine Mutter am Ende ihrer Kraft, aber auch die damalige Philosophie der klinischen Geburtshilfe stand natürlichen Ansätzen zur Rekonvaleszenz im Wege. Kostbare Stunden und Tage verstrichen, die einem animalischen Kontakt hätten dienen können. Es mag aber auch sein, daß sich in der Mutter ebenfalls Groll und ein Gefühl der Unfähigkeit, ja des Verworfenseins gebildet hatte und daß sie sich gar nicht zur heilsamen vitalen Anfreundung fähig und willens fühlte.

Das Gefühl des Verhungerns auf der Couch, das ich jahrelang in immer neuen Schüben hatte, war vielleicht schon eine Deckempfindung, denn genährt worden bin ich sicher gut, obwohl unklar ist, wann bei ihrem Zustand das Stillen einsetzen konnte. Auf jeden Fall bin ich mit einem halben Jahr abrupt abgestillt worden, als sie mich wegen der Krankheit des Vaters weggeben musste. Wir haben nie darüber gesprochen, das Thema blieb in der Scham und vielleicht im Groll begraben. Verdeckt war wohl eher das Gefühl abgrundtiefer Verlorenheit. Es kam mir aber nicht einmal in den Sinn, mich in der Analyse nach heilender Berührung zu sehnen. Nur einige Male, bei deutlichen Schmerzen im Körper, sehnte ich mich aufgrund von Bildern, wie ich sie vielleicht von meinen jüngeren Geschwistern kannte, nach einem lindernden Handauflegen. Die späteren Berührungsphantasien auf der Couch erhielten alle sexualisierte Deutungen, so daß mir nicht bewußt werden durfte, in welchem Ausmaß der Körper schrie. Damals war ich noch voller Verachtung für die leichtfertigen Körpertherapeuten, die den hohen theologischen und metapsychologischen Sinn einer triebtheoretisch gestützten Berührungsabstinenz nicht kannten oder respektierten. Ich wußte, daß mein Analytiker vier Kinder hatte, und er sprach gelegentlich von ihnen. Um die hohe Schule der abstinenten Analyse innerlich zu stützen und mir die grausame Entbehrung ideologisch schmackhaft zu machen, verklärte ich den in der Behandlungstheorie stark betonten Unterschied zwischen Kindern und regredierten Patienten so, daß ich mir dachte: Er muß die Differenz besonders gut kennen, weil er den Kindern gibt, was sie brauchen, und den Patienten verweigert, was sie angeblich nicht brauchen und was ihnen auf dem Weg der Heilung sogar schaden könnte, als Verwöhnung, Sexualisierung, Fixierung. Ich bewunderte ihn, weil er meine entsetzlichen Zustände, an denen sich nichts änderte, aushielt, ohne sie zu lindern. Die Idealisierung läßt sich ja phasenweise überhaupt nicht zähmen, und da auf der Basis meines Verworfenheitsgefühls die Idealisierung ebenso sprudeln mußte wie aus anderen, nicht zu stopfenden Quellen die Aggression oder die Verachtung oder die Zuneigung, kam es auch nicht zu offener

Kritik oder zu theoretischen oder behandlungstechnischen Erwägungen, ob mit dem Leiden auf der Couch alles mit rechten Dingen zuging.

Ich habe dann in anderen Therapieformen etwas von dem »verworfenen« Körpergefühl lindern können, bei denen ich, wohl bereits während der zweiten Analysephase, Hilfe suchte.

Die zweite Primärtherapie

Doch ich berichte zuerst von einem mißglückten Versuch im ersten Intervall zwischen Teil eins und Teil zwei der Analyse. Der amerikanische Körperguru hieß Dan M. und nannte sich Primärtherapeut, versammelte in Sankt Coloman Psychotherapeuten um sich, darunter einige Psychoanalytiker, die aber darum baten, daß auf keinen Fall in der kollegialen Öffentlichkeit über ihre Teilnahme gesprochen würde. Da es um die Fähigkeit zu primären Gefühlen und zum Urschrei ging und ich damit Mühe hatte, obwohl mir das stumme Wehgeschrei von Kindheit an in der Kehle saß und durch nächtliche Kieferkrämpfe niedergehalten wurde, stemmte er mir unangekündigt die Knöchel beider Fäuste auf die Brust, was mich in Panik und Wut und eine bodenlose Enttäuschung über den massiven Übergriff stürzte. Ich wehrte ihn nur noch ab. Später stellte sich heraus, daß er mir eine solide und feindselige Bruderübertragung entgegenbrachte und die wohl, als schmerzende Hilfsbereitschaft getarnt, auf mich losließ. Ich hatte mich zudem geweigert, mich für die erste Sitzung im Dunkeln nackt auszuziehen und Tast- und Berührungserfahrungen zu machen. Solche Erlebnisse prägten später die eigene Haltung zur Berührung von Patienten, um etwa folgenden Rhythmus einzuhalten, wie ich es in meinem Buch »Berührung auf der Couch« versucht habe darzustellen: innere auftauchende Körperbilder, Voranfrage an den Patienten, aktive Zustimmung, erneute Rückfrage. Damals spürte ich nur eine Verdichtung von sadistischem Übergriff und fehlender Einfühlung, Respekt- und Rücksichtslosigkeit.

Gisela W., eine gestandene Psychoanalytikerin, die ich in jenem gut gepolsterten Dunkelkeller kennen- und schätzen lernte, hatte damals ebenfalls schon Primärtherapie gelernt und praktizierte sie. Als sie von meinem depressiven Dauerelend hörte, schlug sie mir eine sogenannte Intensivphase bei sich vor, wie ich sie bereits bei Frau H. versucht hatte. Da sie lange Jahre im gleichen Institut wie mein Analytiker gearbeitet hatte, kannte sie ihn gut und schätzte ihn, hielt ihr Angebot für eine wichtige körpertherapeutische Ergänzung der Analyse, die vielleicht, wie sie meinte, eine wichtige Ebene nicht erreichte. In den täglichen dreistündigen Sitzungen in der Sommerpause der Analyse gelang es mir tatsächlich, unter ihrem berührenden Schutz die mutmaßlichen Geburts- und Verlassenheitsgefühle partiell zu erleben und auf der Körperebene aushalten zu lernen. Allerdings trat eine euphorisierende Nebenübertragung in den Vordergrund: Sie wurde zu einer belebenden, animierenden, blonden Fee und damit in der Wiederholung zu meiner jugendlichen Tante und Schwester der Mutter, die mich während der Krankheit des Vaters und der Trennung von der Mutter in einer anderen, fernen Stadt auffing und pflegte, mir das Leben rettete und mir gleichzeitig die schlimmen Wunden früher, unvorhersehbarer Abschiede und eines ebenso unberechenbaren Wiederfindens zufügen mußte.

Damit die leibseelische Regression nicht nur die Angelegenheit einer Ferienexkursion und damit außerhalb einer bearbeitbaren Übertragung bleiben sollte, vereinbarten wir, daß ich einmal die Woche zu einer Primärgruppe am Freitag abend und zu einer Einzelsitzung am Samstag morgen kommen sollte. Ich war ausreichend verzweifelt in dieser Phase der Analyse, so daß ich den wöchentlichen Flug nach Hamburg, das Mieten eines Wagens und die Übernachtung auf mich nahm, und gleichzeitig stellte sich wieder eine vorsichtige Hoffnung ein. Ich war tief an den Analytiker gebunden, er stellte sozusagen die Urbindung dar, an der ich nicht im geringsten rütteln wollte; daß sie einer Ergänzung gedürfe, war für mich nicht mit einer Entwertung verbunden, sondern mit wachsendem Wissen um die körperliche Verankerung früher Störungen. Zunächst schien er das neue Setting teilnahmsvoll mitzumachen, ließ sich auch ein auf mein begeistertes Erzählen, und ich hatte das dankbare Gefühl, einen wichtigen Beitrag von außen einbringen zu können, der »unseren« Prozeß fördern könnte. Schließlich hatte ich nun in der Übertragung Vater und Mutter, von denen ich annahm, daß sie achtungsvoll kooperieren würden. Aber nach wenigen Wochen stellte er mich abrupt vor die Alternative: Beendigung der Analyse oder Beendigung der primärtherapeutischen Exkursionen.

Ich schäumte vor Wut und Enttäuschung, aber doch in dem typischen Gefühl der Ohnmacht, wie ich sie von zu Hause kannte, wenn die Mutter etwas verbot, was mir als Jungen, von lebendigen Personen vermittelt, als lebenswichtig vorkommen wollte. Nachträglich will es mir so scheinen, als habe dieses Verbot die letzte Möglichkeit zerstört, mit Hilfe eines kooperativen Settings in dieser Analyse noch etwas zu erreichen, einer Kooperation, wie sie in psychotherapeutischen Kliniken gang und gäbe ist, ja sogar für notwendig erachtet wird. Das Ausmaß der Enttäuschung wurde nicht bearbeitet, ich war ja solche Enttäuschungen gewohnt, sie weckte zwar pädagogische Tiefenübertragungen des einengenden Gehorsams, während er wohl das Gefühl hatte, die bedrohte Analyse zu retten. Eine fundamentale Körper-Dimension verschwand wieder aus unserer Arbeit, nämlich die einer Einbettung des elementaren Traumas der Geburt und der frühen Verlassenheit in die Analyse.

In der auch körperlichen Regression in dem abgedunkelten Raum fühlte ich mich zunächst wie ein verstümmeltes Stück Unrat, nicht lebensfähig und nur auf den Abtransport durch den Müllwagen wartend. Ein großer eingeschraubter Kopf mit verstümmelten Gliedern, einer kranken oder gefolterten Kaulquappe gleich. Es war nur auszuhalten mit leiblichem Halt, begleitet endlich von der Wahrnehmung, daß jemand dieses Elend sähe, nicht zurückzuckte, und mit einer haltenden Hand signalisierte, daß es nicht Schrecken verbreitete oder angst machte. Es waren Momente der Wahrheit, schwer zu umschreiben, der Auswurf des Schmerzes, aber von ihr gehalten als etwas nicht einfach zu Beseitigendes.

Ich war viel zu schwach, um zu kämpfen, als er weitere Reisen verbot, und es hätte wohl auch wenig gefruchtet. Wir waren wieder auf dem harten Boden einer normalanalytischen Realität gelandet, Kooperation ade, erneute Abschirmung des innerfamiliären Elends nach außen, Umdeutung von etwas mir zutiefst fruchtbar Erscheinendem zu einem schädlichen Agieren, Untreue, Verrat, Leichtsinn, mangelndes Urvertrauen. Aber ich hatte doch recht, meiner Mutter das Urvertrauen zu kündigen! Also doch ein Agieren in der Übertragung, das ins schwierige Durcharbeiten zurückgezwungen werden mußte? Der Analytiker lag auf der sicheren Linie der herkömmlichen Verfahrensweisen, hatte sich womöglich in Supervision oder kollegialer Beratung Rückhalt geholt. Das Trauma verschwand wieder im Untergrund, aber es verbrauchte Energie zum Niederhalten, und es verstrahlte quasi radioaktiv die Seele und damit auch den tragenden oder nicht mehr tragenden Grund der Analyse. Noch heute, um vieles klüger und durch manche körpertherapeutische Erfahrung bereichert, halte ich die damalige Kooperation, die über einen verheißungsvollen Anfang nicht hinauskam, für eine Chance und hoffe, daß sich, wie in den erwähnten Kliniken, die Kooperation von Analytikern und Körpertherapeuten auch in der Ambulanz durchsetzen wird.

Da wir die Übertragungsbedeutung des kooperativen Settings nicht zu fassen bekamen, außer in eher negativen, das Verbot rechtfertigenden Deutungen, weiß ich nicht, ob das abrupte Ende nicht einen selbstdestruktiven Trotz hinterließ. Wir taten so, als ließe sich nach einem solchen Verbot zur analytischen Tagesordnung zurückkehren; als sei ein eher beiläufiger Irrtum oder Ausbruchsversuch behoben worden. Natürlich war ein Teil von mir auch bereit, wegen der bereits hervorgehobenen und immer wachen Idealisierung, mich als durch ihn gerettet wahrzunehmen von dieser gefährlichen Abweichung. Ich hatte ja, so verdächtigte ich mich selbst, meine sieben Sinne nicht mehr beisammen, obwohl ich in der Außenwelt als Erwachsener ganz gut funktionierte, von einigen Behinderungen abgesehen. Verständlicherweise versprach er sich von einer Radikalisierung der analytischen Haltung mögliche Fortschritte. Vom nach außen geschützten Standardverfahren war ich ohnehin gelegentlich abgewichen, nicht so sehr, was das Setting angeht, sondern durch Exkursionen auf der Suche nach Kontakten bei den Onkeln und Großvätern. Ich nenne es einmal ödipales Streunen, doch das ist sehr einseitig gesehen, ich kannte ja meine leiblichen Großväter nicht, wollte das nicht einfach trauernd durcharbeiten, sondern suchte nach realem Ersatz und fand ihn auch, für beide, und in befruchtender Form. Aber ist es ein Streunen und Agieren und eine illegale Kontaktaufnahme, wenn es gilt, seelische Leerstellen zu besetzen, innere Orte, an die bisher nur Projektionen und diffuse Sehnsüchte herangeführt hatten? Warum ich es trotzdem im vorgeschriebenen Jargon ödipal nenne, so nicht, weil ich etwas Intimes mit der Mutter zum Nachteil des Vaters treiben wollte, sondern weil ich, am Vater vorbei, Großväter suchte, die die Statur des Vaters, auch beider Eltern, deutlich überragten.

Die Chance, die ich mit dem Verbot der therapeutischen Kooperation verlor, kam viel später noch einmal wieder. Sie beruhte auf der einzigartigen Konstellation, daß ich eine tiefe und vertrauensvolle, wenngleich von untergründigen Ambivalenzen und auch Zweifeln getönte Beziehung zum Analytiker hatte. Ihm traute ich zu, auch Unbekanntes, von mir Entdecktes und für hilfreich Erkanntes zu integrieren, auch von einer Therapeutin, die auf ihrem Reifungsweg ganz andere Zonen des Erlebens und Ebenen möglicher Störungen erkundet hatte und die Grenzlinien des Üblichen und Lehrbuchmäßigen mutig überschritt, sich auch um ihren vorübergehend bedrohten Ruf und Rang nicht scherte. Kurz, sie war mir auch ein Vorbild an Kühnheit und niemals leichtfertiger Experimentierlust, freier als ich von Überich-Schikanen und Glaubensproblemen, freier auch von Provokation und raschem öffentlichen Herumtrompeten neuer Funde und Therapiermöglichkeiten. Ich trauere jener untergegangenen Konstellation noch nach, sie war einmalig, von einer doppelten Potenz getragen, innovativ und das, was man in späteren Jahren patientenzentriert nannte.

Eine Geburtserfahrung mit Albert Pesso

Vorausgreifend will ich zwei Episoden anführen, die therapeutisch noch einmal Bewegung in die unwegsame Landschaft des Geburtstraumas brachten, und verlasse dabei um des Themas willen die weitere Chronologie meiner therapeutischen Versuche. Noch bevor ich, einige Jahre nach dem schlimmen Ende der Analyse, eine mehrjährige Fortbildung bei dem amerikanischen Körpertherapeuten Albert Pesso begann, besuchte ich ihn in seinem Zentrum in der Nähe von Boston, um eines seiner Bücher zu übersetzen und an einer therapeutischen Gruppe teilzunehmen. Ihm war die Arbeit am Geburtstrauma völlig vertraut und geläufig. Er brachte meinen Zustand, ohne ihn dogmatisch darauf zu reduzieren, damit in Verbindung, und es fiel ihm nicht schwer, die mitspielenden Gruppenmitglieder so zu gruppieren, daß sie zunächst einen Uterus und dann einen Geburtskanal für mich bildeten. Im Uterus, aus den Körpern der Teilnehmer geformt, war ich zunächst freundlich geborgen, fast ohne Störung, wenn sich nicht das vermutlich biologisch ausgelöste Gefühl der Enge gemeldet hätte, gefördert natürlich durch einen sich leicht verstärkenden Druck der Gruppe. Es war klar, in welche Richtung ich hinaussollte und -wollte, aber auf der Eingangsschwelle zum Kanal setzte bereits die Panik ein, die sich mit dem Hinauskriechen durch eine gezielte Verengung steigerte. Allerdings waren mir viele mich windende Bewegungen möglich, eine halb konvulsivische, halb willkürliche Form des Mitwirkens, die die Panik milderte und mich, gleichzeitig unterstützt und bedroht durch die elastische Antwort der Gruppe, langsam ins Freie gelangen ließ. Ich lag schweißgebadet und erschöpft auf der Matte, doch auch von einem Gefühl des Erfolgs, gar des Triumphs getragen. Diese isolierte Erfahrung hat zwar nicht die Depression langfristig gemildert, aber doch einen körperlichen Anteil an ihr, und zwar bis heute: Mein Körper ist mir vertrauter, freundlicher, zugewandter; die Depression war jetzt fast ausschließlich seelischer Art, und das stellte eine gewisse Erleichterung dar, vielmehr, sie erlaubte mir, über körperliche Betätigung einiges zu mildern, während schon mit 20 eine auch körperliche Lähmung mich hinderte, in Aktivitäten wie Laufen oder Schwimmen Linderung zu suchen. Auch diese Erfahrung hätte ich am liebsten noch mit dem Analytiker geteilt und um seine Einordnung und Zustimmung nachgesucht, um mich nicht in zu großer Enttäuschung so weit von ihm zu entfernen. Das Bild, die körperliche Erinnerung des Mich-heraus-Windens in einem antwortenden Kanal, ist mir geblieben als Quelle der Zuversicht, nein, vorsichtiger, der Nicht-Verzweiflung, die auch nicht immer fließt; ein vorsichtiges Zutrauen, daß es ein Ende der Todesangst geben kann, die keine Todesangst mehr ist, sondern das Gefühl, das Verworfen-Sein könne sich unendlich steigern, bis das Bewußtsein schwindet. Der Tod erscheint oft als erhoffte Erlösung, und ich sehnte ihn in suizidalen Phantasien herbei, auch wenn ich real noch weit davon entfernt war zu handeln. Die Phantasien bringen eine gewisse Entlastung, weil man sich Aktivität ausmalen und so noch ein Stück Autonomie bewahren kann, die in Richtung Erleichterung zielt.

Umgang mit dem Geburtstrauma

Einen sanfteren, kontinuierlicheren Umgang mit den leibseelischen Verstümmelungsgefühlen erlebte ich später in einer mehrjährigen körperanalytischen Therapie bei Frau W. in Basel. Hier erst einmal ein paar Bilder von Formen der Unterstützung, die mir guttaten und für die ich dankbar war, weil ich wenigstens den Eindruck hatte, wir seien »bei der Wahrheit«, die Körperzustände waren akzeptiert. Sie schien eine Einfühlung in sie zu haben und fand Formen des Haltens, die das Elend linderten. Und wir versuchten gleichzeitig oder nachträglich die analytische Einordnung, denn bei diesen borderline-artigen Zuständen auf dem Hintergrund der Verzweiflung ist es schwer, eine kontinuierliche Übertragung aufrechtzuerhalten. Kleine Kränkungen verwandeln das Bild ins Dämonische, eine Unachtsamkeit beim Halten verfärbt die Fee oder das beginnende gute Introjekt in ein Gespenst oder ein Monster, das mir absichtlich oder aus Gleichgültigkeit oder Dummheit mit Bosheit zusammen Schmerzen zufügt oder mich abstürzen läßt. Es scheint sogar eine dem Geburtstrauma entsprechende Ur-Übertragung auf die bei der Geburt zerstörende Mutter zu geben, apersonal noch, nämlich so, daß das freundliche Antlitz, das ich ja sehe, die täuschende Einkleidung oder Verkleidung einer riesigen Gefahr darstellt. Es sträubt sich etwas dagegen, in dem erforderlichen Ausmaß abhängig und zum Überleben an die Therapeutin gebunden zu sein, so daß der Absturz und ihre jähe Verwandlung in ein böses Gespenst die Sicherheit des vertrauten Unerträglichen wiederherstellt. Möglicherweise werden diese Zustände zwischen Tod und Leben aus der Kindheit in der Analyse wiederbelebt, eine archaische Quelle von Gottesvorstellungen: Erlösung und Verdammnis liegen nahe beieinander, man ist in der Hand von riesigen, unüberschaubaren und undurchschaubaren Mächten, die Seligkeit oder Verfolgung versprechen.

Am genauesten habe ich mich, was meine »Grundstörung« angeht, wiedergefunden in Thomas H. Ogdens Buch »Frühe Formen des Erlebens«, unter der Sparte der »autistisch-berührenden Position«, die er der schizoiden und der depressiven Position von Melanie Klein voranstellt und die er sowohl aus seinen Behandlungen wie aus den Ergebnissen der Säuglingsforschung begründet.

Ich durfte mir übrigens immer aussuchen, wo Frau W.s Hand liegen sollte. Am heilsamsten war das Brustbein, dann hatte die Seele sozusagen in ihrer Handkuhle Platz.

Sicher kann der verzweifelte Säugling oder das Kleinkind nicht unterscheiden zwischen der Ebene Gottes und der der Mutter, weil die Dimensionen ohnehin fast außermenschlich erscheinen. Was könnte das Introjekt als Abbild der für das Kind bedrohlichen gebärenden Mutter sein? Perinatal orientierte Analytiker wie Stanislav Grof sagen: der Krieg, die Flucht, der Holocaust, der Mahlstrom, das verschlingende Erdbeben oder, abstrakter, die Katastrophe. Sie gehen von der mythenbildenden Kraft perinataler Erlebnisse aus, kartographieren sogar die unterscheidbaren zeitlichen Abläufe und deren Phasen und korrelieren sie mit umschriebenen seelischen Störungen. Selbst auf diesem Feld sind inzwischen konkurrierende Schulen des Primär- und geburtstherapeutischen Umgangs entstanden. Ein Teil von ihnen pflegt die Regression in der Gruppe, mit dem wandernden und für jeweils einige Minuten assistierenden Therapeuten, was an dessen schnelle Einsicht, Intuition und Empathie enorme Anforderungen stellt und gelegentlich auch zu verstörenden Fehl-Eingriffen führt. Ich bin bei diesen Erfahrungen mit dem in der Gruppe umherwandernden Therapeuten, manchmal auch Guru, eher skeptisch geblieben; andererseits ermöglicht für manche Patienten erst die Gruppenatmosphäre den annähernd gemeinsamen Eintritt in eine Welt, die man aus der Sicht des Alltagsbewußtseins eher als verrückt bezeichnen würde. In mir ist immer die – unerfüllbare – Hoffnung geblieben, den Abstieg zu den Schrecken und den Tröstungen der frühen Mutter zu verbinden mit meinem geduldigen Wächter an der analytischen Erdoberfläche, der sein archäologisches Handwerk nur bis zu einer gewissen Regressionstiefe ganz gut verstand.

Ich weiß, daß es Analytiker gibt, die auch schwere Geburtstraumen mit Hilfe verbaler Empathie angehen, vielleicht sogar mit Erfolg. Sie vertrauen der Kraft der symbolisierenden Phantasie und verstehen es, den Patienten mitzunehmen in ihre intuitiv gefundenen Bilder. Sie mögen die Zustände in ihrer Bedeutung auch viel rationaler erschließen aus der Vermessung der Schmerz- und Verzweiflungszeichen –, oder sie lassen sich mitnehmen von den Phantasien oder intuitiven Überzeugungen des Patienten. Aber es bedarf der Offenheit, ja der konkreten Erfahrung, daß der Drache in tiefer Höhle wirklich lauern kann, und der geduldigen Überzeugung, daß verbale Begleitung genug Halt gibt. Manche Patienten schaffen es dann, ihr zutiefst psychosomatisches Elend langsam an Worte anzunähern, heranzuführen – oder umgekehrt die Worte an das Elend; wobei ich mit psychosomatisch nicht das Befallensein von Organen mit Krankheit meine, sondern die frühe Gesamtperson, die noch um ihr Lebensrecht ringt. Aber die Botschaften, die aus einer teilnehmenden Hand fließen, sind jedenfalls »handfester«, glaubhafter, ebenfalls »psychosomatisch« und sie erreichen die Zellmilliarden, die ihre Energie in steriler, statischer Verkrampfung verbrauchen. Deren untergründige Zeichen kommen im Gehirn an als nihilistisches, niederziehendes Dauergeschwätz, genannt Depression. Die ganzen psychoanalytischen Theorien über die bösen Introjekte, die Orgien eines feindseligen Überichs, die negativen therapeutischen Reaktionen mit den raffinierten Verfolgern mögen stimmen. Ich bin jedoch überzeugt, daß sie einen Teil ihrer Kraft nicht so sehr aus neurotisierenden Konstellationen innerhalb der Familien beziehen, sondern aus tieferen Quellen, mögen sie nun »endogen«, also biologisch bedingt sein oder auf frühen Traumen beruhen, sei es Geburt, frühe Gewalt, Verlassenheit und anderes, die das psychosomatische Substrat verändern und im Gehirn verkehrte Schaltungen bahnen. Ihr Gift wird dann später vom psychischen Apparat eingearbeitet, ja interpretiert, mit passenden Bildern versehen und mit unbewußten Phantasien, die des Analytikers Herz erfreuen. Aber auch die korrekteste Analyse einer neurotischen Depression erreicht oft nicht das verseuchte Grundwasser, aus dem die halbverkrüppelten Bäume an der Oberfläche sich nähren. Das Grundwasser ist somatisch verseucht, und in vielen Fällen erreicht das empathische Wort nicht die ausreichende Tiefe. Ich werde darüber später mehr berichten.

Mancher Leser wird sagen: jetzt hat er sich in eine neue Theorie verliebt, und Traumatherapie liegt im Trend; schon entwickeln auch Psychoanalytiker eigene Therapieformen dazu und publizieren und leiten Kliniken; sie werden, wie es sich gehört, giftig angegriffen, weil sie sich Einseitigkeiten haben zuschulden kommen lassen und weil der analytische main-stream Gefahr wittert, das alleinseligmachende Setting von Couch und Übertragung komme in Gefahr. Wie von selbst sind Ullrich Sachsse und Luise Reddemann in ihrer langjährigen klinischen Erfahrung mit traumatisierten Patienten darauf gekommen, sie nicht ohne körperlichen Halt an die Erinnerungen ans Trauma heranzuführen. Noch neuer sind die Versuche, die Fehlschaltungen im Gehirn, die das Trauma hinterlassen hat, durch ritualisierte Bewegungsimpulse vor den Augen aufzulösen. Auch hier stehen sich die Wundertäter, die es mit einer oder wenigen Sitzungen bewenden lassen wollen, und die gründlicheren Psychotherapeuten, die diese Phänomene einbetten wollen in eine solide therapeutische Beziehung, fast fremd gegenüber.

Der Schlaf als Widerstand und die Drogensitzung

Noch einen Versuch machte ich, dem in der Geburt vermutlich gelernten Grauen beizukommen, mit Herrn J., einem Schüler von Stanislav Grof, bei dem ich zuerst die bereits erwähnten Atemgruppen mitgemacht hatte. Ein gutes halbes Jahr ging ich einmal die Woche hin, er war freundlich und warmherzig, setzte sich neben mich auf die Matte und ermutigte mich, tief und regelmäßig zu atmen, um das Tor zu den frühen und bedrohlichen Empfindungen zu öffnen. Ich gab mir Mühe, war aber sehr depressiv in der Zeit, und vom Kampf gegen die Depression in einer Art Dauererschöpfung. Jedenfalls gab es, ausgehend von dieser Erschöpfung, wohl auch einen Widerstand, der sich der Mattigkeit bediente. Ich schlief unweigerlich ein, der Atem verflachte, ich konnte die verlangte Tiefenatmung nicht mehr erzwingen. Er sah wohl das Ausmaß meiner Angst, in die Hölle abzustürzen, ich erlebte es selbst so, schämte mich wieder, genoß es jedoch auch, in seiner Gegenwart in Schlaf zu fallen, fühlte mich aber auch als Versager, vor allem, wenn er von der Notwendigkeit des Ichtodes sprach, einem Zustand oder Prozeß, der in seiner Therapie sozusagen die Pforte zur Erlösung war. Der Ichtod war mir nicht vergönnt, und nach einem halben Jahr ließen wir die gewaltsame Atmung ruhen, von der ich doch in Gruppen gesehen habe, wie förderlich und heilsam sie sein kann für manche Patienten im rechten Augenblick und im passenden Setting und vielleicht mit einer milden Form von Guru-Übertragung gegenüber dem Therapeuten.

Aber eines danke ich ihm: meine einzige Drogensitzung, bei der er fünf Stunden an meiner Seite saß. Ich sank in den Taumel meines Unbewußten, aus dem sich einige deutliche Bilder in einer traumartigen Verdichtung abzeichneten: meine thronende Mutter, um deren Gnade ich flehte. Und es war deutlich, daß ich das nicht mehr wollte und vielleicht auch bald die Kraft zur Kündigung haben würde. Das Bild und der bei wiederhergestellter Bewußtseinsklarheit an sie geschriebene Brief, der einige Monate über meinem Schreibtisch hing, brachten einen spürbaren Fortschritt. Ich versprach mir und hüllte es in die Form eines Gelübdes: nicht mehr um sie zu werben. Das hat mich gestärkt und mein Gefühl von Unabhängigkeit angstfreier gemacht.

Ein Teil der Muttergottheit war immer noch in der Beziehung zum verzerrten Bild der Freudianischen Psychoanalytischen Vereinigung gebunden, um die ich, wenn auch manchmal polemisch eingekleidet, lange geworben hatte mit meinen körpertherapeutischen Erweiterungen der Psychoanalyse.

Geduld und Resignation in der Analyse

Ich fühlte mich in meiner zweiteiligen Lehranalyse mit großem Engagement und vorbildlicher menschlicher Haltung, mit Geduld und Achtung behandelt, sieben Jahre, tausend Stunden, und nichts an meinem Befinden hat sich verändert.

Aber ich bin ein ausreichend guter Analytiker geworden oder vielleicht inzwischen besser ein analytischer Psychotherapeut, weil ich keine vierstündigen Analysen auf der Couch mehr mache. Der Segen meiner Analyse hat sich in professionellen Identifikationen niedergeschlagen, nicht in einer Besserung meines Zustandes. In bitteren Augenblicken würde ich sogar von einer Retraumatisierung sprechen.

Manchmal beneide ich meine Patienten, weil ihnen mein langer Weg zugute kommt. Sie erhalten Dinge, die mir nicht zuteil wurden. Auch dies verbindet mich mit meinem Analytiker, der gelegentlich durchblicken ließ, daß auch er mir Haltungen und Deutungen und Formen der Empathie angedeihen lassen konnte, deren er selbst nicht teilhaftig wurde. Gelegentlich schien es mir, daß er mich mit Empathie verwöhnte, anstatt zu strukturieren oder mir sein Bild von meiner Seele darzulegen, so daß ich mich orientieren konnte. Er spürte das Ausmaß der leibseelischen Bedürftigkeit und Verzweiflung und begegnete ihr mit erstaunlicher Langmut, ohne doch das Verhungern stoppen zu können. So nahm ich seine Geduld an als das ganz große Geschenk, aber meine Störung verbrauchte die Geduld, ohne Früchte zu tragen. Und das rief gleichzeitig Wut, Schuld- und Versagensgefühle und eine tiefe Desorientiertheit hervor. In einer der ganz bösen letzten Stunden, wo wir uns die magere Bilanz um die Ohren hauten, sagte er: »Meine Einsichten aus dem Mißlingen werden eben dem nächsten Patienten zugute kommen«; achselzuckend sagte er es, bedauernd, ein wenig bitter, in meinen damaligen Ohren resigniert und doch ein in die Zukunft gewandtes Fazit ziehend, so, als sei ich die Experimentierperson gewesen, der Minenhund oder die Traumaratte, das sind Einfälle aus der Stimmung von damals. Ich haßte ihn und den oder die unbekannte nächste Patientin.

In den Tagen dieser Niederschrift hat sie sich mir bei einem Vortrag in einer anderen Stadt vorgestellt und nannte mich freundlich einen Milchbruder. Sie bangte damals über zwei Jahre lang Monat um Monat um unser Ende, das wir verquält hinausschoben, um die Bilanz vielleicht noch zu ändern.

Das Ausmaß der Idealisierung in den »Lehrjahren«

Zunächst dachte ich, meine Formen der Idealisierung und die religiöse Sozialisation ließen sich in getrennten Abschnitten abhandeln. Aber das geht nicht, und ich spürte es bereits in einem der ersten Sätze meines Vorworts zu den »Lehrjahren«: »... dieses Buch ist ja ein Bekenntnis zur Psychoanalyse, zum Analytiker, zu meinen Störungen, zu seiner Art, sie zu mildern oder zu heilen.« Und da dem Leser die Idealisierung des Analytikers fast auf jeder Seite entgegenquillt, möchte ich ihrer Funktion nachgehen und dabei auch darüber nachdenken, was davon religiös war aufgrund meiner Erziehung und was eine Eigenproduktion war, ein Fesselballon, dessen Auftrieb mich über Abgründe hinwegtragen sollte. In jeder Analyse kommen Idealisierungen vor oder der Kampf gegen sie oder die Scham über deren Ausmaß oder der kalte Widerstand dagegen, weil sie einst in die Irre führten. Die Idealisierung kann den Prozeß fördern, hilfreiche Identifizierungen erlauben. Sie spiegelt das Bedürfnis des Kindes auf den verschiedensten Altersstufen, in den Eltern etwas Großes, Wissendes, Leitendes, Schützendes zu sehen, um mit deren Rückhalt zu wachsen. Wenn aber die Idealisierung übermäßig wird – und das gehört zum Standardwissen des Analytikers –, dann sollte nach dem Ziel, dem Zweck, dem Sinn, der Quelle und vor allem der Not dahinter gefragt werden. Es gibt Idealisierungen, die sind der pure Widerstand. Aber es gibt auch solche, die verführerisch das Ich des Therapeuten leise aufblähen, manchmal in förderlicher Weise, so daß er der Idealisierung gleichsam nachreift, sich steigert oder sie als Dank erntet, den er auch wieder loslassen kann. Mir scheint rückblickend, daß ich die Idealisierungen, auch die überzogenen, wohl erlebte, sie aber nicht ganz offen aussprach, aus Scham, Scheu, Angst vor Tränen und Konturverlust; und außerdem hatten sie aus Abwehrgründen oder mangelnder Übung mit den Eltern gar nicht das Niveau einer sprachlichen Mitteilung erlangt. Desto eifriger habe ich sie dann in den »Lehrjahren« hinausposaunt, als ob es dort weniger bedrohlich wäre und als ob mir am Schreibtisch die Worte leichter zuflössen. Dabei gehören die Idealisierungen ja in die Beziehung. Aber viel Idealisierung geschieht in Analysen heimlich. Auch Kinder fassen sie nicht allzuoft in Worte; aber sie wissen, daß man sie ablesen kann am Jubel, am Gesichtsausdruck, am Leuchten der Augen oder an staunenden Lauten, die sie nicht erst übersetzen in: »Papi, du bist großartig!« oder: »Das hast du wunderbar gemacht.«

Sie erzählen es höchstens der Mutter oder wählen andere Umwege, um sich nicht allzusehr preiszugeben oder durch die Bewunderung auszuliefern oder verletzbar zu machen.

Ich billige ihm, dem Analytiker, mildernde Umstände zu, indem ich sage, ich hätte das Anstaunen, das liebevolle oder auch wütende Bewundern nicht sehr offen eingebracht. Ich weiß aber, daß er davon wußte und es kannte, aus wenigen Bemerkungen über die Idealisierung, aus denen aber auch deutlich hervorging, daß wir es nicht zu einem tiefer schürfenden Thema machen würden. Zu jener Zeit ermutigte Heinz Kohut die Kollegen, die Idealisierung des Patienten zuzulassen, sie nicht zu stören, sie als Therapeutikum anzusehen und sie erst in einem späteren Stadium zu analysieren. Damit bin ich natürlich einverstanden, wenn die Idealisierung Zeichen eines Mangels an sogenannten guten Selbstobjekten ist, also inneren Bildern von Personen, die uns einen bestätigenden Vorrat von Ermutigung, Verstehen und Annehmen bieten. Aber es ist etwas anderes, wenn die Idealisierung sich aufbaut über einem Abgrund von Unwertgefühl.

Vielleicht hat er meine Empfindlichkeit geahnt; aber auch sich selbst geschont: Es ist nicht leicht, in der Bewunderung für einen nur das Symptom zu sehen, die Droge, das Zauberwasser, ein Stärkungsmittel, das produziert wird, um beim frühen Gang durch die Dunkelheit nicht zu verzagen. Natürlich hatte er es relativ leicht: Er war, nach den Personen meiner Kindheit und Jugend, nach den Studentenjahren und den Vorerfahrungen mit Psychotherapeuten, der erste wirklich idealisierbare Mensch, der meiner Seele nahekam auf einer tieferen als der gewohnten Weise. Deshalb schwanke ich beim Wiederlesen der »Lehrjahre« noch heute zwischen den Gefühlen von Peinlichkeit und Freude. Zu dem, was seine Person an realen »Aufhängern« oder Gründen für die Idealisierung in der Regression bot, gesellte sich das Übermaß meiner Idealisierungsbedürfnisse. Ich spüre, ich möchte ihn schon wieder schützen und loben. Dabei fällt mir ein, daß es ja nicht nur ein behandlungstechnischer oder behandlungsideologischer Mangel auf seiner Seite war; sondern das, was er mit mir tat, bewirkte, aber auch anrichtete, geht zu einem großen Teil auf das Konto der damals in mancher Hinsicht noch unentfalteten Analyse früher Störungen. Dennoch möchte ich mir im folgenden, neben dem Lob, die kritische Wahrnehmung gönnen, ja auch den kritischen Zorn. Ganz einfach gesagt, wußte kaum jemand in Analytikerkreisen etwas vom Trauma und seinen Auswirkungen und erst recht nicht von Traumatherapie, die der Neurosentherapie vorausgehen sollte, damit nicht dauernd das Fundament bedroht ist.

Doch schon relativ am Anfang der »Lehrjahre« findet sich ein Satz, der zeigt, daß das Problem »wißbar« war und von außenstehenden kundigen Lesern auch erfaßt werden konnte: »Einigen Freunden und Kollegen ist aufgefallen, daß die negative Übertragung gegenüber der positiven in dem Bericht zu kurz kommt; einer sprach sogar von einer ›Verhimmelung‹ des Analytikers, die ich noch korrigieren sollte. Ich habe daraufhin versucht, mich noch einmal in Phasen von Haß, Wut und Verachtung hineinzuversetzen, die es ohne Zweifel gab, aber es ist mir nicht mehr gelungen.« Immerhin ist wenig später von der »aggressiven Verkleinerung des Analytikers« die Rede, die die Arbeit durchzog. Ich wäre aber damals nicht in der Lage gewesen, die Publikation noch einige Jahre zu verschieben, wie mir auch geraten wurde. Sie war ja, neben ihrem Eigenwert als kreativem Agieren, in sich selbst noch ein Heilungsversuch, und durch Kohuts freundliches Vorwort war ich jeden Zweifels enthoben.

Im Sigmund-Freud-Institut beriet man, ob man die Publikation nicht mit juristischen Mitteln unterbinden könnte; Mitscherlich intervenierte beim Verleger, um Schaden von der Psychoanalyse abzuwenden. All das machte mich eher trotzig, leicht märtyrerhaft gestimmt, rückte mich auch in die Nähe tapfer bekennender Menschen, die sich nicht einschüchtern lassen, und natürlich tauchte auch das größtmögliche menschliche Selbstobjekt des frommen Protestanten auf, nämlich Luther, der bekanntlich meinte: »Hier stehe ich, ich kann nicht anders.«

Dadurch, daß es keine psychogenetische Reflexion und Deutung der Idealisierung und des publizierten Lobpreises gab, blieb sie abgespalten neben den Haßgefühlen stehen. Der Analytiker war immer wieder, alternierend, der Retter; der Einfühlsame; der Geduldige; der Begehrte; und dann wieder der unermeßlich Ferne; der Verständnislose, ja der Vernichtende; der unwissend Grausame, der von meinen Zuständen keine Ahnung hatte, zwar präsent war, aber mich nicht berührte. Eine merkwürdige Formulierung fällt mir ein: Ich verhungerte in der Geborgenheit. Das machte das Aufbegehren so schwer, weil die Dankbarkeit so vieles verschleierte. Und die »Lehrjahre« sind ein Rausch der Dankbarkeit, ein Versuch, die Idealisierung zu dokumentieren und damit festzuhalten. Und ich wollte außerdem zeigen, daß Psychoanalyse funktioniert, dargestellt an meiner Rettung. Das ist der mehr religiöse Aspekt: »Was Gott an mir getan hat, will ich preisen.« Heute weiß ich natürlich, wie tief und wie tief vergraben die Zweifel gewesen sein mußten. Was sich nicht zum Guten wandte in der irdisch-konkreten Arbeit des täglichen Analysierens, das wollte ich auf dem Weg des Glaubens fördern und voranbringen und durch öffentliches Zeugnis festigen; wie bei manchen Sekten und Glaubensrichtungen, wo das Preisen des Herrn anhand einzelner wahrgenommener oder vermeintlicher Schübe von Hilfe zum Ritual gehört.

Ich habe mir immer vorgestellt, wenn ich von solchen Zirkeln hörte, wie da ein heimlicher Wettbewerb in Gang kommen muß, wem der Herr am sichtbarsten unter die Arme gegriffen hat. Eine Heiligkeits- und Würdigkeits-Konkurrenz, mit den entsprechenden Demuts- und Dankesgesten. Dieses Thema haben die »Lehrjahre« denn auch bei manchen der Rivalität zugeneigten Kollegen gelegentlich zum Vorschein gebracht. Neben der kompetenten Diagnostik gab es auch die hämische Verkleinerung; auch Neid; die negative Diagnostik des Exhibitionismus; aber eben auch Reaktionen, wie man sie einem Angeber gegenüber fühlt, der unbedingt publizieren muß, er habe die beste aller Analysen gemacht.

Am Ende meines Vorworts finden sich ziemlich deutliche Worte des Selbstverdachts, dem früher nachzugeben ich weder therapeutisch noch theoretisch in der Lage war:

»Besonders klingt die Sprache dort, wo Omnipotenz und Selbstüberschätzung – aus dem Treibhausklima der Übertragung – in die Grammatik und in die Wortwahl einfließen, wo das berichtende Subjekt unter dem Einfluß übergroßer Beachtung durch die analytische Perspektive anfängt, auf Stelzen zu gehen; so wie bei beginnender Trunkenheit die Gestik ausladend und theatralisch wird, so schleicht sich manchmal mieser Pomp in die Selbstbeschreibung des Subjekts ... Aus Depression und narzißtischer Störung war meine Diagnose zusammengesetzt.«

Wahrscheinlich stimmte beides nicht als Definition der Grundstörung, sondern nur im Erscheinungsbild. Eher hätte gestimmt: »Borderliner mit frühem Trauma, führte zum Selbstrettungsversuch in ekklesiogene Neurose und Selbstheilungsversuch durch Kreativität.«

Aber mit Religion oder gar religiösen Übertragungen kannte sich Dr. F. nicht aus. Es gab feine Anzeichen, daß sie ihm sogar zuwider waren. Eines Tages zog es mich mit unwiderstehlicher Gewalt von der Couch herunter – oder saß ich in dieser Phase schon –, ich erinnere mich nicht mehr an die Ausgangslage der »agierenden« Unternehmung, die doch so viel elementare Mitteilung enthielt – und es zog mich vor seinen »Thron«, einen tiefen, goldbraunen Ledersessel, aus dem er erstaunt aufschaute. Ich sank auf die Knie, in ruhiger Andacht, und faltete die Hände, verneigte mich, glaubte einen Kraftstrom zu spüren, die Kraft einer Identifikation oder einer Berufung. Die Inszenierung endete in einer gewissen Peinlichkeit, ich setzte mich auf den anderen freien Sessel und wußte:

es war etwas Wichtiges, was ich tat, erlebte und suchte, aber die Lösung war noch weit weg, und wir fragten auch nicht nach den Hintergründen. Es fühlte sich dann für mich an, als sei ich abgeprallt und zu Boden gestürzt, allerdings noch immer, wie beim *Verhungern in Geborgenheit*, nach *Abprallen in Geborgenheit*. Ich war nicht in der Lage, ja ich fühlte es noch nicht einmal, zu sagen: »Verdammt noch mal, ich möchte, daß wir über meine religiöse Vergangenheit oder meine Gottesneurose oder über meinen Erwählungskrampf oder meine Identifizierungen mit den Propheten sprechen.« Denn nach einigen Tagen fiel es mir wie Schuppen von den Augen: Ich kniete in leichter Trance wie Moses vor dem brennenden Busch, in dem sich Gott ihm, ohne sein Angesicht zu zeigen, offenbarte und ihn in seinen Dienst berief.

In einer der so selten preisgegebenen Phantasien über meine mögliche berufliche Zukunft gestand meine Mutter, als wir gemeinsam den Saal des katholischen Kindergartens für unseren evangelischen Diaspora-Gottesdienst herrichteten und ich halb zufällig, halb spielerisch hinter das Predigtpult trat (wie später hinter viele Redner-Pulte): Sie könnte sich mich manchmal als Bischof vorstellen. Ich tat abwehrend, verlegen, höhnisch und war heimlich stolz, daß sie mir das zutraute, und wußte doch, daß ich kein Pfarrer werden wollte. Aber viel hätte vielleicht gar nicht gefehlt, und ich hätte meine religiöse Neurose in eine religiöse Berufung verwandelt. Deshalb haben mich auch die Bekenntnisse des Fräuleins von Klettenberg so fasziniert, weil sie mir als eine relativ glückliche Variante einer partiell ekklesiogenen Neurose erschienen, der Goethe ein Denkmal setzt und die ihre Umgebung achtungsvoll toleriert. In heutiger Zeit hätte ich ihr vielleicht meinen Dienst als analytischer Körperpsychotherapeut anbieten wollen, vorausgesetzt, sie hätte an einigen ihrer Symptome gelitten.

Goethes Tante, das Fräulein von Klettenberg, oder vielmehr sein Bericht über ihr Leben und ihren Weg zur Frömmigkeit, hat mir die Idee zum Titel des Buches gegeben. Ihr Weg führt von fröhlicher Weltläufigkeit zum Rückzug aus der Gesellschaft und zu umfassender Geborgenheit in Gott, also, so möchte man sagen, in eine geradezu heitere religiöse Neurose, in der sie sich, nach Stürmen des Zweifels und der Gottesflucht, gelassen einrichtet, überzeugt, daß Gott sie auserwählt hat zu ihrem Dienst an ihm. Ich zitiere sie hier, nicht nur, weil sie ein Verwandtschaftsgefühl geweckt hat, sondern weil sie, die literarische Figur, uns ein Mitgehen beim Abgleiten oder Hinaufgleiten zu Gott erlaubt.

Goethes Text, als sechstes Kapitel in den zweiten Band von Wilhelm Meisters »Lehrjahren« eingefügt, lautet: »Bekenntnisse einer schönen Seele«. Zu einer solchen habe ich es nie gebracht, obwohl ich auch freundliche Seiten habe, wenn die Gespenster schlafen. Das Fräulein schreibt in ihrem von Goethe als autobiographisch vorgestellten Text: »Mit dem Anfang des achten Jahres bekam ich einen Blutsturz, und in dem Augenblick war meine Seele ganz Empfindung und Gedächtnis.« Man darf es wohl als ein Trauma auffassen, das das Leben des bis dahin lebhaften Kindes veränderte. Sie wendet ihre Vitalität nach innen, das Trauma führt, positiv leitend, in ein neues Leben.

»Ich hatte Stunden, in denen ich mich lebhaft mit dem unsichtbaren Wesen unterhielt; ich weiß noch einige Verse, die ich der Mutter damals in die Feder diktierte …

Nach Jahresfrist war ich ziemlich wiederhergestellt; aber es war mir aus der Kindheit nichts Wildes übrig geblieben.«

Und: »Mein Hang zu dem Unsichtbaren, den ich immer auf eine dunkle Weise fühlte, ward dadurch nur vermehrt; denn ein für allemal sollte Gott auch mein Vertrauter sein.«

Und: »Ich hörte gern von Gott reden, ich war stolz darauf, besser als meinesgleichen von ihm reden zu können ...« Eine Weile schwankt sie zwischen verschiedenen irdischen und dem himmlischen Geliebten, sie war umworben und begehrt in der höfischen Gesellschaft. Vier Jahre sucht sie noch nach einer Identität in Galanterie und Festen; ein aufregender Zufall beschert ihr, daß sie ihrer »zum ersten Mal ... im Spiegel gewahr wurde, daß ich mich auch ohne Hülle für schön halten durfte«. Aber sie erlebt danach eine schmerzliche Leere und sucht den Rückweg zu Gott. Es wird bei diesem Rückweg und seiner Kommentierung deutlich, daß Gott sozusagen verlorengehen kann, ohne daß man es deutlich spürt. Ich kenne es von Patienten, die manchmal unvermittelt oder durch die Lockerung des Unbewußten in der Therapie auf einen liegengebliebenen Gott stoßen, mit dem sie noch vieles verbindet. So ist es mir ja auch mit meiner »Gottesvergiftung« gegangen.

»Ich konnte mich keinem Menschen vertrauen, und von Gott war ich zu weit entfernt. Ich hatte diesen während vier wilder Jahre ganz vergessen; nun dachte ich dann und wann wieder an ihn, aber die Bekanntschaft war erkaltet; es waren nur Zeremonienvisiten, die ich ihm machte ...« Es folgt ein langes Ringen um die erneute Nähe zu Gott, und es wird immer wieder spürbar, daß sie sich leer oder kalt fühlt, wenn sie ihn nicht erreicht. Er scheint ein Teil ihres Selbst, den sie immer wieder verliert. Ihre Sätze umspielen mit poetischer Kraft die Leiden am falschen Selbst, das sie in Gesellschaft erlebt:

»Denn sobald ich mich in das Gewand der Torheit kleidete, blieb es nicht bloß bei der Maske, sondern die Narrheit durchdrang mich sogleich durch und durch.« Gegen diesen Schrekken des Selbstverlustes hat sie Gott gefunden gleich einem Medikament, das aber nur zu finden ist und wirkt, wenn sie sich konzentriert und von allen Vergnügungen fernhält. »Warum waren sie mir nicht unschuldig? Ich darf wohl antworten: ... weil ich nicht, wie andre meinesgleichen, unbekannt mit meiner Seele war.« Sie lebt zunehmend von der früh durch das Trauma angeregten Introspektion und vom Gebet und den Unterhaltungen mit Gott. Ähnlich dem Umgang mit einer Droge wird sie gottessüchtig, und hier darf man es wohl wagen, von einer religiösen Neurose zu sprechen, auch wenn sie selbst nicht leidet und ihre Umgebung sich fast staunend abfindet mit ihrer Abwendung von der umtriebigen und aufs Diesseits gerichteten Gesellschaft:

»Auf Gott zielende Bilder und Eindrücke verschaffen uns kirchliche Anstalten, Glocken, Orgeln und Gesänge, und besonders die Vorträge unserer Lehrer. Auf sie war ich ganz unsäglich begierig; keine Witterung, keine körperliche Schwäche hielt mich ab, die Kirchen zu besuchen, und nur das sonntägige Geläute konnte mir auf meinem Krankenlager einige Ungeduld verursachen.«

Noch ein letztes Zitat über die dem Trauma entsprungene Wendung nach innen, von der man vermuten darf, daß ihr auch ein seelischer Dauerschmerz zugrunde liegt, der aus früherer Zeit stammt. Auf jeden Fall beschreibt sie einen Zustand, wie er viele Therapiepatienten ergreift, wenn sie erst einmal eintauchen in ihr verwirrendes und verwirrtes Unbewußtes, das sowohl quälen wie beschwingen kann oder das diktatorisch zum Handeln antreibt oder zum Projizieren oder zur rastlosen Suche nach etwas Bekanntem oder Unbekanntem. Denn das Unbewußte mancher, vielleicht sogar vieler Menschen *schmerzt immer*, weil die Spannungen nahezu unauflöslich und die Wunden kaum zu heilen sind. »Ich war zu sehr gewohnt, mich mit mir selbst zu beschäftigen, die Angelegenheiten meines Herzens und meines Gemütes in Ordnung zu bringen und mich davon mit ähnlich gesinnten Personen zu unterhalten, als daß ich mit Aufmerksamkeit ein Kunstwerk hätte betrachten sollen, ohne bald auf mich selbst zurückzukehren.« Introspektion und Selbstanalyse werden zur Zuflucht wie zum Symptom, es kommt zu einer Abspaltung wie bei jedem massiven Trauma, auch wenn sich die Spaltung in langsamen Schritten vollzieht. Die »schöne Seele« entkörpert sich, »ich fürchtete den Tod nicht, ja ich wünschte zu sterben, aber ich fühlte in der Stille, daß mein Gott mir Zeichen gebe, meine Seele zu untersuchen und immer näher zu ihm zu kommen. In den vielen schlaflosen Nächten habe ich besonders etwas empfunden, das ich eben nicht deutlich beschreiben kann. Es war, als wenn meine Seele ohne Gesellschaft des Körpers dächte; sie sah den Körper selbst als ein ihr fremdes Wesen an, wie man etwa ein Kleid ansieht.«

Mir selbst war der Zusammenhang von Seele und Körper auch verlorengegangen, früh, und auf recht schmerzhafte Weise. Ich habe versucht, den Riß lange Jahre durch invensiven Sport zu heilen. Es ist nur vorübergehend geglückt. Später durch Sexualität: es ist immer wieder geglückt, passager. Dazwischen versuchte ich ihn überflüssig zu machen, gleichgültig zu behandeln, zu verachten. Er hat sich aufgelehnt, durch eine wachsende Bedürftigkeit, die es zu bekämpfen galt, weil ich sie für eine Krankheit hielt und mich ihrer schämte. Dann geriet ich an die körperlose Therapie, Bruder Leib war stillgelegt, es war zwar von ihm gelegentlich die Rede, und im Dachstübchen formierten sich interessante Bilder, auch Beziehungsbilder, und Wortgemälde. Aber er wurde nicht berührt. Und ich stellte mich standhaft und meiner nicht achtend auf die Seite der Nicht-Berührer und ihrer mir gewichtig erscheinenden Argumente.

Auch mit diesem Thema hängt die Idealisierung des Analytikers zusammen: Er sollte die psychosomatische Hungerkrankheit heilen, und wenn er das wollte – wir hatten uns ja verbündet, um mein Leiden zu mildern, und er schien auch an seine Möglichkeiten zu glauben –, dann mußten er oder die Analyse Zauberkräfte haben. Das Paradox: Man idealisiert einen Menschen, der das, was man im tiefsten braucht und ersehnt, nicht geben will oder kann oder darf, und man idealisiert das Medium, in dem die heilkräftigen Substanzen übergeben werden könnten, die analytische Beziehung. Das führt in transzendentale Richtungen: Credo quia absurdum. Wenn es nicht funktioniert, dann gilt es, die Glaubensanstrengungen zu verstärken.

Ich habe es mir, sicher aufgrund meiner eigenen Erfahrungen, zur Gewohnheit gemacht, hinter auffälligen, anhaltenden, feinen oder grob verzerrenden Idealisierungen eines Patienten nach den Abgründen Ausschau zu halten, die die Idealisierungen überbrücken sollen. Natürlich würde ich die Idealisierung erst einmal annehmen, ja später sogar würdigen als eine seelische Leistung, die für einen Neuanfang wichtig sei. Ich würde den Mut auch anerkennen, sich auf diesem gefährlichen Terrain noch einmal herauszuwagen. Es gibt Patienten, denen man auch noch nach Jahren die Verzeichnung unserer Person ins Größere, Verständnisvollere, Bedeutendere nicht wegnehmen würde, weil man spürt: Sie bilden eine Art Floß über die dunklen Strudel. Aber man würde doch fragen: Wo ist der Ort des tiefsten Elends? Seit wann fühlen Sie sich von dieser Hoffnungslosigkeit bedroht? Das Eigenartige ist, daß der Analytiker und ich uns kein Bild des ersten Lebensjahres gemacht haben. Es blieb bei der falschen, eigentlich leicht zu korrigierenden Idee – meine Trennungen von der Mutter fielen ins dritte und nicht ins erste Lebensjahr und ich hätte sie längst als stabiles Objekt verinnerlicht gehabt. Die Fiktion bildete wohl eine gemeinsame Abwehr von einer Realität, die uns vielleicht schreckte. Auch meine Geburt spielte, wie schon erwähnt, keine Rolle. Allerdings sind die »Lehrjahre« durchzogen von Bildern der »Lebens-Rettung« vor irgendwelchen Untergängen, und ich scheine bemüht, mit dem Ausmaß meiner Dankbarkeit literarisch klarzukommen. In Form der Untergangsangst sind die frühen Traumen präsent, aber sie sind neutralisiert oder verharmlost in der Diagnose der neurotischen Depression mit narzißtischen Störungen.

Die Wucht der Idealisierung

Hier also einige Beispiele der Idealisierung, eines Grundmusters, dem ich Wert und Würde nicht absprechen will. Ihre hilfreiche und ihre oft schädliche Funktion (wenn unanalysiert) sind eng miteinander verflochten. Was fehlte, war der Rückschluß auf den vergifteten Untergrund oder, selbst wenn er erahnbar war, eine angemessene Therapieform.

Als ich die »Lehrjahre« zu schreiben begann, war der erste Einfall: »Ich möchte Ihnen ein Denkmal setzen.« Es gab »Wünsche, das, was er mit mir gemacht hatte, bekanntzumachen und ihn zu rühmen.« Ich nannte ihn nachträglich meinen »Schutzengel«, und ich stellte mir vor, eine in der Stunde geäußerte, auch mehrfach geäußerte Dankbarkeit wäre offensichtlich nicht ausreichend gewesen; sie glich wohl der, die wir Gott schulden, der uns angeblich erschaffen hat, und war zu einem Gebirge geworden: »Auf einer anderen Ebene bedeutet das Schreiben vielleicht auch, das Gewicht der Dankbarkeit zu mildern.« Völlig verständnislos vernahm ich den Kommentar eines Kollegen, der nach der Lektüre zu mir sagte: »So etwas darf man seinem Analytiker nicht antun.« Er deutete das Buch als einen perfiden Akt der Aggression. Aber ich glaubte meinem Rühmen, und auch der Analytiker äußerte sich zufrieden, als er das Manuskript las, ein wenig ambivalent, teils stolz und teils ängstlich, aber noch ahnungslos, was sich an zutiefst gemischten Botschaften in dem Konvolut verbarg.

»Am Ausgangspunkt steht das Staunen über das Erlebte«, bei diesem »Künstler der Einfühlung«. Ich muß meine »Neigung in Schach halten …, blind draufloszulieben und zu bewundern«. Diese Variante ist ein Gegengift gegen die Verachtung der Eltern, die nicht gefühlt werden durfte. »Geborgenheit, Bewunderung, Staunen.«

»Ich kam mir wie ein Erwählter vor, der ein Geheimnis mit sich trug«, nämlich in Analyse bei *ihm* zu sein. Und doch scheint es eine Ahnung gegeben zu haben, daß möglicherweise nicht alles nach Lehrbuch ablaufen würde. Da wollte ich ihm mit meinen Größenphantasien zu Hilfe kommen, gleich in den ersten Monaten der Analyse, als ich ihm sagte: »Ich habe den Eindruck, daß Sie ein ganz guter Analytiker sind. Aber ich werde Sie zwingen, ein sehr guter Analytiker zu werden.« Ich kann das nur mit liebevoll-bitteren Gefühlen wiedergeben, weil wir an diesem Projekt der gegenseitigen Erschaffung oder wenigstens Förderung gescheitert sind; ein Projekt, zu dessen Gelingen Mutter und Kind, auch Vater und Kind, normalerweise das Recht haben. Ich habe es an einigen elementaren Punkten nicht geschafft, ihn zu meinen Gunsten zu verändern; und doch hat er sich für mich verändert, das weiß ich, deshalb fiel es mir ja lange Zeit so schwer, wirklich Bilanz zu ziehen. Spätere Therapien habe ich oft nur als Ergänzung gesehen, und auch da ist etwas Wahres dran, sie waren Ergänzung, aber auch der verzweifelte Versuch, das brüchige Haus mit neuen Fundamenten zu versehen. Dabei kam der ganze Bau gelegentlich in bedrohliche Schräglage, und der Sturm heulte durch die eingeschlagenen Fenster. Ich aber glaubte nach vier Jahren Analyse und einige Monate vor dem Ende des ersten Teils sagen zu können nach einem Vorfall Ende des zweiten Jahres: »Man könnte sagen, daß da die Depression als Dauerkrankheit zu Ende war, bis auf die Rückfällle, manchmal schwere Rückfälle.«

Ich war auch um seinetwillen über die Rückfälle wütend, ich wollte ihm doch auch beim Gelingen helfen und ein zu seiner Zufriedenheit genesender Patient sein. Deshalb der Gesund-Beter-Ton in den »Lehrjahren«, der mich heute irritiert.

Einen anderen Zwang zum Idealisieren sehe ich in folgendem Zusammenhang: Damals galt es in weit stärkerem Maße als heute als Makel, eine Therapie abgebrochen zu haben oder gar hinausgeworfen worden zu sein. Der Beschluß der Ambulanzkonferenz im Institut war es ja auch gewesen, mich in die abgebrochene Analyse zurückzuschicken. Deshalb war Dr. F. wirklich eine Erlöserfigur, der mich zunächst vor dem Absturz in die Unbehandelbarkeit bewahrte. Biblisch gesprochen nahm er sich des Ärmsten der Armen an, in geheimem oder offenem Gegensatz zu den Schriftgelehrten. Oder er war der gute Hirte, der sich um das verlorene Schaf sorgte. Dies alles ist natürlich nicht die ganze Wahrheit, aber es gab eben atmosphärisch überall Beimengungen dieses Frohbotschafts-Stoffes. Deshalb gilt ja auch: »Ich hatte ... die Angst des mehrfach Vorbestraften oder Gescheiterten und stand unter dem Druck, mich als therapiefähig zu erweisen.« Und dies in einer Lage, in der ich selbst um eine Erklärung des Scheiterns bei Dr. L. in der zweiten Analyse rang. Sie war an meinem Haß und meinem Mißtrauen gescheitert, die ich nicht mehr zu kontrollieren und in Schach zu halten vermochte.

Wenn heute Patienten zu mir kommen, die Therapieabbrüche hinter sich haben, dann beginne ich nicht mit neuer Übertragungsarbeit, ohne daß ich, meist im Rollenspiel – er oder sie spricht zu den früheren Therapeuten und versucht, affektiv Bilanz zu ziehen –, Rückschau halte und dem Patienten ermögliche, ja ihn sogar dränge, seine stehengebliebenen Gefühle anzuschauen und auszudrücken.

Ich staune, in welchem Ausmaß ich mir damals, nach den beiden gescheiterten Analysen (wenngleich schwankend zwischen beschuldigender Wut und Selbstanklage), die Schuld selbst zuschrieb. Dr. F. fand eine hilfreiche Formel für die Gefühle Herrn L. gegenüber, von denen ich immer wieder heimgesucht wurde, denn er erschien mir in der affektiven Erinnerung noch immer wie ein bedrohlicher Riese:

»Mein Eindruck ist, daß damals eine negative Idealisierung vorlag«, anders ausgedrückt eine Dämonisierung, und insofern hatte er sicher einige Züge des Teufels angenommen, der Menschen quält.

Jedenfalls überließ ich mich einige Monate vor dem Ende der »Lehrjahre« noch einmal der Illusion der Heilung, die ja, genau wie die Hoffnung, auch tragend sein kann für eine Weile: »Das Krankhafte, das Anfallartige, die sich über Tage und Wochen hinschleppende Depressionen haben sich indes gelegt, und wenn eine depressive Phase kommt, kann ich darauf vertrauen, daß sie kürzer ist, daß ich eine gewisse interpretierende Mächtigkeit (wie rührend selbstanalytisch gedacht, von heute aus gesehen!) ihr gegenüber gewonnen habe ..., ja, daß ich geschickter geworden bin im Umgang mit ihr.«

Für die berufliche Identifizierung war die Idealisierung zweifelsohne hilfreich. In therapeutischer Hinsicht war sie wohl übertrieben und schreit nach einer Deutung, nach der Untersuchung des sumpfigen Geländes, aus dem sie erwuchs. Was die Beurteilung schwermacht, ist die reale Leistung des Analytikers, an die die Idealisierung anknüpfte. Diese hat auch eine Funktion der Beschwörung, auch des Übertönens der Angst, unbehandelbar oder im Fundus der behandelbaren Störungen noch nicht verzeichnet zu sein.

Auf jeden Fall heißt es in meinem Nachwort, genannt »Zwischenbilanz«, zu den »Lehrjahren« drei Jahre nach der Niederschrift: »Der langsame Zusammenbruch der Illusion, daß ich im wesentlichen geheilt aus dieser Analyse gegangen sei, war überaus schmerzhaft, beschämend und demütigend.« Den Mißerfolg schrieb ich zunächst ganz mir zu, wie es sich für einen zerknirschten Sünder geziemt:

»Zu einigen Grüften hatte ich nicht einmal die verschütteten Eingänge gefunden, vor anderen war ich zurückgeschreckt oder habe die Einbrüche mit den bunten Brettern der Idealisierung oder gar des Wunderglaubens zugedeckt. Ich ließ mich, ohne es zu merken, von der Angst leiten, daß ich die Beziehung zum Analytiker zerstören müßte, wenn ich das volle Ausmaß an Haß, Mißtrauen und Verachtung, aber auch der Wünsche nach symbiotischer Nähe und Verschmelzung aus diesen Kellern des Unbewußten in die Übertragungsbeziehung einfließen lassen würde.«

Vermutlich habe ich recht gehabt mit dieser Annahme. Es

macht das Analysieren natürlich nicht leichter, wenn der Patient seine dunkelsten Seiten der Analyse entzieht, andererseits sind sie vielleicht nicht fürs Analysieren geeignet oder reagieren nicht darauf.

Mit seiner immer wieder geäußerten Vermutung, ich müsse doch Schlagephantasien haben, kam ich nicht zurecht. Ich nehme an, er meinte meine noch verborgene Aggression. Aber meine Wut war, wenn sie sich zeigte, weit mörderischer, ich fand seine Schlagephantasien regelrecht idyllisch. Wenn damit gemeint sein sollte, daß ich im Haß Lust verspürte, ein Gesicht zu zerschmettern oder eine Stadt zu ersäufen, dann lag er richtig. Er sagte ab und zu, wenn ich nicht anbiß, er habe gerade einen neuen Aufsatz gelesen über Schlagephantasien, und da habe ihm manches eingeleuchtet, auch für mich. Von den schlimmsten Übertragungen wollte ich ihn aber verschonen (sie kamen dann später), doch der Vulkan meldete sich, verschoben nach draußen, in der »agierten Übertragung«: »Dann geschah es eines Tages, als sie neben mir schlief, daß ich von einem heftigen Drang überfallen wurde, sie zu schlagen, zu verstümmeln, zu verwunden, ihren Körper zu zerstören. Es war purer sadistischer Haß, dem, in der Phantasie wenigstens, jegliche Hemmung abging; die Bilder des Zerstückelns waren wie eine Erlösung. Ich stand auf, ging in einen anderen Raum und beruhigte mich allmählich, und dann kamen endlich die Vorläufer des Hasses ans Licht der Erinnerung: frühe Bilder, in denen ich in kaum zu kontrollierendem Haß den Leib Jokastes mit Axt und Kreissäge zurichtete und zerstörte.«

Wie läßt sich ein solcher Haß in die Übertragung bringen? Oder ist er bereits Übertragung und Reaktion auf elementare Enttäuschungen? Was richtet er in der Gegenübertragung an? Es wäre gut, er könnte motorisch werden, natürlich nicht gegen den Analytiker, sondern gegen Symbole der ursprünglichen oder der archaischen Objekte. Die Bioenergetiker haben dafür Schaumstoffmöbel; ich selbst verwende mit Styropor gefüllte Säcke, auf die man einschlagen oder treten kann, würgen, stechen mit stumpfem Holz usw. Sonst geht der Haß ins Agieren, oder er bleibt im Untergrund und vergiftet das Klima, wird heimtückisch, sucht sich schwächere Opfer, verunstaltet die Träume, verzieht sich in Rätsel oder wird nur noch fühlbar als Schuldgefühl mit entsprechender Selbstbestrafung. Es bleibt noch genug Stoff für die Übertragung, aber die Landschaft mit dem Monster ist im Handeln erkundet, die primären Objekte geortet, das Klima zwischen Patient und Analytiker wird wieder lebbar, denn er ist ein Begleiter bei den Ausbrüchen des Hasses, nicht dessen Ziel.

Wir waren diesen Stürmen in der Übertragung nicht gewachsen, obwohl wir uns beide sehr viel Mühe gegeben haben. Warum es zu schwer war für uns, hoffe ich anhand weiterer Themen zu zeigen.

Das Geschrei des Körpers

Freud schreibt, das frühe Ich sei vor allem ein körperliches. Dann ist es das früh traumatisierte Ich erst recht. Aber die Psychoanalyse hat daraus lange Zeit kaum Konsequenzen gezogen, sondern zum Teil eine Psychoanalyse sogar von Traumatisierten in Übertragung und Gegenübertragung für die höchste aller Künste erklärt. Viele analytisch orientierte Traumatherapeuten denken darüber inzwischen anders, wenn sie es weder dem Analytiker noch dem Patienten zumuten wollen, daß sich das Grauen zwischen den beiden entfaltet. Dabei geht es in der Traumatherapie nicht nur um Trost mit Beteiligung des Körpers, sondern auch um die Einübung früher, präverbaler Interaktionen mit der Mutter, die vielleicht schon gestört waren. Es geht auch um Halt, nicht nur als Basis dieser Interaktionen, sondern auch als körperliche Hilfe beim Aushalten schlimmer Gefühle. Schließlich gibt es eine Art Urhunger des Säuglings und des Kleinkindes nach dem Körper der

Mutter in seinen vielfältigen Funktionen oder auch dem des Vaters, nicht nur wenn die Mutter ausfällt oder behindert ist. Der Urhunger nach den vielfältigen Formen des Berührens ist nicht abzutrauern, wie es die klassische Behandlungstheorie verlangt, oder in rein symbolischen Halt zu verwandeln. Dieses Programm wird als grausam erlebt, als Verweigerung, als implizite Diagnostizierung des Patienten als anormal, bokkig, gierig, agierend, gefräßig, oral gestört, klammernd, ichschwach, aufdringlich, bedrängend, das Setting nicht einhaltend, nicht analysefähig und manches mehr.

Ich wohnte in einem früh malträtierten, protestantischneurotisch ausgehungerten Kinderkörper, der mir oft angst machte mit seiner Sehnsucht nach Berührung und Halt und dem Zwang zum dies alles verbergenden Rollenspiel. Ich malträtierte ihn weiter mit Leistungssport und mit klassischer Psychoanalyse, trank den mageren Zaubertank des Berührungsverbots, idealisierte ihn, verurteilte die wildgewordenen Berührer der vielfältigen Körpertherapien, die nicht die hochstehende Disziplin der psychoanalytischen Elite hatten; die nicht einmal ahnten, was für hehre Gelübde unter dem ehrwürdigen und eng ausgelegten Abstinenzprinzip lagen. Und obwohl ich diese mir schädliche Form der Abstinenz kräftig mitidealisierte, finden sich in den »Lehrjahren«, als hätte es sich der Körper nicht nehmen lassen, seine Sprache einzuschmuggeln in die Beschreibung einer abstinenten Analyse, Passagen, über deren malerische Dringlichkeit und Anschaulichkeit ich heute selbst staune. Er hat sich nicht totschweigen lassen, und deshalb nenne ich ihn den schreienden Körper, der seine eigene Bilder- und Wunschwelt einbrachte beim Niederschreiben. Ich weiß heute nicht mehr, ob ich all diese Bilder damals pflichtgemäß eingebracht habe. Ich verfiel vermutlich einer anderen Form von Abstinenz: unerfüllbare Wünsche nicht mehr als Wünsche, sondern nur noch als beschämende Phantasien zu äußern, ein Verzicht, wie ich ihn auch zu Hause geleistet hatte, um von der herben Mutter nicht zurückgestoßen zu werden.

Als dem Analytiker eine mich beglückende Deutung gelang und ich ihn bewundernd anstaunte, passierte folgendes: »Ich brauchte meine ganze Kraft, um ihm nicht um den Hals zu fallen. Das ist keine sehr gemütliche Situation. Zwei ausgewachsene Männer sitzen einander gegenüber (aber es war ja das Kind, das zu ihm hinstürmen wollte), und der eine hat ein fast anfallartiges Umarmungsbedürfnis.« Natürlich wäre in diesem Fall, da das staunende Kind, eng verbunden mit dem Erwachsenen, ja schon einige Jahre alt war, denkbar gewesen, daß der Kleine-Große sagt – und dabei kämen ihm die Tränen –: »Ich liebe Sie und bewundere Sie, und so wie Sie hat mich noch nie jemand erreicht.« Aber das Kind möchte es ausdrücken in einer Körpergeste, weil die Gefühle noch längst nicht zu ihrer Gänze, ja vielleicht erst zu einem geringen Teil, in die Sphäre der Sprache hinübergewechselt sind. Der nur sprachliche Ausdruck ist also weniger als die halbe Wahrheit. Doch sehen wir weiter.

Die Körpersehnsucht intensiviert sich, wird fast paranoid: Eines Tages fehlten die Kissen auf der Couch, die ich als kleine Abwehrmauer gegen die Anziehung unter meinem Kopf aufeinandertürmen konnte, wohl weil sie gewaschen wurden.

»Ich lag also völlig flach, und siehe da: ich geriet in Panik. Es begann sich in meinem Kopf zu drehen, es fiel mir das Bild eines Kipplastwagens ein, auf dem ich lag und der sich langsam hob, die Ladefläche war die Couch, Beine langsam nach oben, immer höher, bald würde ich kopfüber in seinen Schoß kippen.«

Daß ich das alles projizieren mußte, deutet darauf hin, wie weit weg ich/wir von der Heftigkeit meiner Wünsche entfernt waren. Sie ließen sich zwar indirekt erschließen, aber wir wollten sie gar nicht ganz Wirklichkeit werden lassen, denn was hätten wir tun sollen mit ihnen? »Nicht ich sehnte mich auf seinen Schoß, sondern eine Teufelsmaschine mußte mich gegen meinen Willen dorthin befördern.« Wir haben dann zwar über das Bild gesprochen, aber mir ist nicht mehr erinnerlich, daß wir uns damit auseinandersetzten, in welchem Ausmaß ich mich nach realer Berührung sehnte, so als könne sie mich erlösen aus dem Zustand der Unwirklichkeit wie der Verworfenheit. Reale Berührung bleibt ja noch symbolisch genug, etwa die Hand, die man dem Patienten auf der Couch reicht.

Die verzerrrende Projektion verschärfte sich noch: Da eine Realisierung von Berührung nicht möglich war, floß der Drang hinüber ins Dämonische; er wollte mich verschlingen: »Diesmal stammte das interpretierende Bild, das mir einfiel, aus einem anderen Bereich. Ich erinnerte mich an das Bild der Grube, die der Ameisenlöwe, ein Erdkrabbler, gräbt, und fühlte mich wie das Insekt, das unrettbar dem gefräßigen Untier auf dem Grund der Grube in die Klauen rutscht, mag es noch so sehr am Rand der Grube zappeln.« Zwar deuteten wir die Erlebnisform als Angst vor dem verschlingenden Moloch der frühen Mutter oder des frühen Vaters. Sie werden um so bedrohlicher, je weniger sie durch liebevolle Begegnung gemildert werden. Es dringt ja so viel sekundäre, iatrogene Angst in das Bild ein, Angst vor dem internalisierten Verbot der Berührung. Schließlich verschwindet die Sehnsucht hinter der aus mehreren anderen Quellen stammenden Angst. Das drohende Unheil wird auf der Couch nur dadurch allmählich gemildert, daß es »nicht passiert«, aber es geschieht eben auch nicht das heilsame Gegenteil des Befürchteten. Sowohl der Körper des Analytikers wie der Körper des Patienten bleiben sich und einander fremd und werden eine Beute der angstigend-aggressiven wie der sexualisierten Phantasien.

In manchen Phasen erreichte ich nicht mehr die Fähigkeit zu verbaler Verständigung, kam mir natürlich als Versager vor, einsam, verloren auf der Couch wie auf einem weit draußen treibenden Floß und ohne weitere Lebensmittel an Bord.

»Es spielte zum Beispiel das Problem eine Rolle, ob ich überhaupt reden konnte. Manchmal ging es nicht, da war mir das Mundaufmachen schon zu anstrengend oder es schien einfach nicht lohnend in der Verlorenheit. Manchmal kam einfach Klagen, stundenlanges Klagen, fast ein Wimmern, verbunden mit immenser Scham über dieses Daliegen und Nicht-weiter-Können, über die Hoffnungslosigkeit. Es konnte sein wie eine körperliche Krankheit: daliegen und kein Glied mehr richtig bewegen können.« Es wäre schon viel gewesen, ihn dann wenigstens sehen zu können. Denn er wurde unwirklich hinter mir, manchmal feindselig irreal, und ich fand kein Mittel mehr, ihn zu erreichen. Natürlich gehen diese grauenvollen Zustände irgendwann wieder vorbei, schließlich sieht man ihn kurz beim Aufstehen, und man streckt eine Hand in seine Richtung, und er ergreift sie auch kurz. Aber der Boden dieser Zustände, die ja auch ein Übertragungsangebot darstellen, wird nicht erreicht. Um es drastisch zu sagen: Das Trauma oder die traumatische Ebene verziehen sich wieder, und die Panik der Weltraumverlorenheit zwingt dazu, die Sprachkommunikation, pfui über das Wort, also: den Austausch von Worten wiederaufzunehmen, obwohl er durchtränkt ist vom falschen Selbst. Verglichen mit den archaischen Beziehungswünschen handelt es sich um eine Art Fremdsprache, auch wenn man sie fließend beherrscht. Das Anschauen-Dürfen im Liegen ist ein zentrales Erlebnis. Aber man hat meist nur die Wahl zwischen Liegen und Nicht-Sehen, oder Sehen und Sitzen, und in beiden Beziehungsformen sind wichtige Verständigungsmodi ausgeschlossen, die aber in manchen Fällen gerade wichtig sein können.

Über das einleitende erste Jahr, die einstündige Psychotherapie vor dem Beginn der Lehranalyse, heißt es in den »Lehrjahren«: »Ich glaube jedoch, es hat für die Minderung meines ins Uferlose angewachsenen Mißtrauens gegen alle Analytiker sehr viel bedeutet, daß ich einmal in der Woche nicht nur seine Stimme, sondern auch sein Gesicht erforschen konnte, wenngleich es mir nie gelang, ihn lange anzuschauen; mein Blick glitt immer sehr bald zu Boden.« Ohne den Blick hätte ich diese Phase nicht überstanden. Er gab mir auch für die Analyse einen Vorrat von Vertrauen, der allerdings irgendwann zu Ende ging, als die tieferen Schichten des Grauens und des Mißtrauens sich meldeten und neben ihnen die Beziehungswünsche nach heilender Berührung inmitten des Grauens.

Natürlich hilft das Phantasieren in vielen Fällen eine ganze Menge, und zwar dann, wenn es bereits verinnerlichte, aber auf realer Kindeserfahrung beruhende Bilder gibt, die aktiviert und erweitert werden können. Dann kann das Teilen einer solchen Bild-, Berührungs- oder Geborgenheitsphantasie einen Wachstumsprozeß in Gang setzen oder fördern. Wenn aber keine solchen, ich nenne sie einmal fundierte Bilder da sind, sie also erst eingepflanzt werden müssen, dann gleicht das Phantasieren einer seelischen Magermilch oder einem Trockengemüse. Trotzdem habe ich mich natürlich bemüht, in der hohen Schule des Trockengemüses zu gedeihen.

Ein Beispiel: Eines Tages kam ich zu spät zur Stunde, hatte Angst vor Strafe wie in der ersten Schulklasse, und sah ihn oben am Fenster, wie er nach mir Ausschau hielt.

»Da riß es mir einfach die Arme hoch, ihm entgegen. Erst dann sah ich die anderen Leute auf der Straße und ließ die Arme wieder sinken, aber in der Phantasie habe ich sie ihm um den Hals geschlungen, obwohl es mir schwerfiel, solche Dinge überhaupt auszudrücken.«

Auf jemanden zurennen und ihm um den Hals fallen oder sich ihm in die Arme werfen ist schon eine relativ späte Tätigkeit oder Phantasie, je nachdem ob Kind oder Patient. Das Kind muß rennen können, und die Mutter muß die Arme ausbreiten. An den unzähligen Wiederholungen, die Kinder verlangen, läßt sich wohl ablesen, wie wichtige innere Vorgänge sich mit dieser meist lustvollen Aktivität verbinden und wie sehr die Verinnerlichung mit den Wiederholungen, aber auch mit der Stimmigkeit, der Heftigkeit und der Innigkeit der Umarmungen zusammenhängt. Manche Kinder, die zum Spiel bereite Mütter und Väter haben, kommandieren oft ganz genau, wie der Abstand, der Öffnungswinkel der Arme, die Art der Hocke und die Melodie des Lockrufes sein muß. Beim frühen Trauma, das in einer Depression endete, geht es um viel einfachere Formen der Berührung. Das therapeutische Problem ist: werden die archaischen Bedürfnisse nicht befriedigt, fließt die Enttäuschungsenergie undurchschaut in die negative Übertragung; sie weckt Geister von ganz anderen Ebenen, zum Beispiel die paranoiden. Melanie Klein meint, das Kind produziere die paranoiden Phantasien aus eigenem Impetus, quasi naturgeschichtlich vorgegeben, als gäbe es eine vorgezeichnete paranoide Phase oder Stufe. Damit war sie als Mutter selbst außerhalb des Wirkzusammenhangs, zumindest was die Wucht und die Ausgestaltung der frühen Phantasien anging. Es hängt aber von den Zuwendungsformen der Mutter ab, in welchem Ausmaß die schlimmen Phantasien wuchern; es hängt von den positiven Ressourcen ab, die das Kind aus dem Körper und der Seele der Mutter bezieht, in welchem Ausmaß es von solchen Phantasien überwältigt wird. Das Kapitel »Melanie Klein und die Körperpsychotherapie« ist erst noch zu schreiben. Die »Lehrjahre« zeigen immer wieder, wie ich von paranoiden Phantasien und von der Überschwemmung des Mißtrauens heimgesucht wurde. Ich bin überzeugt, sie hätten sich durch eine körperliche Präsenz mildern lassen und wären nicht so quälend für beide geworden.

Die Unsichtbarkeit des Analytikers, die auf der Ebene der Neurose und bei etablierten inneren Objekten segensreich sein kann, steigert bei früh traumatisiertem Selbst das Mißtrauen. Natürlich kann man sagen, dadurch erblühe die bereits vorhandene negative Übertragungsbereitschaft. Aber das scheint mir ein Irrtum in dem Maße, als die Übertragung allein dem Patienten zugeschoben wird. Es gibt große Quanten an settingsbedingter Steigerung des Mißtrauens und des Hasses, der destruktiven Phantasien, und sie dem Patienten als reine Eigenproduktion zu unterschieben ist eine grobe Ungerechtigkeit. Dies ist in seinen Gefahren und den entsprechenden Notmaßnahmen des Ichs latent in den »Lehrjahren«

angedeutet: »… daß man vom Analytiker, bis auf Worte und Laute, abgeschnitten ist, und das bringt es mit sich, daß man, fast wie ein Blinder, zu einer allmählichen Steigerung der akustischen Wahrnehmungsschärfung kommt, um so mehr, als der Mensch hinter einem so viel bedeutet.«

Aus manchen Geräuschen habe ich mir ein Stück leiblicher Anwesenheit seiner Person erschlossen: »Das Nießen des Analytikers hat mir eindrücklich etwas von seiner physischen Gegenwart vermittelt, das Stück mächtiger Vaterstatur und der Natur unterworfener Körperlichkeit.« Sonst war er halt immer wieder im guten Sinn ein unsichtbarer einfühlsamer Deutungsspender, im schlimmen ein Moloch, über dessen geheime Absichten ich mir nicht im klaren war. Aber was an mitgebrachter negativer Übertragung da ist, wird sich Bahn brechen, auch ohne daß es in der traumatisierenden Abstinenz zu einem gefährlichen Gebräu herankochen muß.

Das ganze Ausmaß an Entbehrung ist in vielen Passagen der »Lehrjahre« spürbar, aber ich habe immer versucht, die Entbehrung im Reich der Phantasie, wie es die klassische Theorie vorschreibt, zu lindern: »… es war zu einer besonderen inneren Nähe gekommen, und zwar auf einer Ebene, wo sich Gefühle noch direkt in Handlung umsetzen möchten. Ich lag auf der Couch, und alles strebte körperlich zu ihm hin. Ich kann es nur so ausdrücken, denn dieser Zustand läßt sich deutlich unterscheiden von dem Impuls, meine Beine und Arme so zu bewegen, daß ich ihn hätte umarmen können. Das Zu-ihm-hin-Wollen ergriff den ganzen Körper, besser: alle Muskeln, egal ob sie etwas mit der realen Bewegung zu ihm hin zu tun hatten oder nicht. Und gleichzeitig setzte von den jeweiligen Gegenmuskeln eine zurückhaltende Aktivität ein. Vielleicht muß man es sich so vorstellen, daß die ganze Muskulatur in eine libidinöse Aufregung kam und sich selbst mit Mühe zurückhielt … Es war eine Art Totalinnervation des Körpers, ein Schwebezustand, mit dem sich der Leib tröstete, weil er nicht der Seele zu innigerer Nähe folgen konnte.«

Mit einem solchen aus Resignation oder Abwehr gebremsten Nähe-Verlangen, das ja auch viel Energie verzehrt, hatte ich mein Leben zugebracht, und jetzt wiederholte es sich an dem Ort, an dem ich davon geheilt werden wollte.

Da die archaischen Bedürfnisse sich im Untergrund der Analyse immer stärker meldeten, beginnt auf der Couch die hohe Zeit der Imagination von Schutzlosigkeit, Bedürfnis und Befriedung: »Die Phantasie begann, sich mit seinem Körper zu beschäftigen ... Es konnte passieren, daß die Depression eine Form annahm, in der ich glaubte, mein Gesicht sei ohne Haut, schutzlos. Bis hierher konnte ich es leicht gestehen, es war eine Empfindung, die ich schon früher oft gehabt hatte: ein Gefühl des Abgezehrtseins, der Verwundbarkeit, und es gab eigentlich keine Heilung für diese schmerzliche Empfindung im Gesicht, als es an die Wangen einer Mutter zu lehnen. Doch gerade dies je getan zu haben, kann ich mich nicht erinnern ... Und dann phantasierte ich, daß er seine Hand darauf legte, später, als ich kecker wurde, daß ich mein Gesicht an seinem barg; aber ich konnte und konnte es nicht sagen.« Warum? Die Angst vor der Zurückweisung, vor der Lächerlichkeit, der Absurdität des Verlangens war zu groß, und ich fürchtete, daß bereits die Phantasien, nicht erst die Wünsche, verworfen würden.

Da mir heute so viele Formen der Berührung von Patienten in vergleichbaren Notsituationen geläufig sind, kann ich mich nur mit Unmut an die Qual der Entbehrung erinnern, die aber nicht bewußt werden durfte, und die eine Art Abspeisung in den blutarmen Inszenierungen der Phantasie fand. »Wie gesagt, Geständnisse, die mit dem Wunsch nach körperlicher Annäherung zu tun hatten, sind mir über die Maßen schwer gefallen. Das hing natürlich mit einer gewissen Verpönung solcher Dinge zu Hause zusammen.«

Hierzu einen erstaunlichen Fund im »Lehrbuch der analytischen Therapie«, Band zwei, von Thomä und Kächele im Abschnitt »Der Körper und die psychoanalytische Methode«, geschrieben allerdings in einem bezeichnenden Konjunktiv, der alles ins Reich des Fiktiven zu verweisen scheint: »Läge freilich ein ausgleichbarer Mangel in der präverbalen Entwicklungsphase vor, wäre es konsequent, zumindest einen Versuch mit einer der Körpertherapien zu machen. Am Probieren jedenfalls sollte man sich durch das Tabu der Abstinenz, das seine rigide Handhabung auch den Zeitumständen verdankte, nicht hindern lassen ...«

Die Passage klingt so, als sollte es nicht der Analytiker sein, der den Versuch macht, sondern eventuell ein hinzugezogener Körpertherapeut; aber der Abschnitt ist hier nicht eindeutig, denn es ist sehr wohl von der rigiden Abstinenz die Rede, also ist vielleicht doch der Analytiker gemeint, der sich eine Form der Körpertherapie angeeignet hat. Beide Varianten sind durchaus möglich. Dem sich öffnenden behandlungstechnischen Fenster folgt aber sofort eine Anhäufung von Bedenken, bis hin zu der abenteuerlichen Feststellung, daß es frühe Traumatisierungen vermutlich gar nicht gibt.

Mein Körper war der Familie und der Religion nicht minder verdächtig als der klassischen Psychoanalyse. Deshalb kommt es ja in den »Lehrjahren« zu der Akrobatik des bloßen Phantasierens, verbunden mit den Qualen des Gestehens. Da der Körper aber trotzdem schier überquillt vor abgewehrten Bedürfnissen, die außerdem im schlimmeren Fall noch als Sünde gelten, in der Analyse als Wünsche, körperliche Nähe zu agieren, steht er im Zentrum eines umfassenden Verdachts. »Der kurze Akt des Aufstehens von der Couch kann zur Qual werden, wenn man sich seines Körpers schämt oder wenn man meint, man sei nackt oder ein angewinkeltes Knie verrate den dreisten Wunsch nach einer Umarmung.«

Der Punkt, an dem ich dem Analytiker später am längsten böse war, hängt mit der Sexualisierung beim Deuten der Nähewünsche zusammen. Nicht daß ich Zweifel hätte, daß ich ihm gegenüber auch vorübergehend sexuelle Phantasien hatte. Aber hier haben wir uns in einer langen und qualvollen Sackgasse befunden, weil die Art der Deutungen mich eineinhalb Jahre lang fürchten ließ, ich könnte homosexuell sein und es trete endlich zutage; oder homosexuell zu werden, weil sich ihm fast alle kindlichen Nähewünsche dem Vater gegenüber im homosexuellen Gewand zeigten.

Hier der Beginn der Orgie der Sexualisierung meiner Nähephantasien in seinen Deutungen, die sich auf den kaum je berührten Vaterkörper richteten. Nach einigen Phantasien über die Handhabung seines Kopfes mit meinen Händen, zärtlich und forschend, geht es weiter, weil mich in der Tat sein ganzer Körper interessierte:

»Gemäß meinen Widerständen ging es auf dem Weg nach unten langsam voran. Zuerst taten es mir seine Schultern an; ich gönnte es mir, sie mit den Händen zu ertasten, Halsansatz, Schulterbreite, Schulterblätter, Bi- und Trizeps eingeschlossen, ein stattlicher Kerl, den ich mir da modellierte. ›Maßnehmen‹ nannte ich die Sache und meinte damit: das Geheimnis der männlichen Gestalt zu erforschen, der ich mich bei Laios, aus Scheu vor seiner Behinderung, nie genähert hatte.«

Er hätte mir aus seinem Umgang mit den eigenen Kindern mitteilen können, daß sie alle, wenn ein Vater da ist, versuchen, an ihm herumzuturnen, ihn zu umklammern, zu erforschen, mit allen Körperteilen mit ihm in Kontakt zu kommen. So aber geriet, wohl von meinem Sündengefühl und meinen überschwemmenden sexuellen Phantasien in der Pubertät initiiert, alles ins Erotische, so daß ich »jede aufsteigende Phantasie (gemeint ist: von körperlicher Nähe) sofort mit der

Furcht vor manifester Homosexualität verknüpfte und es wirklich mit der Angst zu tun bekam. Hier tut sich die zweite Ebene der paranoischen Reaktion auf. Nicht nur, daß ich glaubte, er wolle mich verführen; er verführte mich mit den sexuellen Deutungen (wie ich es auch gezeigt habe an meiner Analyse von Joyce McDougalls Buch »Plädoyer für eine gewisse Anormalität« in »Der Psychoanalytiker als sprechende Attrappe«); ich befürchtete auch, er wolle mich zum Homosexuellen machen oder lasse dies zumindest unbedacht zu.«

Schließlich gelang mir sogar noch die Selbstverführung, um meine Eignung für eine lehrbuchmäßige Heilung des verrutschten Körperschemas zu beweisen. Es ist von den depressiven Einbrüchen an manchen Tagen die Rede, und wie wir analytisch gezaubert haben: »Ich lag dann auf der Couch und fühlte mich wie eine weiche, formlose und zerfließende Masse. Ich hatte Angst, ich würde mich auflösen. Da sah es eines Tages so aus vor meinen geschlossenen Augen, die nichts Äußeres mehr wahrnehmen wollten: Der väterliche Penis regte sich wieder einmal hinter mir, die Pfahlwurzel, die sich im Erdreich des Kummers gerade und unerschütterlich hielt, und ich phantasierte ... ich schluckte ihn, und langsam verwandelte er sich in ein stützendes Rückgrat, das meinem Körper Halt und Struktur gab, jedenfalls drang ein Stück Kraft in mich ein, Rippen und Muskulatur kehrten allmählich wieder an ihren Platz zurück, den sie in depressiver Auflösung verlassen hatten. Die Depression klang ab und verlief sich wie eine zurückweichende Flut. Es ist erstaunlich und vermutlich beim bloßen Lesen schwer faßbar, wie konkret die Symbolik wird, wenn Regression und entsprechende Übertragung zusammenkommen.« Und, so ergänze ich heute: die Kräfte des Glaubens. Ich würde den Vorgang heute eine Substantialisierung von Symbolen nennen, die sich in einer überhitzten Kultur von Sexualisierung des Körpers und auch der Sexualisierung von Übertragung bildet. Der Penis des Vaters wird in diesem Elend zu einer Art Hostie, die wieder Lebenskraft schenkt. Die momentane Wirksamkeit des Phantasieprodukts muß damit zusammenhängen, daß sowohl Körperlichkeit wie Sexualität allzulange innerfamiliär tabu waren und also ein Eigenleben im Unbewußten führten und jetzt in der Phantasie hell erblühten. Aber statt daß die Sexualisierung des Unbewußten abklingen kann (über die Methoden dazu ließe sich sprechen), wird ihre Rolle durch die Durchdringung von Ängsten und einer bestimmten Deutungslinie bengalisch illuminiert. Ich vermag heute nicht mehr zu glauben, daß mich der Penis des Vaters in diesem Ausmaß interessiert hat, außer er würde im tiefsten Unbewußten zum Zaubersymbol geworden sein, auf das sich der von Narben und versteiften Beinen entstellte Körper des Vaters zusammenzog. Wo er aber zum phantasmatischen Erlösungsgerät mutiert, weil mehr vom entbehrten Vaterkörper in der Analyse nicht zu haben war, da geistert er freilich als angestrahlte Trostsäule durchs Übertragungsdunkel, und man denkt, man liefere mit diesen Bildern fügsam-kreativ sogar noch einige vorzeigbare Varianten der sexuell verstandenen Libidotheorie. Mein vormals fünfjähriger Sohn hat, seit ich ihm das Pinkeln im Stehen beigebracht habe, alle paar Wochen das Bedürfnis, mit mir ins gleiche Bekken zu pinkeln. Dann sieht er sich meinen Penis kurz an und prüft, wer von uns am besten zielen kann. Und dann ist die Sache wieder für ein paar Tage oder Wochen erledigt. Wenn mein Vater auf Spaziergängen pinkeln mußte, verzog er sich an eine Hecke, und es fühlte sich an, als sei er jetzt mit einem zwielichtigen, beschämenden oder gar halbkriminellen Akt beschäftigt, den es vor aller Welt, vor allem aber vor mir, zu verbergen gelte. Vielleicht liegt hier die Wurzel des ins Unbewußte abgedrängten Interesses und der Stilisierung des Penis zum Symbol aller vorenthaltenen Körperfreuden.

Mit der Genitalität klappte es ausreichend in meinem Leben, nicht aber mit der Qualität von Bindungen, die immer wieder der Depression und frühen Ängsten zum Opfer fielen.

An vielen Stellen der »Lehrjahre« tauchen immer wieder

Zustände auf, die man als »präkonturiert« bezeichnen könnte und die bis in die letzten Wochen der ersten viereinhalb Jahre Analyse anhielten und mir angst machten vor dem Ende. Die Art der quasi siamesischen Bindung wurde, als ich sie nicht mehr verleugnete, anläßlich einer Sommertrennung deutlich: »Ich hatte das Gefühl, als sollte ein Teil von mir abgetrennt werden, der zwar in vier Wochen wiederkam, der aber doch von meinem inneren Kreislauf weggenommen wurde. Also haben wir zusammen Ader für Ader abgeschnitten und abgebunden, damit sie nicht einfach weiterbluteten, und ebenso die Nerven, damit ihre empfindlichen Enden nicht ins Leere standen.« Wenn es mir einmal ganz gutging in ruhigeren Zeiten, konnte ich die Stunden wie ein »Auftanken« verwenden. »Regressiver sah es natürlich mehr nach angelegtem ausgehungertem Säugling aus; manchmal fühlte ich mich auch als eines unter vielen gierigen Neunaugen, die sich an seinem Leib festgesaugt hatten.

Es gab Stunden in den letzten Monaten, in denen ich in einer solchen Schwere und Lähmung auf der Couch lag, daß ich glaubte, mich nie mehr erheben zu können … Bei geschlossenen Augen konnte ich das Gefühl haben, ein Teil von ihm zu sein …

Ich habe eingangs beschrieben, daß sich mein Gesicht oft anfühlte, als sei es ohne Haut zu früh aus dem Leibe der Mutter geschnitten. Jetzt schien es mir gelegentlich, als sei eine ganze Körperseite ohne Haut, ungeschützt und verletzlich, und da ich fürchtete, er werde mich in diesem Zustand verlassen, geriet ich in Panik oder haßte ihn mit aller Kraft.« Dabei war ich es ja, der mit aller Kraft wegstrebte, wenn auch in großer Ambivalenz und Angst. Was soll eine Zangengeburt, nein, ein Zangengeborener, schon machen, wenn er spürt: Es gibt hier keine Heilung, aber die Droge des Schreibens mildert das Elend?

Es hatte sich an diesen Zuständen in den viereinhalb Jahren nichts geändert. Erst in verschiedenen Körpertherapien wurde das Körperbild und -gefühl einheitlicher, die Haut schloß sich langsam, die Konturen wurden stabiler, das Gefühl fötaler Unvollständigkeit nahm langsam ab und entsprechend auch die Anfälle zerstörerischen Hasses gegen die Urheber meines Zustandes einer psychosomatischen Mißgeburt, nämlich die archaische Mutter und den erst pfuschenden und dann wieder Erlösung von seinem Murks verheißenden Gott, der, wie ich glaubte, mein Elend brauchte, um sich an seiner Gnade zu erbauen.

Der Analytiker, zu dem ich nach einigen Monaten Pause nach dem ersten Ende zurückgekehrt war, und ich wurden uns bald einig, daß wir, sobald ein Platz frei wäre, noch einmal fünfstündig (jawohl, fünfmal die Woche!) in See oder in den Sumpf stechen sollten. Insofern ist es ein wenig ungerecht, angesichts seiner Bereitschaft, Versäumtes nachzuarbeiten, auf der Bilanz der ersten Analyse zu beharren. Es war klar, daß wir uns von manchen Fortschritten zu rasch hatten blenden lassen. Ich würde auch zugeben, daß ich ungeduldig nach Autonomie und Erprobung meiner Möglichkeiten drängte. Der Größenwahn verlangte, daß ich ein wenig schneller gedieh als meine Brüder und Schwestern, die im realen Leben ihrer Jugendjahre in der Analyse eher ins Spätentwicklerische tendierten.

Über meine Geschwisterbeziehungen hatten wir eh nicht ausreichend gearbeitet. Ich verließ mich gegenüber den Couchgenossen auf meine Überlegenheit als ältester Bruder und vermied damit viel Rivalität; dies um so mehr, als ich Konkurrenz immer im Leistungssektor ansiedelte, und dort konnte ich meinen Vorsprung lange halten. Ich wollte oft nicht wahrhaben, daß sich Neid und Rivalität viel tiefer auf das bezogen, was die Geschwister als jüngere, regrediertere und langsamere von den Eltern erhielten oder nicht erdulden mußten, die sich an mir einige Erfahrungen geholt hatten: etwa, daß Härte und Strenge und mißtrauische Überwachung doch nicht allzuviel taugten und daß man mit dem pädagogischen Ernst ruhig etwas nachlassen dürfte. Die Geschwister mußten in weit geringerem Maß Verantwortung tragen für das Gefühl von Tauglichkeit und Ansehen der Eltern, und ganz ähnlich fühlte ich mich später wieder verantwortlich für den öffentlichen Ruf meines Analytikers, den ich doch, wie manche Kollegen sagten, durch das Rühmen eher ruinierte.

Schlagartig wurde das unbewältigte Problem der Geschwister und meiner privilegierten Rolle des Ältesten deutlich, als ich, viel zu früh, höchstens ein halbes Jährchen nach dem Ende, mit dem Analytiker zusammen (!) am Ausbildungsinstitut ein Kandidaten-Seminar über Gruppentherapie anbot. Das lief so, daß ich mit einer Therapiegruppe arbeitete, während die Seminarteilnehmer mit ihm uns hinter dem Einwegspiegel beobachteten. Am Ende, wenn die Patienten verschwunden waren, trafen wir uns im Gruppenraum, um uns, unter seiner kundigen Lenkung, dem Verstehen, der Supervision und der Manöverkritik zu widmen. Nun waren wir zuvor übereingekommen, daß seine eigenen Lehr-Analysanden nicht am Seminar teilnehmen sollten, was eigentlich eine Selbstverständlichkeit ist, aber die angemeldete Teilnehmerzahl war entweder nicht sehr groß, oder die Couchbrüder-Bande hatte so gedrängt, daß doch eine Handvoll von ihnen dasaß. Er und ich saßen uns gegenüber in der Runde, gleichzeitig polar und verschmolzen eingetaucht (von meiner Seite aus) in eine Phantasie gemeinsamer Kreativität, bei der die Jüngeren eben staunend gaffen durften. Ich war noch immer getragen vom Gefühl produktiver Sohnschaft, unreif, von heute aus gesehen gleichzeitig regressiv und progressiv gebunden, stolz auf meine Autonomie und meinen Mut und gleichzeitig noch in der Eihülle der Ungetrenntheit; und nicht ahnend, wieviel Verletzungsgefahr das Arrangement enthielt, gleich einem Sprengstoff, der nur auf den zündenden Funken wartete.

Denn eines Tages kritisierte er, sicher nicht unwohlwollend, eine Deutung oder ein Verhalten von mir, und dies vor den Geschwistern, und ich stürzte ab, verstummte, erstarrte, konnte nicht mit der Situation umgehen. Er war natürlich in einer schwierigen Lage: Lehrer, Analytiker der »grünen Jungs« und also auch bei denen unter strengster Beobachtung; gewesener Analytiker von mir, und ich voller Hoffnung, daß sich diese halbverdorrte Nabelschnur mit reiferer Kooperation verbinden ließe. Ich glaube, daß er da auch anfing, an dem abenteuerlichen didaktischen Arrangement zu zweifeln, zumal ich ihm hinterher eine heftige Szene wegen seines Wortbruchs machte wegen der Geschwister.

Ein Damm vor einer noch unbekannten Schicht des Unbewußten war in diesem gemeinsamen Agieren gebrochen. Jedenfalls wurde ich vor der Schcibe in meiner Therapiegruppe paranoid und meinte, hinter der Scheibe säßen lauernde Monster, die mich schadenfroh bei Fehlern ertappen und hinterher fertigmachen wollten. Wir brachten zwar das Seminar zu Ende, aber es ging ein schmerzhafter Riß durch die Beziehung, über den ich lange nicht sprechen konnte.

Der Kampf um die Bilanz der »Lehrjahre«

Beim Wiederlesen der Schlußteile fällt mir auf, in welchem Ausmaß ich um die Bilanz der Analyse besorgt war und ein wie großes Bemühen die Niederschrift darstellte, das Gute zu formulieren und festzuzurren, um in Krisenzeiten sozusagen vom Text zu zehren. Über einige Motive habe ich bereits gesprochen; was mir inzwischen hinzuzukommen scheint, ist folgender Wunsch: Wenn ich die Analyse als geglückt darstellen konnte, mußte ich nicht so große Angst haben vor dem latent gebliebenen Anteil von Verworfensein; ich schrieb gegen den drohenden Untergrund an, um nicht wieder in der Unbrauchbarkeit und der Unheilbarkeit zu landen.

Also wende ich mich den Bilanzgedanken im Text zu, bei denen ich immer wieder zwischen Idealisierung, Zweifel und Verzweiflung schwanke:

»Der Druck des nahenden Endes hat tief Vergrabenes ans Licht gebracht. Die Abwehr gegen vieles wurde erst durch eine Art Torschlußpanik durchbrochen. Dadurch entstand in den letzten Monaten das Gefühl, das Wichtigste komme erst. In den guten Stunden machte es mich zuversichtlich: Wir werden arbeiten bis zum letzten Tag und noch viel erledigen. Häufiger aber war ich bedrückt von der Fülle des anscheinend Unerledigten, das hervordrängte ... Manchmal geriet ich in starke Angst, die Analyse werde abbrechen mitten in der Gratwanderung und mich allein vor gefährlichen Abgründen zurücklassen.«

Ich kenne ja inzwischen die Schubkraft des nahenden Endes einer Therapie bei manchen Patienten. Es wächst wirklich der Mut, und die verdrängten Konflikte suchen zuletzt doch noch ihre Chance. Es geht auch nicht mehr so stark darum, beim Analytiker einen guten Eindruck zu hinterlassen oder eine harmonische Stimmung oder, klassischer ausgedrückt, Reste einer archaischen Symbiose zu gefährden. So lebten wir tapfer, aber auch schwankend in der Zuversicht, daß wir jetzt intensiv die Chance der Schlußphase nutzen könnten. Das mobilisiert noch einmal Glaubenskräfte, weil man sich in einem so zentralen, mühsam erarbeiteten Abschnitt der Neurosenumsegelung befindet:

»Es wurde deutlich, wie lange sich fast magische Erwartungen in die Analyse hielten: Irgendwann würde sich alles schlagartig klären, er mußte nur einmal seine Zauberkraft frei spielen lassen.« Dies spricht gegen ein vernünftiges Arbeitsbündnis, aber für die unbewußte Angst, es könnte alles vergeblich gewesen sein, und für die Wiederbelebung religiöser Vorstellungen: Jesus wird mir zuliebe ein Wunder tun, schießlich konnte er schon stinkende Tote wieder zum Leben erwecken. Denn ein Teil von mir, der im Sumpf der schwarzen Lauge geblieben war, stank zum Himmel.

Wir haben auch an diesen Bilanzängsten gearbeitet, und ich konnte vermelden:

»Es war eine schwere Arbeit, die Grenzen des Erreichbaren in der Analyse allmählich zu erkennen und weder über ihn noch über mich zu verzweifeln. Die Angst vor dem Ende der Analyse nahm über einige Wochen, ja Monate, die Form einer Krankheit an.« Es tauchten paranoide Phantasien auf, er wolle mich unmündig halten. Es traten Ängste auf, »ob nicht ein ganzer Bereich des Unbewußten ausgespart worden sei und durch den Abschied der Analyse entzogen bleiben sollte«. Ich spüre erst heute die tiefe Verzweiflung von damals, die mich immer wieder verstummen ließ, vielleicht in der Hoffnung, daß auch das Schweigen beredt sein könnte, ja schreiend nach Halt, wie es die spätere Körperanalytikerin Frau W. erfaßt hat.

Im Buch reflektiere ich noch über die Stummheit, versuche ihr einen analytischen Sinn zu geben: »Die Sprachlosigkeit war ein Mittel der Konfliktbewältigung bzw. der Konfliktbeerdigung oder -verschüttung, und insofern stellte die Analyse manchmal eine Exhumierung von halbverwesten und schon stinkenden Dingen dar, eine Archäologie des Unbewältigten.«

Ich glaube, wir kannten und verstanden die Störung nicht, und sie narrte uns beide. »Oft erschütterte, wenn ich einen Rückfall in Depression und Unsicherheit hatte, der Zorn über die magere Bilanz der Analyse meine Beziehung zu ihm.« Er gab dann eine Deutung, die diese Gefühle wieder auf die Ebene einer verstehbaren, narzißtisch-neurotischen Ebene hob, und er hatte damit sicher partiell recht, aber es ist eben diese Partialität von an die Neurose gerichteten Deutungen, die die Ebene des Traumas unberührt ließen, die uns beide zur Verzweiflung brachte.

»Weil ich merkte, wie die Wut über die Unvollkommenheit des Zustandes ... in mir nagte, und weil ich fürchtete, daß ich ihn auch quälen würde aus Unzufriedenheit und aus Rachebedürfnis, brachte ich eines Tages ... die Sprache aufs Honorar.« Ich wußte, daß jüngere Analysanden inzwischen ein höheres Honorar zahlten, er hatte meines gegen Ende nicht mehr erhöhen wollen. »Ich sagte, mein Gefühl sei, daß ich zum Abschied so unangenehm werden könnte, daß es mir lieber sei, ich zahlte das höhere Honorar, um nicht durch finanzielle Dankbarkeit oder Schuldgefühle am Ausdruck meines Hasses gehindert zu sein.«

Ich muß also ganz deutlich gespürt haben, daß etwas nicht stimmte mit unseren Beendigungsabenteuern. Aber wie weit war ich davon entfernt, konkrete diagnostische Erwägungen anzustellen oder sie gar mit konkreten Hoffnungen zu verbinden! Wir waren gefangen in einer Subkultur des damals Gültigen, und mein Hauptmotiv war noch immer, mich innerhalb dieses Gültigen, des zulässigen behandlungstechnischen Kanons, als tauglich zu erweisen. Die höhere Dignität lag meist bei der Methode, nicht bei der Störung des Patienten. Wofür ich ihn anstaunte, waren die winzigen Abweichungen, die er sich erlaubte, und im Laufe der Analyse entstand unsere milde, kaum explizite Verschwörung durch die Rezeption und Wertschätzung von Kohuts Narzißmustheorie. Meine Idealisierung fand dort ihren würdigen Ort. Wir zehrten beide vom Feinsten und Modernsten, was es damals gab, und diese gemeinsame Liebe war ein starkes, in die Irre führendes Band. Denn auch der Narzißmus und die Kohutschen Haltungen und Deutungen können bodenlos sein, selbst wenn sie wahr sind, sofern sie auf dem schwankenden Grund eines Traumas unsicher stehen. Es gibt Stockwerks-Wahrheiten mit begrenzter Reichweite: Sie gelten nur in einer von mehreren psychischen Etagen.

Die Spuren früher Gläubigkeit

Als ich im Nachwort der »Lehrjahre« erschrocken Bilanz zog, war ich, wie bereits früher angedeutet, schon wieder fünfstündig bei ihm in Analyse, hatte kurz vor Beginn der zweiten »Tranche« die »Gottesvergiftung« geschrieben, von der aber dann kaum die Rede war, auch nicht von deren Herkunft, Tragweite, Inbrunst, Haltefunktion und Krückenersatz. Die Verleugnung von religiösen Problemen und Übertragungsformen war in der freudianischen Analyse damals noch durchaus üblich, denn Freud hatte die Religion für uns Analytiker durchschaut, mit der gleichen Endgültigkeit wie Marx für linke Soziologen den Kapitalismus. Nur der Gottesalchimist und politische Finsterling C. G. Jung wilderte in den Gefilden der Transzendenz und wurde von uns aufgeklärten freudianischen Rationalisten gebührend verachtet.

Beide Väter meiner Eltern waren protestantische Pastoren, deren Mütter ziemlich fromme Pfarrfrauen. Soweit ich weiß, haben sich meine Eltern nie bewußt mit der Glaubenswelt ihrer Ahnen auseinandergesetzt. Sie haben sie wohl eher übernommen. Als das »Dritte Reich« zu Ende ging, strömten die dort gebundenen Hingabe- und Glaubenskräfte wieder zurück in die Diaspora-Welt der Flüchtlingsgemeinde in einer sehr katholischen Umwelt. Es muß ein hochgradig ethisches, ja sogar ein Identitätsproblem gewesen sein, wieviel Glaubensinhalte dem Kind übermittelt werden mußten, damit es nicht dem Sog der nachbarschaftlich-katholischen Annäherung, ja des Konversionswunsches aufgrund der Freundschaften mit den Mitschülern erliegen möge, die sich auf die Kommunion vorbereiteten. Die Verführungskraft des katholischen Kirchenjahres im Dorf war groß; die theologischen Verständnismöglichkeiten für das notwendige Bekenntnis zu »unserem großen Reformator Martin Luther« gering. Alles Protestantische war weitgehend unsichtbar und unriechbar; es senkte sich aber in die Kinderseele als die Realität eines Gottes (samt Sohn, aber ohne Gemahlin und Mutter), den man jederzeit betend und dankend und preisend und bittend ansprechen konnte, zumal weit weniger rituelle Gebete vorgeschrieben waren als bei den manchmal ziemlich daherleiernden Katholiken. Ich lernte also mit ihm reden, zunächst angeleitet von der Mutter abends am Bett, später aus eigener Erfindungskraft, und die Überlegungen, warum er nicht antworte, wurden erst sehr viel später schmerzhaft oder verzweifelt. Die Welt war gespalten in das, was außen wahrnehmbar war: der Dorfrand, die Natur, die Jahreszeiten, Kindergarten- und Schulerfahrungen; aber dahinter, hinter der katholisch geprägten Vordergrundswelt, gab es ja das Kostbare, unser Geheimnis, die schmerzliche Auserwähltheit, von der sozial nur das Gegenteil zu spüren war, also Mitleid oder Spott. Denn daß die elenden Flüchtlingsgestalten aus dem Osten oder aus Lagern, die auf dem Platz vor dem Rathaus ausgeladen wurden und die, so wurde gespottet, alle Rittergutsbesitzer gewesen sein wollten, auch evangelisch waren, sprach nicht für die Ansehnlichkeit unseres Glaubens. Um so wichtiger wurden also Bilder, die zu inneren Bildern werden konnten. Die Bilderbibel von Schnorr von Carolsfeld wurde zum Gegengewicht zu den Bildern, vor allem der Passionsstationen, die man in allen katholischen Kirchen fand.

In der großen Bilderbibel wurde sichtbar, daß unser Glauben auch eine anschauliche Realität hatte. Und es war schon zu sehen, daß die Figuren dort nicht mickrig waren und von Flucht und Leid gekrümmt, sondern heldische Typen, schön, kämpferisch und muskulös, aber auch hingegeben an Gesten voll tiefen Gefühls. Ich lernte also fühlen und mein Gefühlsleben ergänzen und insgeheim erkennen und bebildern an dem reichen biblischen Szenarium. Da meine Mutter aber längst nicht über alle dort vorgezeigten Gefühle sprechen konnte oder mochte, mußte ich mir vieles auch allein zusammenreimen. Jedenfalls war ein großer Teil meines total gespaltenen frühen Weltverständnisses dem Schnorr von Carolsfeld zu verdanken. Ich wurde so aber auch eingeübt in den Umgang mit doppelten oder auch mehrfachen Wirklichkeiten: dem außen Sichtbaren, dem Unsichtbaren, dem nur in Bildern Sichtbaren, dem in der Familie Benennbaren und dem Unsagbaren, dem Ahnbaren, dem Offensichtlichen und dem Verbotenen, dem in der Schule Wirklichen und dem zu Hause Wirklichen; dem dort Lächerlichen und dem zu Hause Erhabenen und umgekehrt. Der jeweilige seelische Kontext konnte Weihrauch unerträglich oder verführerisch, sündig oder heilsbringend riechen lassen. Und außerdem war Gott mein wichtigster Gesprächspartner; die Beziehung zum Sohn blieb für immer ungeklärt bis mißtrauisch.

Irgendwie mußte das ja alles auftauchen in der Übertragung, sollte man meinen. Tat es natürlich auch, aber weitgehend unbemerkt. Es bildete eine andere, nicht analytisch verwertbare Welt und richtet sich je nach dem, was dem Analytiker paßt und was nicht. Außerdem hatte ich es für mich gegen Ende der Lehranalyse (so bezeichne ich die ersten viereinhalb Jahre) in einer Pause mit der Niederschrift der »Gottesvergiftung« schriftstellerisch erledigt. Das stimmte ja auch, was die religiösen Inhalte angeht, aber nicht, was die religiösen Formen des Fühlens angeht; die mußte ich natürlich noch einmal anbieten im experimentellen Raum der Analyse.

Viele Kinder müssen wichtige Dinge wie Wachstumsschritte, Abgrenzungen, Einführungen in ganze Lebenszonen außerhalb der Familie bewältigen. So schien es mir nicht so schlimm, daß die Religion in der Analyse nichts zu suchen oder gar zu finden hatte. Aber das Unbewußte läßt sich nicht so leicht täuschen, und es ist trickreich in den Versuchen, doch noch zu seinem Recht auf Thematisierung zu kommen. Abgewiesen zu werden ist es in manchen Aspekten ohnehin gewohnt. Doch geht das nicht ohne heimliche Kränkung und Wut, denn es sind immerhin wichtige Teile des Selbst, die außen vor bleiben, und irgendwann wundert man sich, wieso man so viel Haß und Fremdheit in sich trägt. Es ist Ablehnungshaß. Damit ist gemeint: Haß wegen der Ablehnung, ja der Verbannung wichtiger Seelenteile, die dann gleich Gespenstern die feste Burg des Analysezimmers umflattern.

Ein Teil der Sprache der »Lehrjahre« ist durch und durch religiös. Ebenso die Hoffnung auf Erlösung; die Erwähltheitsgefühle; der »Bund« (vulgo Arbeitssbündnis) mit dem Retter; die Formen des Rühmens und Preisens wie die des Hassens, wenn die religiöse Hoffnung nicht in Erfüllung geht. Vielleicht hätte sich sogar meine Christusbeziehung klären lassen, wenn wir sie in der Übertragung hätten festmachen können. Auch daß ich die Analyse teilweise dadurch finanzierte, daß ich in der FAZ rezensierend und referierend Missionsarbeit für den rechten Glauben an die Heilsmacht der Psychoanalyse betrieb, erscheint mir rückblickend »verdächtig«. Ich war in eine kleine Prophetenrolle geschlüpft, sprach wohl in der Analyse einmal von der Faszination durch die Berufungsgeschichten der Propheten im alten Testament wie die neutestamentliche Suche von Jesus nach brauchbaren Jüngern um den See Genezareth herum. Natürlich wollte ich ein später Lieblingsjünger von St. Sigmund werden und seinen Ruhm mehren, wohlgemerkt zusammen mit meinem Ruhm. Das alles ist nicht so abseitig, wenn man sich die Kooperationsprobleme, Raufereien und gegenseitigen Verdächtigungen der frühen Lieblingsjünger Freuds anschaut. Ich wollte seine Lehre andachtsvoll und dennoch kritisch und autonomiebestrebt verkündigen und ergänzen.

Ein kleines Beispiel für das Auftauchen einer möglichen Gottesübertragung in den »Lehrjahren«, eingewoben in Erinnerungen an den Vater, anhand meines Erlebens seines bereits erwähnten Nießens in der Regression. Ich schwieg nach seinem aufwendigen Nießen andächtig, er fragt: »Was gibt's?« Ich antworte: »Herr Doktor, es war wie ein Naturereignis.«

Ich habe mich bei dieser Episode von Anfang an in die Ironie geflüchtet, warum, weiß ich nicht. Deshalb muß ich noch einmal für Nichteingeweihte wiederholen, daß man vom Analytiker, bis auf Worte und Laute, abgeschnitten ist, und das bringt es mit sich, daß man, fast wie ein Blinder, zu einer allmählichen Steigerung der akustischen Wahrnehmungsschärfe kommt, um so mehr, als der Mensch hinter einem so viel bedeutet. Das ließe sich alles noch »menschlich« erklären, nach der Theorie der partiellen sensorischen Deprivation. Aber die ist ja mit Gott auch gegeben, und deshalb ist das analytische Setting so geeignet, Gottesübertragungen zuzulassen oder abzurufen. Ich versuche in dem zitierten Text ein religiöses Gefühl immer noch mit Ironie zu vermeiden, schreibe, es gerate »die Sache entweder in die Richtung der Dinosaurierzoologie oder aber ins Kosmische. Die kosmische Deutung lag wegen des Getöses nahe (Gott erscheint im Sturm und im Brausen), wegen der rituellen Dreimaligkeit aber auch die religiöse. Wenn aus unerfindlichen Gründen einmal die Dreizahl nicht ganz erfüllet ward, bemerkte ich einige Zeit später unzufrieden, der Heilige Geist habe noch nicht sein Wort zur Lage gegeben.« So konnten wir zusammen lachen und zur geeigneten Elternübertragung zurückkehren, denn mein Vater wurde vom Nießen auch durchgeschüttelt. Die Dimension »dahinter« verschwand wieder.

Hier noch zwei Zitate aus den »Lehrjahren«, die die Präsenz des religiösen Fühlens gut wiedergeben in den Bewegungsrichtungen der Seele zwischen den Polen von Hölle und Himmel: »Ich litt an einer immensen Kränkbarkeit beim leisesten Verdacht der Abwendung, der Lieblosigkeit, ja nur der Verminderung seiner Zuneigung; ebenso an einer riesigen Anfälligkeit meines hypertrophen Melancholikergewissens, das vorübergehend ganz von ihm abhängig war. Möglicherweise ist die Kränkbarkeit dadurch erhöht worden, daß das strenge, manchmal sadistische Überich mir immer wieder suggerierte: Alles, was dir an Schlechtem passiert, ist verdient, weil du böse bist. Es gab monatelang die Angst, irgendwann müsse er die Unbrauchbarkeit, ja Verworfenheit meines Charakters erkennen und mich bedauernd nach Hause schicken.« Nach Hause, das wäre der Ausschluß, die Hölle der Unheilbarkeit, das Ende der Hoffnung bei gleichzeitigem Zuschauenmüssen, wie die Geschwister den Eltern und Gott lieb bleiben und gedeihen, weil sie im Mysterium der Bravheit, quasi ohne Erbsünde leben.

Die zweite Textstelle, aus den Anfangsmonaten der einstündigen Vorbereitungs- oder Reanimationstherapie, zu der mich eine einstündige Bahnfahrt brachte: »Da saß ich in den offenen Abteilen eines Eilzuges, und die Leute redeten und lachten; mir war das alles nur halbwirklich, ich hatte Empfindungen, die ich unbeholfen so umschreiben kann: Ihr armen Leute sitzt hier nichtsahnend in eurer Alltagsrealität und merkt gar nicht, daß unter euch einer ist, der jetzt zum Dr. F. in die Therapie fährt! Ich kam mir wie ein Erwählter vor, der ein Geheimnis in sich trug.« Viel Religiöses ist bereits in den Abschnitten über die Idealisierung zum Vorschein gekommen.

Das Jahr der frühen Trennungen

Doch nun zu weiteren nahezu unbehandelten Themen in den »Lehrjahren«: Als ich fünf Monate alt war und vielleicht bei einiger Beständigkeit der Umstände und wachsendem Glück der Eltern, die noch darauf hofften, Gottes- und Führerglauben voll Zuversicht vereinen zu können, vom Grauen der Geburt und den erschrockenen Minderwertigkeitsgefühlen am Stolz der Mutter genesen wäre, erkrankte mein Vater mit einer Sepsis auf den Tod. Da die Ärzte in der nahen Kleinstadt sich keinen Rat wußten und Angst bekamen, wurde er, was damals ein erheblicher Aufwand war, in die Universitätsklinik in Freiburg verlegt, fast zwanzig Mal operiert und zur Ausheilung der rätselhaften Krankheit, die das ein Jahr später verbreitete Penicillin kuriert hätte, in ein sechs Monate dauerndes Wasserbad gelegt. Die Mutter zog nach Freiburg um zu Verwandten, die Großmutter meldete ihrerseits Pflegerechte an ihrem Sohn an, so daß sich die beiden einander nicht besonders schätzenden Frauen täglich abwechselten an der Wanne. Ich war ebenfalls für einige Wochen in Freiburg, bis die Ärzte der Familie empfohlen, mich bis zu den Tagen nach der allfälligen Beerdigung andernorts in Pflege zu geben. Übernommen hat mich die jüngere Schwester der Mutter und nahm mich mit nach München. Von alldem war in der ersten Analyse nicht die Rede gewesen, warum ist mir ein Rätsel, ich vermute, daß es mit der ängstlichen Selektion zusammenhing, die ich oder wir betrieben, weil uns nach einer nicht allzu komplizierten Neurose zumute war. Dies klingt anklagend, aber ich übernehme meinen Teil der Verantwortung. Wie bei der »Gottesvergiftung« explodierten die vergrabenen Gefühle wieder außerhalb der Analyse, ich schrieb in einem Sommer die »Grammatik der Gefühle«, erstens weil sie allmählich zugänglich wurden, mir aber ein Text als ein geeigneterer Ort für die gravierenden Mitteilungen erschien als die Analyse; und zweitens, weil ich mich erst damals an die Details der Geschichte herantraute. Aber sicher hatte die Ermutigung zum Wissen und Fühlen damit zu tun, daß ich den Schutz der zweiten Analyse hatte, auch wenn ich sie sozusagen als Hintergrunds-Beruhigung oder -ermutigung nahm, nicht als den Ort des tieferen emotionalen Erlebens. In der ersten Analyse war zwar von einer frühen Trennung die Rede, aber, und dies ist wirklich erstaunlich, wir siedelten sie, ohne näher nachzufragen, im dritten Lebensjahr an.

Was ich in der »Grammatik der Gefühle« noch nicht wußte und erst vor kurzer Zeit von der Pflegetante erfahren habe auf meine Frage, wieso mich meine Mutter weggeben konnte: Sie habe es nur unter Qualen getan, weil die Ärzte ihr den nahen Tod ihres Mannes voraussagten. Und was ich auch erst seit kurzem weiß, anders, als es in der »Grammatik« steht: Ich war nicht etwa ein stabiles halbes Jahr in München, nach dem ich meine Mutter nicht wiedererkannte; sondern Tante Tina fuhr mit mir alle paar Wochen die damals lange Reise in den Schwarzwald, überließ mich für ein paar Tage meiner besorgten und vielleicht depressiven Mutter, die immer noch auf den Tod des Mannes in der kahlen Wanne wartete, und fuhr dann mit mir wieder zurück nach München. Deshalb dämmerte mir erst sehr spät, wieso ich so oft Freundinnen in weit entfernten Städten hatte; und wieso das Thema der Doppelmutter sich so oft in für alle Beteiligten schmerzhaften Dreierkonstellationen wiederfand. Trennung und Verrat, Mißtrauen in Beziehungen, und prophylaktisch herbeigeführte Abbrüche waren die Folge. Ich habe mich in meinem Leben unzählige Male verliebt und wieder getrennt.

Dieses Doppelmutterthema haben wir in der Analyse kaum berührt, und auch als ich ihm die »Grammatik« überreichte, sind wir nicht auf die wirklich schwer in eine Übertragungsbeziehung einzubringende Konstellation eingegangen. Es kann aber sein, daß sein Verbot der Fahrten nach Hamburg, die für mich eine Kooperation zwischen der Arbeit an der Neurose und der am Trauma eröffneten, eine Art wütendes Bestehen auf seiner Rolle als Monopol-Mutter war, wie ich es unfreundlich nannte. Seit ich einen von mir sehr geschätzten Patienten mit einem Doppelmutter-Problem über einige Jahre behandelt habe, weiß ich, wie tief sich die Seele prägen läßt von dieser aufgezwungenen Überlebensform, die zu einer nur schwer aufhebbaren Spaltung und Spaltungsbereitschaft führt (aufgezeichnet in meinem Buch »Ödipus in Panik und Triumph«).

Das Thema der Trennungen hat sich mit dem der Depression fast unauflöslich verknüpft. Ja, zeitweise glaubte ich, daß die Trennungen ihre Basis bildeten, und das mag teilweise richtig sein; aber es macht nur Sinn, wenn man von einem Zusammenwirken des Traumas mit dem Verlassenwerden ausgeht. Das Gefühl muß dann sein: Nicht ich werde einfach verlassen und kann mit dem Erleben nicht fertig werden; sondern ich werde dem Trauma überlassen, das sich bei liebevoller Gegenwart und einer körperlich haltenden Beziehung verringert hat und das sich nun mit erneuter Gewalt zurückmeldet. Es klingt fast banal, wenn man von kumulativem Trauma spricht, aber es ist so, als schwappe die schwarze Lauge unkontrollierbar durch die verschiedenen Instanzen und Ebenen. Ein Teil der Haßanfälle in der Zeit der zweiten Analyse bei Herrn L. rührt sicher daher, daß ich mich mit dem Trauma allein gelassen fühlte; das Unbewußte, das sich für differenzierte Zusammenhänge nicht interessiert oder nicht dazu fähig ist, erlebt diesen Zustand als ein aktives, böses, verweigerndes oder strafendes Im-Stich-gelassen-Werden. Der Haß ist dabei sogar noch eine fast progressive Form, wenn er eine Form und einen Ausdruck findet, der in eine sinnstiftende und verstehbare Interaktion mündet. Gelingt dies nicht, so droht eine rudimentäre Selbstbezichtigung und ein Rekurs auf vertrautes Entsetzliches: die Verworfenheit. Die verstehende Interaktion muß mit einer mehrstufigen Abwehr wie mit einem mehrstufigen Bündel von Motiven und Begegnungsangeboten rechnen: Das Trauma will verstanden und empathisch aufgenommen werden, möglichst auch körperlich; der frühe Haß auf »unterbrochene« oder ausgebliebene Hilfeleistung bildet einen affektiven Stau; hinzu kommt der neue Haß, wenn sich die frühe Verlassenheitskatastrophe in der Übertragung wiederholt, nein, zusätzlich geschürt wird durch die Retraumatisierung, weil ähnliche Erlebnisse neu hinzukommen. Dann kommt noch die Wut hinzu, wenn das hassende und sehnsüchtig hoffende Selbst sich schließlich einer Umdefinition anzupassen versucht und dieser auch noch begeistert folgt, weil sie von einem geliebten Menschen kommt. Mir scheint, wir waren im zweiten Teil bei Dr. F. gemeinsam oft nahe daran an einer emotional zutreffenden Empathie. Aber als sich die Zustände nicht besserten, griff er in der Verzweiflung zum Begriff der »malignen Regression«, und die hat einen relativ aburteilenden Tenor, vergleichbar der

Erbsünde oder Sünde der wider den Heiligen Geist, aus der Verstockheit des Menschen heraus, der sein Heil nicht mehr lauteren Herzens sucht.

Was hat dies mit der Doppelmutter zu tun? Den beiden Frauen, denen ich das Überleben verdankte, durfte das langsame Ausheilen des traumatisierten Säuglings nicht gelingen, weil sie immer wieder den haltenden Kontakt zu ihm aufgeben mußten. So wurde die eine zur Fata Morgana der anderen, bis ich an meinem ersten Geburtstag einer Mutter zurückgegeben wurde, deren Eheglück früh zerschellt war und deren Züge sich ins Strenge und Herbe verkehrt hatten. Und gegenüber dem eigenen wie meinem Körper entwickelte sie, nachdem der Körper des Vaters so entstellend beschädigt war, eine ähnlich strikte Abstinenz wie die klassische Psychoanalyse.

Ein paar Schlußbemerkungen zu den »Lehrjahren«

Mich hat es auch beim späten erneuten Lesen sehr berührt, wie viel der Analytiker mit mir ausgehalten hat. Ich ahnte es schon damals und wollte es ihm natürlich auch lohnen. Aber eine allzu kumulative negative Übertragung, verbunden mit einer verworrenen Struktur ihres Aufbaus, die die Orientierung manchmal fast aussichtslos erscheinen läßt, führt leicht in unselige Verstrickungen. So durchzieht noch ein anderer Konflikt, von dem bisher kaum die Rede war, die Analyse: der zwischen Hingabe, Sich-führen-Lassen, Anlehnung und Identifikation auf der einen und einem biographisch ebenso verständlichen Drang nach Autonomie und »Selbermachen« auf der anderen Seite. Er formulierte es in den letzten Stunden so: »Er habe eine ganz Weile gebraucht, bis er erkannt und akzeptiert hatte, wieviel Eigenwilligkeit und Autonomie ich beanspruchte beim Durcharbeiten der Konflikte; daß es ihm fast immer möglich gewesen sei, mir die Führung zu überlassen.

Ich hätte ihm ja gelegentlich gehörig auf die Finger geklopft, wenn er steuernd eingreifen oder die Zügel fester anziehen wollte.« Hierin steckt viel Achtung vor der Eigenwilligkeit. Aber aus meiner Erfahrung als Therapeut mit ähnlich gelagertem Durcheinander von Regression und vielleicht manchmal kontraphobischer Progression weiß ich inzwischen, daß man wie bei kleinen Kindern der Freiwilligkeit nicht allzuweit trauen darf; daß sie manche Medizin nur durch Lockung oder sanften Druck schlucken und daß es gelegentlich einer zielstrebigen Suche nach dem Patienten bedarf und eines werbenden oder auch die Richtung stärker vorgebenden Angebots, ja sogar einer Verführung auf die richtige Ebene der Regression oder der passenden Form der Wut oder der innigen Äußerungen einer besonderen Nähe. Der Sinn meines Gedankens wird fast erschreckend deutlich, wenn ich seinen Stil einseitig mit dem französischen Ausdruck »laissez faire« bezeichne, der vom ab und zu schärferen Anziehen der Zügel unterbrochen wurde.

Was ihn meinen Haß aushalten ließ, hat er mir ebenfalls in feinen und fast schmeichelnden Worten erklärt, nachdem er die Mühsal des Umgangs mit meinem »fürchterlichen Gekränktsein bei geringem Anlaß« geschildert hatte: »Dann meditierte er ein wenig über den Unterschied zwischen Zorn und blinder Wut, sagte, Zorn sei ichnäher, auch näher einer möglichen realen Begründung, quasi schon gefilterte Wut, wirklichkeitsnäher und einer Bearbeitung zugänglich; Wut dagegen fast ungerichtet und außerhalb eines sichtbaren Verhältnisses von Ursache und emotionaler Katastrophe.«

Es könnte sein, aber das ist eine bloße Hypothese, die ich nicht belegen kann, daß für ihn Wut, vielleicht blinde Wut schon das schlimmste negative Gefühl war. Ich kann mich jedenfalls an Deutungen, die das Wort Haß enthielten, nicht erinnern. Dann wäre ich in einem wichtigen Gefühl nicht wirklich wahrgenommen worden.

Allerdings finde ich das Wort doch auf einer der letzten Seiten, weiß jedoch nicht, ob es von mir oder von ihm ausgesprochen wird, ob ich es ihm also vielleicht in den Mund gelegt habe, weil ich wollte, daß dieser Affekt deutlich vorkommt und benannt wird: »Als er erkannt habe, daß meine Haßanfälle Übergangsformen zum Zorn waren, sei er beruhigt gewesen und habe sie auch überstanden, trotz ihres ätzenden Charakters wegen meiner ins Perfide gewandten Sprachspiele.«

Der Analyse zweiter Teil

Um zu vermitteln, wie tief und gutartig und von hoffnungsvoller Sympathie unsere Beziehung auch in der im ganzen schrecklichen zweiten Phase sein konnte, berichte ich von einem Urlaubsglück etwa um die Hälfte unserer ersten Periode; wage dabei kein Urteil über die »Richtigkeit« und schließliche Förderlichkeit des Arrangements. Es ging mir sehr schlecht in jenem Sommer und um so schlechter, je mehr der Termin seiner vierwöchigen Ferien in der Toskana heranrückte. Ich hatte Mühe, meine Vorlesung als Dozent für Psychoanalyse und Kriminologie an der juristischen Fakultät der Uni Frankfurt zu halten; einmal blieb ich einfach stecken, ich sprach nach Stichworten, und wußte nicht weiter, die Situation war über die Maßen peinlich, der Saal lehrte sich zur Hälfte, heute spricht man von black out; ich fing mich wieder, erzähle dies nur, um auf die auch sozial bedrohliche Dimension der Depression hinzuweisen, wenn ich mich auf mich selbst nicht mehr verlassen konnte.

Als ihm meine Trennungs- und Überlebensangst zu mächtig schien, bot er mir an, in der Nähe seines Ferienortes Urlaub zu machen, so daß wir unsere Arbeit dort fortsetzen könnten. Ich war dankbar, bewunderte seine Unkonventionalität, wußte auch, daß Anna Freud sogar mehrere Patienten im Sommer mit in ihre Ferien nahm, war damit beruhigt, daß wir nicht vollkommen außerhalb aller zulässigen therapeutischen Gepflogenheiten lagen, was meine Dankbarkeit und das Gefühl für das Außergewöhnliche milderte.

Da ich mich mit meiner damaligen Freundin im Haus einer befreundeten Kollegin einquartieren konnte, von dem aus man beinahe auf das nur wenige hundert Meter entfernte Haus des Analytikers hinübersehen konnte, war ich ihm also sehr nahe. Seine Spaziergänge führten ihn oft an unserem Haus vorbei, und wenn ich zur Stunde ging, konnte ich leichtfüssig den Berg hinunterrennen und kam nach der Stunde zu einem Frühstück mit weitem Landschaftsblick zurück. Tagsüber schrieb ich an der »Grammatik der Gefühle«, was man ruhig als »Parallelaktion« zur Analyse bezeichnen darf.

Das Außergewöhnliche an diesen vier Wochen war, daß ich zum ersten Mal für längere Zeit eine positive Vaterübertragung entwickelte, und zwar eine, die nicht die Beziehung zu meinem Vater nachzeichnete, sondern eine mit einem kräftigen und leicht zu liebenden Vater, den ich gesund, wanderfreudig und in liebevoller Beziehung zu seiner Frau erlebte, von der ich mich mit Achtung und Zuneigung behandelt fühlte. In jenen vier Wochen spürte ich, daß es auch für mich ein nicht nur aushaltbares, sondern befriedigendes und in Maßen glückliches Leben geben könnte. Ansätze zur Depression bekämpfte ich mit frühen Spaziergängen, Schreiben und Sexualität. Mit der Freundin verband mich nicht eine reife Liebe, wenngleich ich sie sehr mochte. Sie war wie eine Muse, der ich jede halbe Seite vorlas, sobald sie auf dem Papier war. Sie war die einzige Studentin, die ich, vielleicht unter Ausnutzung meines Rollenvorteils als Dozent, verführte. Sie war außerdem genau so alt und so blond wie meine Tante, als sie mich mit einem halben Jahr in Pflege nahm, und so konnte ich die Begeisterung, Zuneigung und die Forscherleidenschaft an Gesicht und Körper, an Duft und gurrenden Lauten, in Sprache verwandeln; sie ist zu Tina geworden, wir schwelgten, ohne nachzudenken, in unseren wechselseitigen Übertragungen. Die ihrige auf mich war wohl die auf einen großen, anregenden, verwöhnenden Bruder, und die konnte ich ihr ja auch vorübergehend erfüllen. Als ich sie allerdings, zurück in Frankfurt, zu bleiben und mich zu heiraten bat, lehnte sie charmant ab, nannte sich zu unfertig und zu unkonturiert mir gegenüber, und sie hat vermutlich recht gehabt.

Dem Analytiker war die absolute Idylle wohl ein wenig suspekt, aber er hielt sich taktvoll mit Deutungen zurück. Zu schön und damit auch zu entlastend von unseren ewigen Mutterquerelen waren diese vier Vater-Sohn-Wochen, als daß wir ihren Unterbau oder ihre Beimengungen allzu genau betrachten oder gar anzweifeln wollten.

In meinem realen Leben bin ich mit meinem Vater nur ein einziges Mal einige Tage allein zusammengewesen; sonst immer nur höchstens halbe Tage. Er unterstand absolut der Verwaltung durch die Mutter, traute sich schließlich gar keine eigenständige Beziehung zu mir mehr zu, wußte auch nicht, daß ich sie erstrebte, ich wußte es selbst nicht, wir hätten hohe Schwellen der Befangenheit überschreiten müssen. Und dann kam hinzu, daß er sich leicht verführen ließ, über seine Frau zu klagen, was ich wiederum versucht war zu nutzen, um etwas mehr Eigenständigkeit von ihm zu fordern. So daß, als ich ihn einmal alleine bei einer Kur aufsuchte und die Mutter mir gerade, nach dem Stand der Analyse, als machtgierige und männerfeindliche Gestalt vorkam, sie mich einige Tage später empört anrief: was ich denn mit ihm angestellt hätte; sie habe die größte Mühe gehabt, ihn wieder in die gewohnte Ordnung und Abhängigkeit zurückzubugsieren.

Warum schreibe ich diese Dinge, die etwas außerhalb eines Analyseberichts liegen, auf? Nun, die vier Toskanawochen waren eine quasi mutterfreie Begegnung mit einer Vaterfigur. Ich lebte haßfrei, ohne Schuldgefühl, kreativ, ohne trianguläre Behinderungen, ich liebte ihn und lernte die Freundin, vom narzißtischen Mißbrauch einmal abgesehen oder aus dessen Mitte heraus erwachsend, lieben; es waren Wochen einer beschützten Pubertät, wo man schon selbständig kocht und küßt und vögelt und ganz eigene Gedanken entwickelt, und doch noch den Schutz des nahen Elternhauses genießt.

Die Katastrophe kam, als die Freundin mich verließ und zurück an ihre neue Universität fuhr; und als der Vateranalytiker mich verließ und sich, in der Übertragung natürlich, »daheim« von einem Tag zum anderen, wieder in die Hexe der Zeit vor den Ferien verwandelte, als hätte sich zwischen ihr und mir nicht das geringste verändert. Hoffnungslosigkeit, vor allem in den Morgenstunden.

Wir fanden keinen Ausweg aus der zähen Mutterbrühe, obwohl wir einen neuen Arbeitskontrakt hatten: Entgiftung. Meine Seele war vergiftet, so erlebte ich mich tatsächlich, in der Hoffnungslosigkeit wie im zähen Mißtrauen, im Haß wie in der Verachtung. Dieses Bündnis, in dem er immer wieder, wie um uns beide zu trösten oder zu ermutigen, von uns »Arbeitskameraden« sprach, trug einige Monate, weil es sich mit meinem Grundgefühl deckte; weil ich seine Haltung wie seine Arbeit verstehen und würdigen konnte und weil uns dieses idealisierte Arbeitsbündnis verband und in mir die Angst vor einem Ende im Terror niederhielt. Ich erinnere mich an Szenen, wo mir auf der Couch die Tränen kamen, wenn ich mich an dem Wort Entgiftungsprozeß festklammerte. Möglicherweise kam der Begriff in der unbewußten Wahrnehmung auch dem Trauma nahe, und somit schwand für eine Weile das Unheimliche, weil es gebändigt schien in einem verstehbaren Vorgang.

Als die Qual im Liegen unerträglich wurde – ich gebrauchte manchmal das Wort »Aspik«, weil ich mich wie eingegossen in eine umhüllende, aber kalte und trennende Masse fühlte –, setzte ich mich auf, und da fand für ein paar Wochen wieder eine erstaunliche Verwandlung statt, die an die vier Vaterwochen in der Toskana erinnerten, und daß sie sich im heimischen Behandlungszimmer ereigneten, erlebte ich, vielleicht er auch, als froh machenden Fortschritt. Eines Tages nämlich verwandelte sich sein Gesicht, und ich berichtete ihm begeistert davon, daß er ein so kraftvolles, gelassenes und warmherzig-mutmachendes Gesicht habe wie der frühere Erste Bürgermeister von Hamburg, Max Breuer. Ich hatte gar nicht gewußt, wie sehr ich in einer Fernprojektion diesen Mann als einen Inbegriff von väterlicher Männlichkeit erlebt hatte; ich hatte einen Fernsehfilm über ihn gesehen und in einer Illustrierten ein Portrait von ihm studiert. Auf jeden Fall bedeutete das Erleben einen Durchbruch zum idealen Vater inmitten der mütterlichen Welt, die mir das Lebensrecht zu nehmen schien. Der Analytiker war ganz schön erstaunt und fand sich nicht gleich zurecht in seiner neuen Aufgabe, ein Double von Max Breuer zu sein, aber so entfremdet war dies nicht gemeint, ich sah ihn einfach anders, kräftiger, potenter. Natürlich fällt mir jetzt ein, daß ich ihm eine Maske übergezogen hatte, das erklärt sein leichtes Zögern oder ein anfängliches Befremden, aber es war ja immer noch er, ich war in seinem Raum, sein gelber Ledersessel ging in die Breite, das Zimmer dehnte sich, endlich einmal ein positiver Wahn, der ins Wachstum führte und in die Zuversicht. Eine leichte Vaterdroge wogte in meinem Blut, und nach einigem Zögern entschloß er sich, die Maske zu tragen, mich zu begleiten, obwohl er ja von der stimulierenden Substanz in Wirklichkeit nichts zu sich genommen hatte. Jedenfalls feierte ich mit oder an ihm das Fest der Nicht-Verachtung.

Vermutlich war diese unerwartete Begegnung mit dem nicht verachteten Vater in ihm eine lange entbehrte Entschädigung für das Ausmaß meiner immer mitschwingenden Geringschätzung. Mit diesem Thema sind wir nicht gut zurechtgekommen, und die Maske hat es wohl überdeckt, obwohl das neue Erleben real war und auch Spuren einer Identifikation hinterlassen hat. Es dauerte sehr lange in meinem Leben, bis ich mir eingestehen durfte, daß in den Teppich der Gefühle zu meinem Vater eine massive Verachtung eingewoben war. Ich weiß auch aus eigenen Behandlungen, daß eine anhaltende Verachtungsübertragung schwer auszuhalten ist und man leicht versucht ist, gegenzuagieren. Deshalb spreche ich das heute in meinen Behandlungen ziemlich früh an und frage nach der innerfamiliären Szene, biete auch die entsprechende Person auf dem leeren Stuhl als das primär verachtete Objekt an, um nicht selbst zu tief in den Strudel dieses ekligen Gefühls gezogen zu werden. Es bleibt dann immer noch genug Affekt, der in die Übertragung drängt. Aber die Landschaft ist erst einmal erkundet, und wir wissen beide, woran wir sind mit dem biographischen Material, und die abgründige Verachtung richtet sich nicht mehr gegen die ganze therapeutische Arbeit.

In meinem Fall haben wir für die Verachtung keine tragende Lösung gefunden. Ähnlich wie meinem Vater gegenüber hätte ich es nie gewagt, ihm zu sagen, was alles ich an ihm verachtete oder zu verachten versucht war. Das braucht Regie und eine Ausstrahlung oder eine Versicherung durch den Analytiker, daß er sich dem Thema und der speziellen Ausprägung in meinem Fall gewachsen wußte und es auch war. Das war er nicht, und ich kann es ihm nicht verdenken. Ich kannte seine Schwachstellen inzwischen zu genau, und ich wußte, daß ich ihn scharfzüngig treffen konnte. Da ich zwischen Idealisierung und Verachtung immer wieder schwankte, gab es zu wenig »realistische Mitte« in der Beziehung, auf der das Verachtungsthema hätte aufbauen können. Um es paradox auszudrücken: Ich verachte ihn heute nicht mehr, daß er mit dem Verachtungsthema nicht zurecht kam. Ich hatte Angst vor der Wucht meiner Geringschätzung, was nichts über seine reale Person aussagte, aber ich wußte, daß er verletzbar war, und daß ich in der Lage war, mich vorübergehend auf ein sehr hohes Roß zu schwingen und von dort vergiftete Pfeile gegen ihn zu verschießen, vor allem in Zonen, in denen ich stark und er schwach war. So blieb die Verachtung weitgehend außerhalb unserer in Deutung und genetischem Verstehen begründeten Verständigung, aber nicht minder gegenwärtig und wirksam in merklichen und unmerklichen Spuren des Agierens, im Stimmungsgift, in kleinen Gesten vielleicht sogar der Häme, die ich dann alle wieder ungeschehen machen mußte. Und ich denke, er zahlte mir manches auch heim, was ich wiederum oft nicht deutlich bemerkte, oder was ich nicht bemerken wollte, weil es, aufgegriffen, eben doch in den offenen Verachtungsclinch geführt hätte.

Ein Beispiel, das sich einige Male wiederholte: Er mußte wissen, wie sehr ich darunter litt, alleine zu leben. Dies jedenfalls dachte ich, als der Giftspritzer meine Haut verätzte und ich mich wand auf der Couch, ohne etwas von dem Schmerz zu vermelden. Er sagte nämlich des öfteren: »Als ich heute früh mit meiner Frau spazierenging und wir uns so unterhielten, da fiel mir dies und das ein.« Da trat seine ganze soziale Überlegenheit offen zutage, und ich fand, daß er sie mir schamlos und triumphierend entgegenhielt: Er hatte eine Frau zu morgendlichem Spaziergang und zur Einstimmung auf den Tag, von der er mit Behagen und Stolz erzählte. Meine spontane innere Reaktion war so ordinär böse und giftig, daß ich mich selber schämte und die Schnauze hielt. Ich werde jetzt vielleicht ein wenig roh im Ton, weil der Schmerz jener Minuten, der sich wiederholte, damals nicht herauskam. Ich wußte oder glaubte es zu wissen, daß er sich für die Verachtung rächte und für meine sicher manchmal angeberische Betonung der intellektuellen Überlegenheit, etwa beim Schreiben oder auch bei der gedanklichen Bewältigung der psychoanalytischen Theorie. Wir wußten eben nicht, daß wir durch Vatersumpf gingen, durch die quälenden Durststrecken des pubertierenden, ja schon des vorpubertären Jugendlichen, der, ohne sich messen zu dürfen, über den Vater hinauswächst in fürchterlicher Stummheit. Das ganze war noch verschlimmert durch meine erzwungene Partizipation an der Verachtung des Vaters durch die Mutter, ich hatte mich zu den mächtigeren Bataillonen geschlagen; aber da ich ihn doch auch liebte, geriet alles in den Strudel schwer lösbarer Loyalitätskonflikte. Ich mußte ihn im verborgenen gegen die Attacken der Mutter verteidigen, obwohl es so schwer war für ihn einzustehen; er war weder ein Bündnis- noch ein Kampfpartner, er war, so schien es mir oft, schlicht indiskutabel, aber ich war ja nie mit ihm allein zusammen, wir hatten keine eigene Beziehung, in der wir dies alles hätten revidieren oder mildern können.

All dies hätte ich natürlich gerne offen, zur Ausheilung des Desasters, meinem Analytiker übergestülpt, aber er war eben auch kein Riese an diesem Punkt, und deshalb habe ich ihm, um nicht im Muttersumpf vollends unterzugehen, die Maske Breuers schützend übergezogen. Daraus ist, wie mir scheint, Gutes erwachsen, in kleinen Bruchstücken, die immer wieder weggeschwemmt wurden von der Flut des Traumas und seinem zerstörerischen Überleben in mir.

Da ich natürlich immer wieder mit meinen Größenphantasien über das Schreiben beschäftigt war, aus denen feines Entwertungsgift auf ihn herunterträufeln konnte, träufelt er ebenso fein zurück. Er, der sich in seinem Selbstwertgefühl gegen die wissenschaftlichen Großmandarine seines ehemaligen Instituts wehren mußte, bestand bei passenden Gelegenheiten darauf, wenn ich mich gerade im Glanz eines gelungenen Aufsatzes sonnte, daß die eigentliche menschliche Größe die Gründung und Leitung einer gesunden Familie mit Kindern sei, zu denen man stehe und deren Halt und Stütze man bilde. Auf diesem Gebiet hatte ich ja weniger als nichts vorzuweisen, schrumpfte schmerzhaft angesichts solcher Proklamationen, war bereit, ihn anzustaunen, mit welcher Sicherheit er über die wahre menschliche Größe philosophierte, von der ich so weit entfernt war, und prompt verbündete ich mich mit seinen biblischen Weisheiten und seiner Geringschätzung mancher Koryphäen des Faches, deren Ehen zu zählen man doch eben Mühe habe. Familiengründung wurde also mein Lieblingstraum, obwohl ich vielleicht gar nicht fähig war dazu.

Ein Kampf im Sitzen

Die Depression schwand und schwand nicht; wir gerieten ins Grübeln und ins sanfte Beschuldigen, und mein Glauben an die Heilkraft der Psychoanalyse verringerte sich. War ich nicht analysegeeignet oder -fähig? War die Analyse nicht Trauma-geeignet? Was hatte es mit der Beteiligung des Körpers auf sich? Wie subversiv waren meine Gedanken, meine Zweifel? Konnte ich recht haben gegen ein so imposantes Theorie-Gebäude? Gegen die auf vielen Kongressen zu hörenden ernsten, manchmal auch schwärmerischen Überzeugungen so vieler kluger Kollegen? Ihre ewigen Freud-Zitate, die Treue-Gelübde, die Rückversicherungen! Ich dagegen hörte die Einflüsterung des Leibhaftigen, in den Reden und Schriften der Körper- oder Gestalt-Therapeuten. Aber mich störte das geringe Niveau ihrer theoretischen Verlautbarungen; ihr Jubelton; ihre polemische Aufmüpfigkeit gegen Freud oder gegen manche Teile seines Settings. Sie hatten oft keine Ahnung, was ein fruchtbarer Umgang mit Übertragung sei; von Gegenübertragung ganz zu schweigen.

Ich hörte die Einflüsterungen von Freunden, die meine jahrelange Seelenqual mitbekamen: Da kann etwas nicht stimmen! Hör auf, wechsle, er ist dir nicht gewachsen! Manche befreundeten Kollegen mieden mich auch, weil ich sie hätte verunsichern können mit meinem malignen Stillstand. Der Umgang mit meinen Couchgenossen wurde schwierig, weil ich subtile Loyalitätskonflikte hervorrief. Wer nicht gedieh, war ein Versager in der Ausbildung. Es herrschte kein kollegialer Geist unter den Azubis der Psychoanalyse. Ein drückendes Ideal schwebte über uns, mit Grauzonen des Übergangs zu einem einschüchternden Leistungs- und Verbotsüberich. Aber natürlich gab es gelassenere Kollegen als mich, mit stabilerer Verankerung in einem bürgerlichen Leben und dem Besitz einer passenderen Neurose als Mitgift für eine lebenslänglich haltbare Verbindung mit dem großen Psi.

Über lange Monate saß ich verzweifelt vor ihm, rüttelte am Setting, an seiner Kompetenz, wir kämpften ums Sitzen oder Liegen, ich hing an seinem Gesicht, an das ich meines drücken wollte – natürlich wußte ich, daß das mit ihm nicht geht, ich hätte es auch nicht gemacht – es war die Sehnsucht: der Haß und der Zweifel möge verschwinden, wenn ich ihn aus Fleisch und Blut hätte spüren können, mich anklammern können, um nicht verloren zu sein. Inzwischen kenne ich diese Zustände ja von eigenen Patienten: wie manche das Gefühl haben, verlorenzugehen im Weltraum, und es hilft nur, daß sie sich anklammern können, bis sich der ausgelaugte sehnsüchtige Körper wieder anfüllt mit Lebensstoff, so daß sie wieder fühlen können und wissen: in meinem Körper wohnt eine Seele mit noch schwachen Konturen und Grenzen, aber auch mit einem Innenleben, und Körper und Affekt kommunizieren wieder, und in die erloschenen Augen fließt ein Strahlen.

Eines Tages stand ich von der Couch auf, ging in einen entfernten Winkel des Zimmers und kauerte mich auf den Boden.

Die Haltung drückt aus, wie verloren ich mich fühlte, zusammengesunken, eingeknickt, nicht wiederzufinden in einer der vertrauten Positionen von Sitzen im Sessel oder Liegen auf der Couch. Es hätte mir genügt, wenn er diesen Platz und diese Haltung zunächst hingenommen hätte als einen Ausdruck meines Befindens – so wie der englische Analytiker Masud Khan es um jene Zeit beschrieben hat: daß er den Patienten den ganzen Behandlungsraum zur Verfügung stellte und ihnen nicht vorschrieb, wo sie zu sitzen oder zu liegen hätten. Sicher hat er sie nicht berührt, aber es wurden auch Laute toleriert, nicht nur wohlgeformte Worte und Sätze.

Aber noch fühlte er sich vielleicht wie unter Beobachtung – durch das imaginäre Institut, den Geist der Psychoanalyse –, was es mit sich brachte, daß der experimentelle Geist fehlte. Und vielleicht hatte er recht, was die Sorge um seinen Ruf anging: Ich war ja nicht eben diskret gewesen in den »Lehrjahren«, und mir war zuzutrauen, daß ich es, wenn wir allzusehr vom klassischen Weg abwichen, wieder beschreiben oder rühmen würde. Was es bedeuten kann, den Ruf des ordentlichen Analytikers einzubüßen, wenn die kanonisierten Wege einmal verlassen waren, habe ich ja am eigenen Leibe erlebt.

Auf jeden Fall signalisierte er bald ein Unbehagen. Zwar klang sein »So etwas habe ich noch nie erlebt, da sind Sie wirklich der erste, der sich so in die Ecke setzt!« noch widerwillig anerkennend. Aber dann bat er mich doch zurück in die konventionelleren Zonen rund um seinen Sessel, und der Ausflug in andere Bereiche des symbolischen Selbst-Ausdrucks endete wieder eher peinlich, vor allem aber fruchtlos.

Ich will nicht kritisieren. Ich will kritisieren. Aber weg von der individuellen, gegen ihn gerichteten Kritik, hin zum Zweifel am damaligen Stand der Psychoanalyse, an der Scheu, neue Wege zu gehen, neue Diagnosen einzubeziehen in den Kanon. In den wenigen Sekunden, in denen ich in der Ecke saß und seine zögerliche Be- oder Verwunderung spürte, liebte ich ihn. Weil ich glaubte, er beschreite mit mir oder lasse mich beschreiten neue Wege der Beziehungsaufnahme oder der Beziehungs-Inszenierung, die uns vielleicht einen Schritt weiter gebracht hätten. Aber dann rief er mich zur Ordnung.

Die schlimmste Form der Übertragung war die: Er will nicht mehr mein Gutes; ihm ist nur noch an meiner Disziplinierung gelegen; er sammelt nur noch Punkte, um sich unangreifbar zu machen. Das alles ließe sich natürlich rückübertragen auf verborgene Gefühle in meiner Herkunftsfamilie. Aber wir waren längst nicht mehr mit faßbaren Übertragungen beschäftigt. Warum eigentlich? Ich weiß es nicht. Für unser Entgiftungsprogramm sollte es genügen, wenn er meine Zweifel und Angriffe überlebte, seine Gelassenheit bewahrte, gütig und geduldig blieb. Das ist einerseits ein großer Gewinn, es kann andererseits erlebt werden als eine absolute Wirkungslosigkeit des Patienten auf den Analytiker. Er betonte stolz, daß er sich nie ärgere in Analysen, ich habe es in den »Lehrjahren« notiert. Ich glaube, daß mich das in eine schwelende Glut der Empörung brachte. Denn inzwischen ist es längst wieder kanonisierter Standard, daß der Patient bei bestimmten Störungen emotional in den Analytiker eindringen darf und muß, einschließlich einer delegierten Wut, die der Therapeut zu fühlen, auszuhalten, zu reinigen und zurückzugeben hat. Aber seine Affekte müssen auch für den Patienten, in wohldosierter Form, mindestens nachträglich, also am Ende einer bedrohlichen Verstrickung, sichtbar werden, weil er das zur Orientierung, ja sogar als psychische Nahrung braucht, um seelische Substanz zu entwickeln und um den Analytiker als ein fühlendes Wesen zu erleben. Er braucht es zum Erlernen des emotionalen Dialoges, den er, sonst wäre er nicht hier, nicht richtig gelernt hat. Manche Ausfälle des seelischen Dialogisierens sind auf der Couch nicht zu erforschen. Annelise Heigl-Evers hat dies früh erkannt und ihre Variante bei solchen Störungen die »Interaktionelle Therapie« genannt, bei der spontanes Antworten des Analytikers wichtiger ist als die Entfaltung und Analyse einer tiefen Übertragung, die vielleicht in einem späteren Stadium zum Zuge kommen kann.

Nun war ich aber im zehnten Jahr in Therapie und Analyse, wie soll man da auf die Idee kommen, es müßte sich um eine prä- oder perinatal orientierte Form der Therapie handeln? Gar um Kindertherapie mit einem Erwachsenen? Hätte ich selbst mitgespielt, zurückversetzt nicht nur in den Kindergarten, nein in die Krabbelgruppe für leicht verdrehte Bambinis? Mir scheint, ich hätte bald mitgemacht; denn jetzt beim Schreiben belebe ich in der rückprojizierenden Phantasie den Therapieraum und den Analytiker mit Bildern fröhlicher Aktionen, mit Versteckspiel, Necken, Grimassenschneiden, Fangen, Drücken, langem Halten, kurz, mit therapeutischen Kinderspielen, wie sie Ferenczi ja längst praktiziert hatte und wie sie vielleicht längst gängig wären, hätte er sich nicht einerseits gelegentlich so massiv verschätzt und ins Grenzenlose gewagt, und andererseits nicht den Groll des Alten auf sich gezogen, der um den Ruf der jungen Disziplin fürchtete und sich neben der von ihm verächtlich genannten Mutterzärtlichkeit eine strukturbildende Vaterzärtlichkeit nicht vorstellen konnte. Der Vater: das war das Gesetz, und das Gesetz sprach gegen Ferenczi, Kinderspiele und Berührung.

Heute würde ich sagen: Wir waren durch eine weitgehend negativ gewordene Symbiose ineinander verkrallt, und manchmal hilft da wirklich nur Beendigung, wenn es nicht Deutungs- oder Inszenierungsformen gibt, die zu einer anderen Perspektive führen. Ich startete einige kleine Aktionen, weil ich das Sitzen oder Liegen nicht mehr aushielt, aus denen der noch nicht manifeste Wunsch nach Beendigung hervorzugehen scheint. Aber noch war nichts klar, die Aktionen hatten etwas Düster-Spielerisches. Eines Tages, ich saß ihm gegenüber, stand ich auf und ging zum großen Fenster, um ratlos und verzweifelt hinauszuschauen, wie in demonstrativer Resignation und halber Abkehr von ihm. Auf einmal zogen sich Dachfenster, Gauben und Kamine eines nahe liegenden Hauses zusammen zu einem riesigen Gesicht, das drohend auf mich oder auf uns schaute, wie die Fratze einer Gottheit, die mich strafen wollte. Ich teilte ihm die Beobachtung mit, die einerseits ängstigend, andererseits stimmig war in dem Sinn, als sie einen emotionalen Zustand wie in einem Traum vollkommen ausdrückte. Er konnte nicht viel damit anfangen, es war vielleicht auch zu befremdlich. Andererseits wurden damals auch schon die Arbeiten von Rosenfeld diskutiert, der über die analytische Therapie mit Psychotikern schrieb und der betonte, eine Psychoanalyse könne nicht als ausreichend tief angesehen werden, wenn sie nicht den psychotischen Kern in jedem Patienten erreiche. Das war nun wieder so apodiktisch formuliert, daß viele Kollegen zu Recht den Kopf schüttelten, weil sie mit ihren neurotischen Patienten, die zufällig einmal ausreichend gute Kleinkindmütter gehabt hatten, nicht wußten, auf welchen verschlungenen Wegen man an diesen

Kern herankommt. Unser Dauerclinch hatte jedenfalls in dessen Nähe geführt, und auch unsere Kommunikation war inzwischen ausreichend verrückt geworden; aber vor diesen Bereichen in mir blinkten damals noch fast überall die Warnlampen. Das Wunderbare war ja, daß er es so lange mit mir aushielt und Lebensenergie mit mir verbrauchte, ohne daß dies noch heilsam gewesen wäre. Am nächsten Tag, ich schaute nach, guckten die Dachfenster wieder normal.

Meine heutige therapeutische Version für solche Verstrikkungen wäre: Weg aus dem Übertragungs- und Gegenübertragungsclinch, hin zur Inszenierung! Was heißt das hier? Ich würde den Patienten fragen, ob ich mich neben ihn setzen oder stellen darf, möglicherweise mit Berührung, und würde ihn begleiten bei der direkten Auseinandersetzung mit dem drohenden Gesicht. Was hat er ihm zu sagen? Welcher Art ist die Einschüchterung, Drohung, angetragene Schuld, die von ihm ausgeht? Findet sich ein Weg zu den in ihm externalisierten Introjekten? Was ist der biographische Hintergrund? Was hat das mit dem eigenen Haß zu tun, der projiziert werden muß? Andere Therapieschulen lassen malen; lassen pantomimisch spielen, wie sich das Gesicht anfühlt, wenn der Patient sich mit ihm identifiziert; folgen den destruktiven Phantasien, die in der Identifikation zum Vorschein kommen. Weg vom Größenwahn der ausschließlichen Übertragungs- und Gegenübertragungsanalyse unter Verzicht auf alle anderen, gut erforschten Hilfsmittel!

Eine andere Aktion, nun deutlicher auf das Ende hinweisend: Ich kroch unter die Couch, die auf zarten Holzbeinchen stand und nicht sehr wuchtig war. Der Analytiker griff schon gar nicht mehr ein, dachte wohl, er habe es mit einer Abart von mildem Übertragungswahnsinn zu tun (stimmt ja auch), oder aber er spürte inzwischen, daß in diesem verzweifelt-skurrilen Agieren ein Stück Wahrheit verborgen war, mit dem am Ende doch noch etwas anzufangen wäre. Ich hatte ihm in jenen Monaten ja mehrfach entgegengeschleudert, daß ich mich zwar Psychotherapeut, aber niemals Psychoanalytiker nennen wolle, denn dies sei eine eingeengte groteske Unternehmung, während ich in der Bezeichnung Psychotherapeut eine viel größere Breite der Zuwendung wie des Instrumentariums sehen wollte. Mit der Aktion wollte ich, halb blind, halb ahnend, das System unserer Analyse ad absurdum führen, zumindest für mich und meinen Irrgarten-Weg. Noch immer lag ein auch von Liebe getragenes Angebot im Agieren: Laß uns doch aussteigen aus dem unfruchtbaren Gezerre, in dem Deutung und Gegendeutung nur noch Geschosse waren im Kampf ums Überleben, ich als Person, er als Analytiker.

Auf jeden Fall nahm ich die Couch sozusagen auf die Hörner, hob sie mit gestreckten Armen und Beinen hoch, fühlte mich für ein paar Sekunden wie ein Held und möglicher Retter unserer Beziehung und gleichzeitig wie ein Künstler, der in einer Mischung von Installation und Aktion ein Gespenst entlarvte. Er hätte ja mit mir spielen können, die Bindung und die Hoffnung waren, neben aller Hoffnungslosigkeit, noch sehr tief. Aber es hätte eine Lockerung seiner Bindung an das psychoanalytisch »Anständige« vorausgesetzt, ein neues Arbeits- oder besser Spaßbündnis. Da ich inzwischen weiß, wie tief die Überichbindungen an den analytischen Kanon sein können, bin ich ihm heute nicht mehr gram. Ein Reihe von Kollegen hat längst körpertherapeutische Zweitanalysen oder ganze Fortbildungen absolviert, aber meist in aller Heimlichkeit, und sie schweigen darüber, erst recht, wenn sie noch etwas werden wollen auf der Stufenleiter der Vereinigung; und sie schweigen natürlich auch dann, wenn sie zum Wohl der Patienten von ihren Kenntnissen und Erfahrungen therapeutisch längst etwas weitergeben: aus Angst vor den Gutachtern der Krankenkassen.

So kamen wir in die Jahre und wurden verzagt miteinander. Die Liebe war fast aufgezehrt, ebenso das, was man das Arbeitsbündnis nennt. Meinen Zustand könnte ich am ehesten wiedergeben mit wutentbrannter Hoffnungslosigkeit.

Wir tauschten noch ein paar Gemeinheiten aus inmitten sich wiederholender Aspik-Szenen. Eine subtile Bosheit aus seinem enttäuschten Mutter-Vater-Kombi-Herzen lautete: »Na ja, ich habe viel gelernt, den nächsten Kandidaten wird's zugute kommen.« Die Konstellation glich der heimatlichen Familie und meinem mißglückten »Abschied von den Eltern« und den neuen Spielräumen der jüngeren Geschwister in der jetzt etwas weniger beengten Wohnung.

Ich schämte mich, daß wir auf diesem Niveau angelangt waren, noch das Wehtun-Wollen enthielt ja so viel Bindung, und das kann ich verraten: Die tiefste Zuneigung ist gar nie zerstört worden, selbst wenn wir Jahrzehnte brauchten, um auf einem langen Spaziergang die scheue Sympathie zu fühlen, die geblieben war. Die zurückliegende Arbeit, Liebesgeschichte und Höllenfahrt, streiften wir allerdings mit keinem Wort. Es gab immer wieder einmal Briefe, Karten, Grüße; ich schickte ihm einige Bücher von mir, auf die er allerdings nicht reagierte. Sie waren ihm vielleicht noch immer Zeichen von Agieren, Kampf, Verachtung und Größenwahn, also Zeugnisse einiger nicht analysierbarer Barrikaden, aber die eben nicht ausschließlich Symptome waren, die es wegzuanalysieren galt. Irgendwann las ich den Satz einer im Kampf mit frühen Störungen erschöpften Koryphäe: kreative Borderliner seien am schwersten zu analysieren. Ich tat mir leid und war stolz. Alkoholikern verbietet man das Trinken, wenn sie erst einmal in der Klinik angelangt sind, und das ist gut so. Sie bleiben Alkoholiker, selbst wenn sie danach lebenslänglich trocken leben. Die Frühfreudianer in Wien verboten ihren Patienten alles mögliche (wichtige Entscheidungen zu treffen, Sexualität, Bewegungen auf der Couch, bestimmte andere Genüsse) und hofften damit schneller ins Zentrum der Konflikte zu stoßen; sie verboten ihnen sogar die Symptome, damit sich deren Ingredienzien leichter analysieren ließen. Hätte er mir das Schreiben verbieten sollen? Zum Teil verdiente ich die Kosten der Analyse damit. Und dennoch ist der Gedanke nicht nur absurd: Gottesgeschenk und Lebenskrücke, wahres Selbst und Clownsgewand waren untrennbar miteinander verbacken. Was sollen diese Gedanken hier? Ich ersinne in der Phantasie noch immer Rettungsversuche für diese Analyse, nachträglich, rückblickend, alternative Lösungen, weil die Realität so schmerzlich war.

Einige Wochen nach der Trennung, zu einer Sommerferienzeit, fiel ich aus meiner stolzen Eisigkeit des Abschieds heraus in ein Verzweiflungsloch und fragte an, ob wir nicht doch noch eine Weile weitermachen sollten, aber da blieb er hart, bekreuzigte sich vermutlich am Telefon und hieß mich meiner Wege gehen. Er sah das Ende meiner Besserungsfähigkeit noch nicht gekommen, obwohl er in einer schlimmen Phase, in der ich ihn quälte mit den Namen von Analytikern, die vielleicht besser mit mir zurecht kämen (die Jahre meines Ausstreunens aus der Familie), mir mit einem gigantischen Satz den Atem nahm: »Sie wissen doch, daß ich Ihre letzte Chance bin.« Mir blieb buchstäblich die Spucke weg, denn die Worte und Sätze, die ich antworten wollte, lagen mir auf der Zunge, aber ich brachte sie nicht heraus. Der harmloseste war: »Kein Mensch darf sich eines Menschen letzte Chance nennen, schon gar nicht bei einer verpfuschten Analyse.« Etwas deutlicher: »Sie sind verrückt geworden mit Ihrem unnachahmlichen Hochmut.« Und finaler: Aufzustehen und zu sagen »Sie können mich am Arsch lecken mit Ihrer letzten Chance, adieu!« Es war dieser Satz, den ich ihm am meisten übelgenommen habe, weil wider meine bewußte Überzeugung ein Teil der Botschaft sich als drohende Wahrheit über die letzten Monate legte und als leiser Fluch spätere Therapieversuche einsäuerte.

Es stand eine andere Botschaft noch über den letzten Monaten, die von meinen tiefen Zweifeln, von Angst und Wut durchdrungen waren, eine Botschaft, mit der er für uns beide noch eine späte Hoffnung produzierte: »Auf die letzte Stunde kommt es an!« Mir scheint, daß der Satz für mich eine religiöse Verheißung bedeutete, die aber auch eine Drohung sein konnte, weil der deus absconditus der Psychoanalyse es sich nach seinen ureigensten Gesetzen vorbehielt, den Daumen zu heben oder zu senken: Wer den Glauben aufrecht hielt bis zur Stunde des Todes, der konnte gerettet werden; wer das Gift von Wut und Zweifel noch immer in sich trug, fiel der Verdammnis anheim. »Nun muß sich alles, alles wenden!«, ich kann die Gedichtzeile nicht orten, sie ist trotzdem in meinem Ohr, noch auf dem Weg zur Hölle ist Umkehr möglich, ein irrsinniger Glaubensakt kann eine verfahrene Analyse noch in ein Heilsgeschehen verwandeln, indem eine hoch verdichtete Abschieds-Substanz – credo quia absurdum – mir in die Seele fließt. Möglicherweise ist, in abgemilderter Form, sogar etwas dran an dem Satz von der Bedeutung der letzten Stunde, wenn man nicht gerade verlangt, daß der abschüssige Lauf der Seelenwanderung sich noch einmal umkehrt. Meine Glaubenskräfte waren längst abgestorben, doch eine magische Ecke bleibt einem ja erhalten, und die ins Zynische gewandte Seite der Seele umspielt noch einmal die Bedeutungsaura der beiden Worte »letztes Stündlein« und »letzte Stunde«. Es war ein pathetischer langer Augenblick, lodernd eisig, zwei Erschöpfte, die eigentlich mit einem gütigen Supervisor hätten gemeinsam in Kur fahren sollen, zwei Wochen, zwar getrennt lebend, aber vielleicht in einer sonnigen Berg- oder Meerlandschaft und einmal am Tage eine gemeinsame Stunde, dem Verstehen und der Aussöhnung gewidmet. Ich wußte zu jener Zeit schon, daß einige wenige Therapeuten, Analytiker und Fortgebildete etwa in familiendynamischen Künsten, das anboten: Workshops, zu denen Therapeuten mit einem schwierigen Patienten kamen, um eine fehlgeschlagene, verwirrte oder destruktiv gewordene Kommunikation wieder in Fluß zu bringen.

Einige andere Schulen nennen es »live-supervision«, in der ein Lehrer in eine laufende Therapie hereinschaut, übersetzt, vermittelt, die Übertragungs- und Gegenübertragungsverhältnisse klärt. Das ist kein Allheilmittel, birgt in sich selbst wieder Fallen und Gefahrenpunkte, jedenfalls habe ich von solchen gehört. Aber es steckt, wenn man vom Kontrollaspekt innerhalb einer Ausbildung einmal absieht, ein humaner Gesichtspunkt dahinter: So komplizierte Beziehungen wie eine Analyse (Freundschaft, Liebesbeziehung, Ehe, Familie, enges Arbeitsverhältnis) bedürfen manchmal der Hilfe von außen. Natürlich gibt es die im stillen genommene Einzelsupervision, die der verunsicherte Therapeut bei einem erfahrenen Kollegen nimmt; sie ist sicher ein kostbares Instrument, und vielleicht hat er sogar solche Hilfe in Anspruch genommen, manchmal glaubte ich es zu spüren an einer plötzlich veränderten Haltung. Aber ich glaubte schon lange nicht mehr an den Segen einer so einseitigen Hilfestellung. Einmal sagte er mir, es fehle mir an der notwendigen Arglosigkeit oder einem arglosen Vertrauen (wie ein notwendiges Gen), doch habe er jetzt eine therapeutische Linie gefunden, die mir oder uns helfen könnte. Als ich fragte, welche das sei, meinte er: »Wenn ich das jetzt sage, funktioniert es ja nicht mehr.«

Mit dem Anteil der enttäuschten Wut in der letzten Stunde war ich, wie schon gesagt, befriedigt über seine Blässe. Als es dann klingelte gegen Ende der Stunde und ein mir lieber und vertrauter Mitkandidat zu seiner Stunde kam, kippte der verzweifelte Triumph um. Es war, wie wenn ich jetzt mehr Unheil gestiftet hätte, als ich wollte. Den Eltern hatte ich es nicht zugemutet, sie so zu belasten, daß ihr pädagogisches Funktionieren den Jüngeren gegenüber gefährdet war. Ich hatte sie nicht mit offener Pubertät heimgesucht, sondern diese, wenigstens innerfamiliär, eher ausfallen lassen. Die Loyalität gegenüber der Familie, die immer in der Nähe eines seelischen und gesellschaftlichen Abgrunds angesiedelt war, blieb stärker. In meinen Umgang mit dem Analytiker und den damaligen Institutionen der Psychoanalyse ist sicher etwas von der nicht gelebten Pubertät eingeflossen, ganz einfach, weil ich sie für stark genug hielt, damit umzugehen. Das war ein Irrtum. Pubertät war auch dort nicht gefragt, wenngleich ich dankbar einräumen muß, daß der Analytiker da den größeren inneren Spielraum hatte. Wir haben ja auf mehreren Stockwerken der Seele gut gearbeitet. Es gab nur immer wieder, unberechenbar, Wassereinbrüche aus den Kellergeschossen, die wir nicht sanieren konnten; Erdbeben, die alles weiter oben Gelegene ins Wanken oder ins Klirren brachten. Es war das Ungeheuer in den Fundamenten, das tobte, wenn es ihm gefiel, und das den auf Neurosen-Sanierung spezialisierten Architekten immer wieder narrte.

Ich hätte nach unserer letzten Stunde dem Analytiker eine Ruhepause gegönnt, zur Erholung und zum Nachdenken. Aber er mußte ja ohne Pause weitertherapieren und mindestens die Maske der rasch wiedergefundenen Gelassenheit aufsetzen. Ob er dem Kandidaten sagen durfte, er sei noch mitgenommen von der Stunde davor, weiß ich nicht. Wenn es mir so geht, daß eine Stunde mit einem meiner Patienten stark nachhallt, und der nächste merkt es und ist unruhig oder fragt, mit was ich beschäftigt sei, dann spüre ich zwar die Scham über den mißglückten Versuch, wieder ganz präsent zu sein, aber ich habe es mir, aufgrund der eigenen Erfahrungen, angewöhnt, mitzuteilen, was los ist. Ich hatte ja auch meinem Nachfolger auf der Couch etwas angetan oder weggenommen, und das wollte ich nicht, vielleicht nicht, vielleicht doch, die Geschwisterbeziehungen sind ja ein Kapitel für sich. Erleichtert und entsetzt und sehr traurig fuhr ich nach Hause.

Nachwehen und Nachbeben

Ich mußte mich irgendwo unterbringen und wollte nicht in eine Klinik. Ich verhandelte mit Wolf B., den ich schätze, auch wenn mir sein Methodenpluralismus manchmal zu extensiv ist. Er leitet ein Therapiezentrum in Bayern und bot mir einen

Platz in einer sogenannten »Baugruppe« an: für drei Monate hätte ich mich, in herrlicher Umgebung, einige Stunden am Tag dem Ausbau seines Zentrums gewidmet bei freier Kost und Logis und einer abendlichen Therapie- oder Selbsterfahrungsgruppe. Am dritten Tag erschien das Fernsehen, und wir turnten bioenergetische Übungen vor. Eine Woche verbrachte ich dort, fühlte mich aber nicht so recht baugruppenwillig oder -fähig, störte den Zusammenhalt der Gruppe auch dadurch, daß ich zwischendurch noch zu den Seminaren nach Frankfurt mußte, und spürte zudem einen starken Widerwillen, am Ausbau eines fremden Zentrums tätig zu sein, wo mir doch schon lange etwas Eigenes in dieser Richtung vorschwebte.

In dieser Zeit las ich einen Aufsatz der Analytikerin Frau G. in München über ihren Umgang mit frühen Störungen oder Borderline-Patienten, der mir sehr gut gefiel und einen Hoffnungsstrahl aufblitzen ließ. Es war klar, daß ich aus Frankfurt wegwollte, ich war bereit, den neuen Wohnort vom Wohnsitz des möglichen Therapeuten abhängig zu machen, denn ohne Hilfe weiterzuleben schien mir unmöglich. Ich fühlte mich in einem Erstgespräch auch ganz gut von ihr verstanden und angenommen, konnte mir aber nicht vorstellen, mit einer Stunde pro Woche, die sie mir anbieten konnte, auszukommen.

In jener Zeit suchte ich, verteilt über einige Monate, drei erfahrene ältere Kollegen auf, von denen ich mir Orientierung und den Mut zum Weiterleben versprach. Gegen die Verzweiflung war aktuell nicht viel zu machen, es würde mir schon die Aussicht genügen, aus diesem Dunkel im Lauf der Zeit wieder herauszufinden. Der erste war der klassisch-freudianische Patriarch W. L. in Tübingen, der mir zum Trost sagte, solche Bilanzkatastrophen nach langen Lehranalysen seien ihm sehr vertraut, deshalb komme es ja auch so oft zu Zweitanalysen, die dann vielleicht die eigentlich therapeutischen seien. Er enthielt sich jeden Urteils, war wohlwollend, prüfte mögliche Gründe für die Verstrickung und bat mich, mir eine zweite Chance zu gönnen (in Wahrheit die vierte oder fünfte), wobei es für ihn vollkommen selbstverständlich schien: Mehr vom Gleichen, nur anders oder besser! Eine therapeutische Variante nichtanalytischer Webart lag ganz außerhalb seiner Vorstellungskraft oder seiner Kenntnisse. Dabei ereignete sich eine kleine Szene, in der das Bedürfnis nach einer stärker interaktiven oder gar körpernäheren Methode deutlich aufleuchtete. Er saß mir für eine Doppelstunde gegenüber, aufmerksam und wohlwollend, aber er hatte sich aus dem direkten Kontakt von mir verabschiedet. Ich schaute zu einem Mann hinüber, den ich sehr achtete, der strikt die Augen geschlossen hielt. Er meditierte meinen fast ins Leere gesprochenen Bericht, es war keine Regung an ihm zu erkennen; und er ließ aus einem augenlosen Gesicht heraus, das mir fast jenseitig versunken oder sibyllinisch vorkam, gelegentlich eine Frage oder eine vorsichtige Deutung tropfen. Methodisch kann ich das Arrangement verstehen – konzentriertes Zuhören, wichtig und vielleicht hilfreich, vorausgesetzt, der Ratsuchende kann damit umgehen; ich konnte es nicht. Natürlich wollte ich mich nicht an ihm therapeutisch festsaugen, wir waren uns der Einmaligkeit der Konsultation vollkommen bewußt. Vielleicht dienten die geschlossenen Augen der Abwehr eines möglichen therapeutischen Mißverstehens der Lage durch mich, neben der Erhöhung seiner Konzentration. Aber das Ausmaß dieser visuellen Abwesenheit war mir unerträglich, ich protestierte. Immerhin zwang er sich von da an, mich gelegentlich anzuschauen, aber dieser direkte Augenkontakt schien ihn anzustrengen, ich erlebte mich wieder einmal als Zumutung. Und mehr noch: Ich war dem hochgradig Analytischen im gewählten Setting nicht gewachsen – aber deshalb war ich ja da. Und so hörte ich, schon in der Stunde oder auch danach, in meinem Inneren das schillernde Wort vom leider notwendigen »Parameter«, also einer methodischen Abweichung zur klassischen Liegekur, die der Therapeut wählen muß, wenn Patienten mit dem analytische Setting nicht klarkommen. Ich war also einer, von dem man sich anglotzen lassen muß – Freud wählte das freundlichere Wort vom stundenlangen »Anstarren« während eines langen Arbeitstages, das er schlecht ertrug.

Das verzweifelte Kind in mir fühlte damals: Der sieht mich gar nicht, und es interessiert ihn auch nicht; was natürlich nicht stimmt, denn er war ja bereit, konzentriert über mich und meine Worte nachzudenken. Aber ich war in diesen Stunden ein behindertes und resigniertes Kind, in Begleitung eines erwachsenen Anwalts, zwei Teile von mir, die damals nicht mehr viel Kontakt miteinander hatten. Die Reise zu ihm hatte die hoffnungsvolle Regression gefördert, aber auch die Scham über das Mißlingen. Die hat er mir nehmen können. Aber wir verwendeten die Augen- und die Anwesenheits-Abwesenheits-Szene nicht zu diagnostischen Zwecken, sondern blieben sozusagen im Metapsychologischen, worin er ein bewunderter Künstler war. Er erinnerte sich übrigens nicht daran, daß ich vor langen Jahren einmal bei ihm zu einem Erstgespräch gewesen war, noch in seinen Frankfurter Zeiten. Doch ich nahm von ihm mit: die Katastrophe sei verstehbar und eine erneute Analyse angemessen.

Das Gespräch mit dem Analytiker-Astrologen

Die andere Erinnerung ist die an eine Konsultation beim Münchener Patriarchen der analytischen Therapieszene, F. R., der sich, bevor er sich mit einem Patienten therapeutisch oder auch nur konsiliarisch einließ, ein Horoskop erstellte und es mit dem seinen verglich. Ich hatte ihm also meine Daten eingeschickt, zusammen mit einer kleinen Tonplastik von mir, die mir für meinem Zustand aussagekräftig erschien, ohne daß ich hätte sagen können warum. Die Vorausgeschenke, wie ich sie später auch meiner nächsten Analytikerin Frau S. mitbrachte, hingen natürlich mit meinem Gefühl zusammen, daß ich nur gegen eine gleich zu Beginn zu errichtende Vorausgabe zu akzeptieren sei; dabei waren es meist Gaben, die mich wegen der einen oder anderen Form von Kreativität interessant und das Ausmaß meiner Bedürftigkeit oder Schwierigkeit erträglicher machen sollten.

Er war nicht leicht zu finden am Ende einer kleinen Sackgasse mit Villen und Bungalows und großen Gärten. Der Empfang war freundlich, der Meister saß in einem tiefen Sessel, auf seinem Schoß eine kleine Mappe, darin mein Brief und das kreisrunde Schema meines Horoskops, aus dem er freihändig oder höchstens nach wenigen Stichworten mein Schicksal aufblätterte. Das frühe Fazit legte er mir gleich zu Füßen, nachdem er meine briefliche Anfrage wiederholt hatte, ob man mit dem, was er dem Horoskop entnehme, überhaupt leben könne. Er meinte: Ja. Suizid sei nicht angezeigt, obwohl er verstehe, daß mir manchmal danach zumute sei. Immerhin, dieses Leben auf der Schwelle hatte er verstanden, vielmehr dem Stand der Sterne zum Zeitpunkt meiner irdischen Erscheinungskatastrophe entnommen. Er kannte ein oder zwei Bücher von mir, darunter die »Gottesvergiftung«, und behandelte mich überhaupt achtungsvoll als Kollegen, dem er vielleicht einen kleinen Anschub geben könnte. Sehr insistiert hat er auf einem Thema, das er meine »transzendentale Begabung« oder das »Fenster zum Überirdischen« nannte. Er finde viel von dieser Transzendenz-Materie in meinen astralen Unterlagen und könne es kaum fassen, daß dieser Stoff noch keine Form oder einen neuen Bezug zum Spirituellen gefunden habe. Ich versuchte ihm zu erklären, daß die christliche Verschüttung noch über allem liege oder daß mir das Spirituelle nach dessen neurotischer Verformung in meiner Jugend noch immer verdächtig sei und ich, wie traurig auch immer, noch mit dem Genuß der Befreiung davon beschäftigt sei.

Das ließ er gelten, bat mich jedoch, das Fenster zum Kosmischen offenzuhalten. Ich nickte fromm und dachte heimlich: Wenn es der Gesundung oder der Wahrheitsfindung dient! Aber lehnte den Gedanken des offengehaltenen Fensters nicht rundweg ab. Wenn sich ein ironischer Ton einschleicht, so kommt er daher, daß ein rationaler Teil in mir dem Horoskopischen sehr skeptisch gegenübersteht, während der magische Teil mir zuflüstern will: »Nun glaube doch endlich an die Sterne!« Diese beiden Hirnhälften liegen auch sonst öfter im Streit miteinander. Einige sterndeutende Freunde haben mir seither überraschende und wichtige Mitteilungen gemacht, die sie sich nicht aus den Fingern gesaugt haben können. An F. R. imponierte mir, wie er in seinen Büchern die Sterne und die irdischen Konflikte zu integrieren trachtete. Und er hatte eine Vorstellung davon, welche Chancen eine Therapie angesichts bestimmter Aszendenten und Häuser haben könnte und wo sie sozusagen auf kosmischen Granit biß, so daß es zu qualvoll-vergeblichen Anstrengungen kommen könne, die wiederum geradewegs zu schlimmen Verstrickungen führten, in denen man sich (gemeint: die beiden Kämpfer) leidvolles und gemeinsames Versagen um die Ohren haute (könnte aber auch für den Granit eines Traumas gelten), nur weil es keine klare Astral-Diagnostik (oder Trauma-Kunde) gegeben habe. In Stichworten hielt ich seine Ausführungen fest, eine winzige Taschenkalenderseite voll, und bewahrte sie sorgsam auf, konsultierte sie alle paar Jahre, trank einen Schluck Weisheit und Trost aus ihnen und weiß nicht, ob ich sie noch habe oder nicht.

Was nahm ich mit? Ach ja, seine Antwort auf meine Grundsatzfrage nach den Überlebensmöglichkeiten: Mein Horoskop sei schwierig, spannungsreich, schmerzvoll, aber reich, auf komplizierte Weise dem Schöpferischen zugewandt, und nun kommt das Wichtigste, das mir in den späteren Jahren sehr geholfen hat: Ich dürfe nie hoffen, ein Honoratiore, ein anerkannt Dazugehöriger zu sein; dafür sei ich ein zu unruhiger Geist, der die anderen verunsichere, durch Ungeduld, gedankliche Seitensprünge und unerwartete Verknüpfungen scheinbar disparater Sachverhalte. Und ich könne auch nie erwarten, daß ich mich auf einem gedanklichen Sitzplatz so lange einrichten dürfe, bis sich andere zur Club-Bildung dazugesellten oder bis ich langjähriges Mitglied eines schon bestehenden Vereins oder einer Schule sei. Aber die große Chance sei, da ich mich ohnehin immer wieder zwischen allen Stühlen niederließe: so lange wenigstens dort sitzen zu bleiben, bis sich unter meiner südlichen Halbkugel ein neuer und sogar innovativer Sitzplatz mit Aussicht gebildet habe.

Was eine weitere Therapie anging, so unterschied er zwischen dem Aufarbeiten der Analysekatastrophe und einer möglichen weiteren Analyse, aber der Beginn des zweiten Schrittes sei wohl erst nach Fortschritten beim ersten klar ins Auge zu fassen. Das leuchtete mir ein, nur wußte ich nicht, wie es zu verwirklichen war und ob das eine nicht unmerklich ins andere überginge.

Trotzdem hatte er recht, denn ich erlebte die drei folgenden Monate, die ich dann bei Rütte im Schwarzwald, dem Therapiedorf des Grafen Dürckheim verbrachte, in einer Dependance, dem Johannishof in Herrischried, als einen Zeit-Raum des Überlebens, eine Rekonvaleszenz ohne tiefschürfende Analyse, aber mit wohlwollendem Klima, Malen, Wandern, Zeichnen, Kochen, Gesprächen.

Zuflucht in Rütte

Doch zunächst zur Anfangskonsultation beim Grafen Dürckheim selbst. Er war schon erblindet zu jener Zeit, also von anmutiger Unbeholfenheit, aber mit dem Gesichtsausdruck des Sehers. Er zeigte mir, wo das Hara sitzt und erklärte mir, was es bedeutet und wie man damit umgeht. Davon ist mir nicht viel im Gedächtnis geblieben, der kleine Zyniker in mir raunte dauernd: Das gehört hier zum Ritual oder zum Service des Hauses. Auf graden und krummen Wegen hatte ich von den japanisch durchdrungenen Zeremonien gehört und war bei ehrfurchtsvoller Abneigung angelangt.

Aber später saßen wir an einem Tisch, und da sagte er: »Da ich Sie nicht sehen kann, möchte ich Sie bitten, mir Ihre Hände zu reichen.« Das war neu. Ich hatte noch nie längere Zeit jemandes Hände gehalten oder die meinigen halten lassen. Seine ruhige Bestimmtheit öffnete einen Raum, in dem dies plötzlich selbstverständlich war und eine Brücke der Begegnung schien. Er hieß mich erzählen, was mich betrübe; auch er kannte natürlich reihenweise Katastrophenberichte aus den verschiedensten Therapierichtungen und Berichte über Lebenskrisen. Er selbst therapierte gar nicht mehr, sondern lebte als der Alte vom Berge und empfing Menschen zu Konsultationen. Die Übertragungen, die er auslöste, grenzten in vielen Fällen ans Religiöse. Ich hörte Menschen von ihm sprechen wie von einem Wundertäter und Seelenretter. Es gab wohl eine Seite an ihm, die das gelassen durchschaute, und eine andere, die sich eine bedeutsame Sendung auf dieser von seelischem Elend und Krisen bedrohten Erde zuschrieb. Vielleicht weil er ahnte, daß ich allem guruhaften Humbug skeptisch gegenüberstand (er hatte die »Gottesvergiftung« ebenfalls gelesen), gab er sich freundlich bescheiden, doch in vollem, ruhigem Selbstbewußtsein, ohne jedes Imponiergehabe und Brimborium, und hörte mich an, während er offenbar, wie ich erst am Schluß erfuhr, mit einer Art Handdiagnostik beschäftigt war. Doch dieser Ausdruck klingt zu technisch: er spürte den Energieströmen nach, die sich zwischen unseren Händen entfaltete. Nachdem ich ihm meine Hände tastend und scheu überlassen hatte, fanden dann Wandlungen im Kontakt, in der Temperatur statt, ja in der Beseelung der Hände, so daß ich tatsächlich, und er natürlich noch viel mehr, das Gefühl hatte, ihn und er mich ein Stück kennengelernt zu haben; aber mehr noch, ich hatte mich ihm über die Hände ein Stück weit anvertraut. Mir sind nur noch seine Schlußworte im Ohr: Mit einer solch differenzierten und ständig pulsierenden Energie solle ich mir keine Sorgen machen; das wichtigste sei, wieder Zugang zu finden zu ihr; es sei ihm wohl bewußt, welche Schmerzen ihr Verlust bedeute; es sei wohl meine Lebensaufgabe, mich immer wieder dieser Energie, die zugleich Zuversicht und Lebensmut mit sich bringe, zu vergewissern. Er könne und dürfe aufgrund mangelnder Aufklärung über mein Leben wenig darüber sagen, was immer wieder zu ihrem Verlust führe; es sei aber auch in der tiefsten Depression wichtig, das Wissen zu behalten, daß ich sie besäße und daß sie auch immer wieder zurückkommen werde. Dieser Satz war ab und zu tröstlich, aber wenn ich den Glauben an ihn verlor, schien er mich auch zu verhöhnen.

Er bedauerte, daß in den Sommermonaten kaum ein therapeutisches Programm stattfinde; das sei aber nicht weiter schlimm, therapeutische Programme hätte ich ja bereits im Übermaß absolviert. Er wolle aber einen seiner Schüler, F. K. aus Holland, der ebenfalls im Johannishof wohnte, informieren und ihn bitten, mich ein wenig zu begleiten. Mit ihm, oder er mit mir, führte ich später tägliche Gespräche, wenn irgend möglich auf Spaziergängen.

Besuch bei der rebellischen A. M.

Doch zuvor noch einige Sätze zur dritten Konsultation bei der Analytikerin A. M. in Zürich. Damals wußte ich noch nicht, in welchem Kampf sie später mit der analytischen Orthodoxie liegen würde, weiß nicht einmal, ob er damals schon begonnen hatte. Es war jedenfalls nichts davon zu merken. Sie ließ durchblicken, daß sie meinen Analytiker kannte, ihn wohl auch achtete, sich auch gut vorstellen konnte, daß im frühen

Mutterclinch einiges schiefgegangen war. Sie gab mir einige Informationen über ihn, die sie aufgeschnappt hatte und die ich nicht wiedergebe, weil sie mit seiner familiären Biographie zusammenhängen. Sie lieferten ihr auch nur die mögliche lebensgeschichtliche Begründung dafür, daß sie es für möglich oder wahrscheinlich hielt, daß er in diese Tiefen des Hasses auf die frühe Mutter nicht mit vollem Herzen oder mit voller Kompetenz eingestiegen sei. Diese wenigen Sätze – vieles andere habe ich vergessen – halfen mir, jenen elementaren Selbstverdacht langsam zu lösen, daß ich mit meinen Wahrnehmungen, er verstehe mich auf einer tieferen Ebene des Mutterhasses und der Mutterfragmentierung nicht, im Bereich des Absurden gelandet sei. Anders ausgedrückt: ich irrte nicht mit meinem Mißtrauen und dem Gefühl, er glaube mir nicht bei meinen bewußten und unbewußten Erinnerungen an die Mutter: Als sei manches von dem, was ich erinnerte, phantasierte oder wußte, analytisch unanständig und am besten sogar zu beschweigen.

Ich bin diesem tiefen Zweifel darüber, ob der Analytiker bei manchen Dimensionen eines kumulativen Traumas dem Patienten überhaupt glaube, inzwischen mehrfach begegnet und weiß aus der Literatur über Mißbrauch und Trauma, wie wichtig dieser Glaube zunächst an das ist, was die Patienten berichten. Muß etwas modifiziert werden, so haben sie oft erst später die Kraft dazu.

A. M.s Kampf gegen die Psychoanalyse muß später begonnen haben, sonst hätte ich sie nämlich gar nicht konsultiert. Mir ging es nicht darum, das Kind mit dem Bad auszuschütten, ich war ja unterwegs zum nächsten Versuch, während sie später ihre Abneigung wie ihre Entwertung immer radikaler formulierte und sich aus dem Metier des Analytikers ganz zurückzog. Auch ihre spätere, fast kritiklose Idealisierung eines Körpertherapeuten, mit dem sie wohl noch ein Stück an eigenen Konflikten arbeitete, kann ich nicht nachvollziehen. Ihr hymnischer Ton führte dazu, daß der gute Mann, wie ich hörte, Tausende von dringenden Anfragen erhielt. Alle Erlösungsbedürftigen der deutschsprachigen therapeutischen Welt sowie zahlreiche Analysegeschädigte schienen sich in seinen Schweizer Kanton zu drängen, fast so viele, wie die Schweiz in den frühen vierziger Jahren an ihren Grenzen als Flüchlinge mit einem »J« im Paß abgewiesen hatte.

Was ist mir von der Konsultation geblieben? Die Erinnerung an eine ungewöhnlich freundliche Atmosphäre. Im nachhinein, das heißt erst heute, ein kleiner Verdacht, daß ich ihr beginnendes Mißtrauen in die Psychoanalyse förderte, auch wenn das noch nicht sehr bewußtseinsnah gewesen sein mag; fördern in dem Sinne, daß sich der Schrecken darüber, was eine Analyse auch an Leid, Verwirrung und Entmutigung mit sich bringen kann, in ihr vertiefte. Denn die Geschichte ihres späteren Kreuzzuges gegen die Psychoanalyse beruht ja mit Sicherheit auf einer analogen und fundamentalen Enttäuschung, nur daß sie sie generalisierte und uns glauben zu machen versuchte, das Scheitern sei, solange die Triebtheorie gelte, zwangsläufig, am ehesten durch einen vorprogrammierten Verlust des lebendigen Selbst. Dagegen versuchte ich zunächst eher zu verstehen, wie ich in einem individuellen Fall gescheitert sei und wie das solide diagnostische Fundament der Analyse mehrere andere behandlungstechnische Zugänge erlaubte, die noch zu integrieren wären; darunter sogar solche, die das ursprüngliche analytische Fundament zunächst gar nicht auf den ersten Blick erkennen ließen. Ich habe der Psychoanalyse immer viel mehr zugetraut als die eingeschworenen Vertreter des rein klassischen Settings, für die der Verrat an den essentials recht früh beginnt.

Damals habe ich den Zugang zum Vertrauen in meine Wahrnehmungen wiedergefunden; die »Erlaubnis«, daß ich denken, ja wissen durfte, daß es Behinderungen, vielleicht sogar partiell massive, beim Analytiker gab, die unserem Unternehmen Grenzen setzten. Das Gefühl, der glaubt mir nicht, was ich über meine Mutter und ihre Geschichte offen oder in der Abwehr erzähle oder wie ich mich mit ihr gefühlt habe, durfte möglicherweise richtig sein. All dies sagt nicht viel über die reale Person der Mutter aus. Ich war vielleicht schon früh auf der unglückseligen Bahn, sie verzerrt wahrzunehmen. Aber mit diesen schmerzlichen Verzerrungen habe ich gelebt und bin gescheitert mit meinen Versuchen, sie auf anderen Kanälen zu erreichen. Der Hinweis auf mögliche Behinderungen bei ihm erlaubten mir, mich von ihm zu distanzieren, ohne zu verurteilen oder auch noch nachträglich das Nicht-Verstehen, über das Unglück dieser Tatsache hinaus, als eine Bosheit zu erleben. Ihm lag viel daran, eine »schlechte Mutter« durch eine »gute« zu ersetzen; aber dabei fehlte die Diagnostik meiner Mutterintrojekte; diese ließen sich nämlich nicht täuschen von dem ihnen entgegengesetzten Bild einer heilsamen-geduldigen Imago. War ich wieder zu Hause nach einer friedlich-tröstlichen Stunde, dann tauchte bald triumphierend die Hexe wieder auf und strafte mich für meinen Verrat und meinen Kinderglauben, daß die Fee mir helfen könnte. Wir haben die Hexe nicht wirklich erkannt, ernst genommen, diagnostiziert, entlarvt, sondern manchmal versucht, sie zu übermalen oder auf ihren natürlichen Tod zu warten. Als ob es den gäbe im Unbewußten.

Zwischenstation im Johannishof

Ich war depressiv, aber unter Menschen, die das akzeptierten und trotzdem mit mir spielten, kochten, wanderten, »geführtes Zeichnen« machten – eine Art halb-impulsives Zeichnen oder Malen mit geschlossenen oder sogar verbundenen Augen, in Gegenwart eines Begleiters, der ermutigte und auch vorsichtig deutete am Schluß. Ich betone das Kochen, weil das vorher zwar nicht tabu, aber ein konfliktträchtiger Bereich war. Dort oben lernte ich Kochen mit und für mehrere Personen am großen Herd oder dem Vorbereitungstisch. Doch die wichtigste Person war F. K., etwa fünf Jahre älter als ich, ehemals Priester und jetzt Rütte-Therapeut. Es war klar, und er war auch bereit darüber zu sprechen, daß er durch ein paar existentielle Krisen gegangen war, durch Krankheit und Gottverlassenheit; daß er allen beruflichen oder akademischen Ehrgeiz hatte hinter sich lassen müssen; wie es mir schien, war er dreimal so reif wie ich, aber von einer Reife, die ich mit meinem noch kaum gebrochenen Ehrgeiz für resignativ hielt, und mir kamen die zwiespältigsten Wörter im Lauf der Zeit dazu in den skeptischen Sinn: sich bescheiden, Demut üben, sich zufriedengeben, das Schicksal annehmen, Verzicht leisten, den Stolz opfern, dem Ehrgeiz entsagen, nicht immer weiterstreben. Doch hatte ich das Gefühl, seine Art der Reife bekäme mir gut, zumal er meinen Hochmut mit mildem Spott ertrug. Seine Philosophie der Reife weckte die Vaterübertragung, die sich in den zwielichtigen Wörtern schon hervorgetraut hat; aber die Übertragung ging ins Leere, weil er einfach sichtlich den Tag genoß, ohne melancholischen Attakken ausgesetzt zu sein. Ich habe an der Wand ein von mir gemaltes Bild aus jenen Sommertagen hängen, auf dem wir uns unter Apfelbäumen in der Sonne gegenübersitzen und Schach spielen.

Aber vergessen hatte ich das Wichtigste: Er schrieb es mir unlängst in einem langen Brief, in dem er Auskunft gab über sein jetziges, von familiärem Unglück überschattetes Leben. Er erinnerte mich daran – das hätte ich sicher gerne im Reich des Vergessens bewahrt –, daß ich ihm auf den langen Spaziergängen manchmal »befahl«, einige Schritte hinter mir zu gehen, fast wie ein Diener, Lehrer minderen Ranges, Leibwächter, zweites Ich, Gesprächspartner auf Abruf. Ja, ich wollte ihn bei mir haben, doch nicht auf gleicher Höhe, nicht im Gleichschritt, nicht in der zu großen Nähe des gemeinsamen Gehens nebeneinander. Das muß einer erst einmal mitmachen, ohne mir den Vogel zu zeigen!

Ich glaube, er ahnte, daß ich mit verletzten Größenideen geschlagen war; aber auch, daß ich ihn zeitweise nicht als konkrete Person, sondern als anwesenden Schatten brauchte. Michael Balint hätte, allerdings auf das Therapiezimmer und den unsichtbaren Analytiker bezogen, formuliert: als heilende oder nährende Vater-Substanz. Die verletzten Größenphantasien gaben mir auch einige bittere Gedanken ein (und gleichzeitig sofort Gegengedanken, die innerlich Abbitte zu leisten versuchten): Da habe ich in der Mainmetropole und Hochburg der Psychoanalyse meine 1000 Stunden abgeleistet, im Glauben, durch meinen ersten Bericht darüber Mut zu machen für diese Behandlungsform, und jetzt stiefle ich, auf der Suche nach mir selbst, mit einem entlaufenen Priester für den halben Stundenpreis durch den Schwarzwald, und es tut mir auch noch gut und bringt mich langsam auf die Erde zurück! Diagnostisch und metapsychologisch und behandlungstechnisch und theoretisch war ich ihm überlegen, menschlich gewiß nicht, fand es aber gut, mein Wissen vorübergehend einzumotten und mich seinem beruhigenden Einfluß zu überlassen, der auf seinem Wohlwollen und seiner Gelassenheit beruhte, aber auch auf seiner Weigerung, mit mir tiefenpsychologisch über verdrehte und verklumpte Konflikte zu sprechen. Ich lebte in einem beinahe hinterwäldlerischen Seelensanatorium und ließ den Schmerz über das Scheitern abklingen.

Die Verwurzelung in und um Freiburg

Gleichwohl war ich entschlossen, noch einmal Besseres vom Gleichen zu suchen, also Psychoanalyse. Denn die betrübte Seele war ehrgeizig, für sich selbst wie für die Psychoanalyse: die eine sollte doch durch die andere zu heilen sein und umgekehrt.

Ich wurde überraschend schnell fündig in der Nähe von Freiburg und etwa eine Autostunde vom Johannishof entfernt. Frau S. galt als erste Adresse im Breisgau, ihretwegen waren schon andere Psychoanalyse-Invaliden nach Freiburg gezogen. Sie schreckte auch vor Dritt- und Viertanalysen nicht zurück und behandelte nebenbei Kinder und Säuglinge nach dem letzten Stand der Londoner Anna-Freud-Schule. Von ihr gab es Aufsätze von feinstem metapsychologischen Glockenklang, so daß einem beim Lesen das duftendste Seelenwasser im Munde zusammenlief. Gerüchteweise hörte man, daß auch sie mit ihrer Lehranalyse nicht bestens bedient gewesen sei; der beschämende Sündenfall des hartnäckigen Nicht-Gedeihens mußte ihr also vertraut sein, und außerdem war sie, nach meinen Erfahrungen vorwiegend mit Männern, ausreichend weiblichen Geschlechts.

Ich schwebte also von Schauinslandhöhen zu ihr hinab, merke jetzt noch am Klang mancher Worte, wie liebesbereit ich wieder war, hoffnungsvoll und ängstlich, ja fast liebessüchtig, wenn damit gemeint sein darf, was Searles und andere herausgefunden habe: daß eine Neurose auch aus nicht zum Ziel gekommener Liebe entstehen könne. Das leuchtete mir sehr ein, weil ich mich ja an Jokaste so verderblich abgeprallt fühlte. Gleichsam auf dem Samtkissen brachte ich ihr in die Schnupperstunde die ersten vier oder fünf von mir erschienenen Bücher mit (sehr viel später hörte ich sie einmal über die »Vielschreiber« lästern), staunte über den freundlichen Empfang und nahm ihre Aussage zu den Büchern, daß ich ja sehr fleißig gewesen sei, erst einmal als wohlwollendes Lob. Ich mochte sie gleich ganz gerne, vielmehr, um analytischen Jargon zu verwenden, meine aufgestaute und mutterwärts gewandte oder auch feenwärts gerichtete Libido zögerte nicht, sie zu besetzen. Vollends gewann sie mein Vertrauen, als ich ihr, leicht schuldbewußt, von dem nach unserer ersten telefonischen Terminvereinbarung erfolgten, aber vor längerer Zeit schon vereinbarten Besuch bei A. M. in Zürich erzählte.

Sie war nicht nur nicht böse oder, milder, pikiert, nicht einmal ihre anmutigen Augenbrauen hoben sich, sondern sie verwendete den erstaunlichen Ausdruck »Zuarbeiten«: Frau M. habe uns mit ihrer Weisheit und ihren diagnostischen oder sonstigen Hinweisen »zugearbeitet«, und wir dürften das ja einbauen in unsere neu beginnende Unternehmung. Hier tauchte also eine Vorstellung von Kooperation auf, wie begrenzt auch immer, die mich enorm entlastete, und da sie die »ranghöchste« Analytikerin war, mit der ich es therapeutisch zu tun hatte, schienen sich hier Türen aufzutun zur eventuellen Erlaubtheit von Veränderungen im Setting, die von der in manchen Fällen nicht ausreichenden Monokultur des Couch-Hintercouch-Tandems wegführen könnten. In vielen psychotherapeutischen Kliniken ist ein Mehrpersonen-Ansatz ja längst üblich und wird sogar als notwendig angesehen, und man ruft dort nicht gleich nach der Feuerwehr wegen »Übertragungsspaltung«, sondern man versucht sie zu nutzen und in Konferenzen fruchtbar zu machen und wieder zusammenzusetzen. Ich habe in meinem Aufsatz »Wenn ein Patient mehrere Therapeuten braucht« (in: »Vorsicht Berührung«) versucht, eine theoretische wie fallbezogene Fundierung zu liefern. In der Arbeit mit Frau S. habe ich die neue »Erlaubnis« gar nicht intensiv genutzt, denn erstens glaubte ich noch einmal an klassische Psychoanalyse oder wollte es, nach neuem und verfeinertem Rezept zubereitet, und zweitens geriet ich eher wochenendweise in den beginnenden Sog körpertherapeutischer Schnupper-Kurse, »verführt« durch zwei geliebte Freunde, und da tat sich eine ganz neue Welt auf. Frau S. schien auch hier tolerant, soweit ich mich erinnere, so daß ich anfangs einiges von den Ausflügen erzählte. Ich hätte mich durch engherzige Kommandos wohl auch nicht mehr zurückhalten lassen. Ich inszenierte die frühe Spaltung meiner Kinderwelt: die enge Kleinbürgerlichkeit der Familie und die spannende, wenn auch intellektuell anspruchslosere Welt der umliegenden Bauern, denen ich bei der Feld- und Stallarbeit half. Die beiden Welten wurden nie zusammengesetzt, die Eltern trafen sich nie mit den Nachbarn, die Bauernkinder kamen nicht zu uns zu Besuch. Aber es schien mir dort ein saftiges Leben zu herrschen, sicher auch mit rigiden Abläufen. Doch einen Heu- oder Garbenwagen zu laden oder ihn oben zu stampfen und hoch oben die langen Wege vor der Flurbereinigung, von Kühen gezogen, nach Hause zu fahren, das war doch eine andere Welt, die sie ohne Neugier und vertieftes Interesse tolerierte. Natürlich war es auch in dieser Analyse im Lauf der Zeit nicht weit her damit, von den Wochenenderlebnissen zu berichten, ich stellte es schließlich ganz ein, und vielleicht sind wir dann einverständlich von zwei oder mehreren nicht unversöhnlichen, aber einander fremden Welten ausgegangen. Ich war ja Spaltungen gewöhnt und war froh, sie ohne Schuldgefühle zu leben. Aber es ist doch schade, daß wir keine Integration versucht haben.

Das hing nicht zuletzt damit zusammen, daß ich Frau S. in der Übertragung als eine fast unkörperliche Frau wahrnahm, mich aber nicht traute, das zum Thema zu machen. Wenn sie mich am Ende eines langen Flures erwartete, hatte ich das Gefühl, sie könne erst mit mir umgehen, wenn ich mich flachgelegt hätte und Übertragungen produzierte. Ja, ich meinte sogar, in Miene und Körper eine Art Angst- und Schreckstellung mir gegenüber zu sehen, die zu folgenden, nie ausgesprochenen Gefühlen führte: Wie schade, daß sie vor mir oder besser vor meiner Körperlichkeit Angst hat; aber vielleicht auch vor einigen seelischen Eigenschaften, die sich in meiner Gangart auszudrücken scheinen: meine Gangart will mit ihrer Angst korreliert werden; ihr Schrecken macht mich entweder grausam und lüstern, oder es wird die ganze Schonungsmaschinerie in Gang gesetzt, dann ist sie die kleine Schwester; aber ich bin nicht selbst gewalttätig gegen sie, sondern töte ihre Feinde und ernte süßen Lohn. Eine große Schwester war sie in Sachen Deutungskunst und Einfühlung, aus der bestimmte Felder, wie gerade erwähnt, ausgeblendet blieben. Sie war eine Ziselierkünstlerin in Sachen tiefenpsychologischer Zusammenhänge; sie glaubte an manche meiner Probleme mit der frühen Mutter, schüttelte aber über andere abwehrend und ungläubig abwehrend den Kopf – »daran glaube ich nun überhaupt nicht« –, als ich, wieder einmal weggespült von Verzweiflung, meinte, über meinem Leben liege ein Fluch. Das klang ihr zu magisch, zu weit weg von verstehbaren und also analysierbaren Zusammenhängen. Sie wollte damit vielleicht auch meine Zuversicht und unser Arbeitsbündnis festigen.

Das Trauma blieb draußen

Wie ließen sich nun mehrere negative und mehrere positive Übertragungsstränge heilsbringend handhaben, die beide jeweils kumulativ wirksam waren? Auf der positiven Seite gab ich, um sie nicht übermäßig zu lieben, freudige Gelübde ab, daß ich mich nach Ende der Analyse nutzbringend im analytischen Seminar betätigen würde, gleichsam in ihre Fußstapfen tretend, weil sie sich auch im internationalen Vereinsleben des Ordens bis in höchste Regionen vorgearbeitet hatte. Noch ein Jahr nach Beginn der Analyse war dies die Quelle größter Nähe zu ihr, weil eine andere Nähe kaum thematisiert wurde: die Vorstellung, mit ihr zusammen, entweder Seit an Seit oder in ihrem Gefolge, mich dienend der Sache Freuds zu widmen. So sehr mochte ich sie, ohne dies direkt auszudrücken, daß ich es vermied, die Beziehung emotional zu leben; sondern ich goß meine Energie der Begeisterung über sie in den dunklen und affektiv sterilisierenden Kanal der Identifizierung. Sie nahm meine Gelübde dankbar an, und wir sahen ihr Entstehen als Zeichen des Fortschritts und als Vorboten eines möglichen Endes an. Ich wäre, falls ich viel länger bei ihr geblieben wäre, ein Gefolgsmann geworden, so wie es vielen Kollegen geht, die, ohne selbständig kreativ zu werden, ihren ganzen

Eifer in Vereinsangelegenheiten stecken. Liebe als ein Bekenntnis: Ich möchte so werden wie du oder ähnliche Ziele verfolgen wie du oder mich im gleichen Ideal mit dir verbunden wissen. Verbunden wieder mit dem Verzicht auf Pubertät und, neben der liebenden Nähe, auch auf die kämpferische Abgrenzung. Ich liebte sie, weil ich meine Mutter nicht offen zu lieben vermochte oder nicht landete mit meiner Form der Liebe; aber es gibt Geliebte, die uns zu rasch zur Angleichung, zum Ähnlichwerden, zur Identifizierung führen, weil sie sich scheuen, zu einem tiefen und lebendigen Ausdruck der Zuneigung zu ermutigen.

Was ich mich traute, war das Mitbringen von Blumensträußen, also auch eine Art von Agieren. Wenn man die Schwarzwaldhügel auf und ab fährt, kommt man, je nach Jahreszeit, an blühenden Hängen vorbei: Lupinen, ein Meer von Blau, bunteste Wiesen; und dann im Herbst verschiedene großdoldige Blütenbüschel, von denen ein einziger Stengel schon einen ganzen Strauß hergibt. Storchschnabel, Margeriten, Ginster, kurzzeitig Holunder und andere weiße Dolden, ich könnte ins Schwärmen kommen. Und später dann die roten Ebereschenbeeren. Sie bedankte sich artig und ließ Freude erkennen, ohne mich je zurückzuweisen, wie es eine noch strengere Schule vorschreiben will, um die dahinterliegenden Motive zu erkunden. Mich hätte eine rasante Zuneigung über längere Zeit fesseln können, ohne viel Analysieren, ob es sich nun um Widerstand oder um ein Aufblühen der Seele handelte. In den Liebespausen wäre ich auch für ein paar Deutungen offen gewesen, und die offenbarte Zuneigung hätte einen sicheren Boden für die Stürme einer negativen Übertragung abgegeben. Aber vieles vermochte ich einfach nicht auszudrücken, sie war zu sehr ein Edelfräulein der Psychoanalyse, und ich scheute zurück vor den »wüsten Wörtern«, mit denen auf dem Dorf, aus dem ich kam, einige frühe Gefühle, wenn überhaupt, bezeichnet wurden. Ich kam manchmal von der Klauenpflege an meinen Schafen in die Stunden, stank vielleicht sogar ein wenig nach unseren Ferkeln, wenn's zum Duschen nicht mehr reichte (aber selten) oder wenn mich die schweißtreibende handwerkliche Arbeit zu lange fesselte. Denn ich hatte inzwischen meinen alten Bauernhof und hämmerte und sägte dort ums Überleben und ums wenigstens stundenweise Ausschalten des Frankfurter Grübelkopfes.

Nach einer ausgelassenen Ferienwoche mit einer Freundin im Tessin wollte ich ihr berichten, daß uns beim Vögeln mit lautem Getöse das Bett zusammengekracht sei und wir zwischen Schreck und Gelächter am Boden lagen. Doch diese lebensvolle Mitteilung blieb echolos, ich hörte für eine Weile nicht einmal mehr ihren Atem hinter mir.

Ich lernte viel von ihr in goldschmiedehafter Deutungskunst; erfuhr viel Einfühlung auf der Ebene Parterre und Beletage, mit Ausflügen in das dritte Stockwerk, wo unter dem Dachboden die ödipalen Geheimnisse schlummern. Ich bot selbst als Dozent Seminare im Institut an, durchaus noch auf dem Boden des rechten Glaubens, streunte aber doch schon aus in Richtung einer Einbeziehung des Körpers. Zornig oder ironisch sprach ich davon, daß wir ja mit dem Couch-Setting und ihrer Unsichtbarkeit hinter mir eine ziemlich direkte Telefonbeziehung hätten, und konnte sie, ungelogen, verführen, sich so zu setzen, daß ich sie mit einer noch nicht lebensgefährlichen Halsverrenkung aus den Augenwinkeln sehen konnte. Das war so unbequem, daß ich es grollend wieder aufgab; aber da mir das Sehen so wichtig war, erlaubte sie mir, mich aufzusetzen: Aber ach, das Aufsitzen verwandelte den seelischen Aggregatzustand dahin, daß nur noch ein älteres, schon sprachkundiges Kind anwesend war, das auf die so wichtigen früheren Gefühle verzichtete, sie gar nicht mehr wahrnahm. Die Sache schien aussichtslos. In der Therapie von frühen Störungen und Borderline-Patienten war das Aufsitzen inzwischen zulässig, galt aber als »Parameter« innerhalb einer Analyse, also als eine der mangelnden Struktur des Patienten angebotene Sondervergünstigung, die er mit einer leichten bis mittleren Geringschätzung zu sühnen hatte. Es macht aber einen gewaltigen Unterschied, ob ich meine Analytikerin bequem im Liegen sehen kann oder, falls ich sie sehen will, aufsitzen muß. Es handelt sich um andere Gefühle, andere Stufen der Regression, andere Abwehrformen. Wenn ich sie, sitzend, sah und redete, fühlte ich mich abgeschnitten von den Affekten, die sich auf der Couch angestaut hatten. Ich nahm sie als Person anders wahr, mit anderen Übertragungen: Vor allem glitt ich unmerklich in meine sprachliche Frühreife, nötigte mich, ohne daß es dem Willen unterlag, zur Klugheit, ja zur Altklugheit, kurz, ich wurde zum kleinen Analytiker, und wir wetteiferten ums beste Verstehen in einer Deutungskonversation. Sie hatte dabei fast nur die Sprache, um sich an mich zu wenden, ich zwang mich natürlich auf dieses Niveau, und der Strom der Gesten und Laute, der ans Licht kommen wollte, versiegte oder trat gar nicht erst auf.

Langsam, sehr langsam verstand sie meine Verzweiflung: Schauen, aber nicht reden müssen; Nähe ohne Worte; ab und zu ein Aufblicken zu ihrem Gesicht, das war es, was sich immer deutlicher als Wunsch abzeichnete, ja dringlicher wurde. Ich quoll über vor wogenden frühen Affekten, Sehnsucht, Schaulust, gebremstem Bewegungsdrang. Liegen ohne sehen und frei und klug assoziieren: Obwohl ich sie manchmal ein wenig atmen hörte und obwohl aus ihrer Richtung fein gesponnene Deutungen und subtile Einfühlungsangebote herüberkamen, verflüchtigte sich ihr karges Wirklichkeitsquantum immer von neuem. Gewiß, sie war keine »sprechende Attrappe«, dafür schwang zuviel scheue Seele mit in ihren Verlautbarungen. Nein, sie lebte für mich unsichtbar hinter Glas, und ich durfte übers Telefon Kontakt mit ihr halten. Ob dieses Telefongefühl eine Verdichtung, ja ein karikierendes Erleben meiner emotionalen Beziehungen zu den Eltern ist, weiß ich nicht, kann ich nur vermuten, auch die Gottesbeziehung mag hineinspielen. Die Rätselfrage bleibt vorerst: wie entsteht

Unwirklichkeit zwischen Menschen und wie läßt sie sich therapeutisch beheben? An Berührung wagte ich in diesem streng stilisierten Biotop natürlich gar nicht zu denken. Jedenfalls, eines langersehnten Tages gab sie ihren Widerstand gegen mein Drängen auf – ich flehte um etwas, was mir in meinen eigenen Analysen längst selbstverständlich ist –, sie setzte sich so neben die Couch, daß ich sie bequem sehen konnte. Das hatte einen wundersamen Effekt: Ich war zuerst längere Zeit stumm vor Staunen, wanderte mit den Augen über ihr Gesicht, das mir schön und humorgefältelt vorkam, wandte die Augen wieder ab, weil sie brannten vor Glück, aber auch weil Tränen hervorquellen wollten und weil ich so viel Nähe gar nicht auf einmal ertragen konnte. Dann nahm ich die Sprache zu Hilfe, um mir zu helfen in der Flut der Gefühle, um ihr zu helfen in einer gewissen, leicht sichtbaren Ratlosigkeit vor dem Unbekannten, in ihren Augen vielleicht Unerlaubten oder analytisch Unstatthaften. Ich produzierte Poesie, beschreibende Poesie und besang, was ich sah, und erzählte es ihr: ihre Augen, die Stirn, die Nase, den Mund, die Lach- und Kummerfältchen, den Haaransatz, ich war hingerissen wie ein kaum Zweijähriger, bestand nur noch aus Staunen und Zuneigung und wußte: ich bin gerettet. Sie, die Mutter- oder Tantenfigur, hatte sich von mir bewegen lassen in Richtung auf die tiefen, unerfüllten Bedürfnisse. Die Unwirklichkeit schwand, und ein Strom von Beziehung, von dichtem Kontakt durchdrang den Raum. Sie schien auch ergriffen von der Veränderung im Klima. Es war ein Montag. Das Glück hielt auch in der Mittwochsstunde noch an, aber meine innige Beschreibung ihres Gesichts machte ihr schon etwas Unbehagen, als wäre ich ihr viel zu nahe gerückt, mit den Augen auf die Pelle; sie war noch präsent in meinem Blick und doch gegen Ende schon leicht grüblerisch, murmelte etwas davon, daß die Freitagsstunde wegen eines Kongresses in London, ihrem bevorzugten analytischen Wallfahrtsort, ausfallen müsse, und deutete an (aber das weiß ich nicht mehr sicher, es könnte auch eine Rückprojektion von mir sein): sie wolle Supervision nehmen oder harmloser, mit Kollegen über unsere Arbeit sprechen. Auf jeden Fall, als ich am Montag von Schauinslandhöhen herunter bei ihr einschwebte, war ihr Stuhl wieder hinter mir festgeschraubt, und auf meinen Protest und mein Fragen hin meinte sie sibyllinisch, das sei so besser für die Analyse, sie habe sich auch darüber beraten. Londra locuta, causa finita.

Mir war, als schlüge ich auf hartem Betonboden auf. Die Enttäuschung und die hilflose Wut durchdrangen wie in einem parallelen Vormarsch Seele und Körper, ich spürte, wie es mir die Glieder hochkroch. Ich konnte mich kaum äußern, spürte, daß dies der Anfang vom Ende war. Sie ließ nicht mit sich reden, eine bisher nicht gekannte Härte war in ihrer Stimme, wie wenn außer ihrem Herzen und ihrer Vernunft noch etwas anderes aus ihr spräche, ein Urteil, ein Verurteilen, ein sich selbst hart Zurücknehmen, ein Zurückweichen vor einer Gefahr, dic sie im letzten Moment erkannt zu haben schien oder auf die sie ein Wissender oder ein Gesetzgeber hingewiesen hatte. Jedenfalls war ihr Erschrecken vor einer unstatthaften Abweichung spürbar, und natürlich fühlte ich mich auf unausgesprochene Weise beschuldigt, etwas Verwerfliches gewollt, ersehnt, gefordert und sie in einem unbewachten Moment gar zu dessen Gewährung verführt zu haben. Ich wußte, daß damit ein wichtiger, ja der lebendigste Teil aus der Therapie herausgenommen war. Zunächst wollte ich schreiben: aus der Analyse, dann fing schnell der eigene orthodoxe Teil in mir an zu spotten: Wieso, ihr hättet das Ganze doch analysieren können, die Enttäuschung, die Wut über das nie Erlebte in der Kindheit, und dann wäre vorschriftsmäßig ein anständiger Trauerprozeß in Gang gekommen, solche Dinge kann man nicht nachholen, Marguerite Sechehaye hin oder her, die die primären von den kompensatorischen Bedürfnissen unterscheidet und die ersten zu befriedigen rät.

Es ging für mich nicht mehr, weil ich ihre Angst vor der Nähe, ihren Gehorsam, ihr Erschrecken vor ihren eigenen positiven Reaktionen gespürt hatte. Ich wußte auch, daß sie meiner Wut nicht gewachsen gewesen wäre, diese war unflätig und zerstörerisch, erniedrigend und haßerfüllt.

Ich weiß inzwischen auch von vielen eigenen Patienten, die mein Gesicht im Liegen aus der Nähe brauchten, daß, hätte ich es ihnen wieder entzogen, eine elementare Form der Beziehung gescheitert wäre, die sie vermißt hatten und die eine tiefe Lücke in ihrem Selbst hinterlassen hatte. Dabei ist es ja so, daß manche lange brauchen, um überhaupt »schauen« zu dürfen.

Sie schließen die Augen vor Verlegenheit, sie blinzeln, die Augen füllen sich mit Tränen, sie halten den Blick nur eine ganz kurze Zeit aus; dann lachen sie oder kichern, halten die Hand vors Gesicht, und einige freuen sich, wenn ich ihnen zeige, wie sie durch die gespreizten Finger schauen können wie durch ein Visier und mich zunächst betrachten können, ohne gesehen zu werden. Das ist zunächst eine noch einseitige Blickverbindung: ich werde gesehen, ich sehe den Sehenden nicht. Wie lange kann man sich aufhalten bei diesen Spielen! Sie kehren immer mal wieder, wenn eine bestimmte Unsicherheit in der Beziehung auftritt. Das kann dann auch so erledigt werden, daß sich der Patient auf der Couch umdreht und den Blick des wieder hinter ihm sitzenden Therapeuten kurz sucht. Aber dieser Blick greift dann zurück auf die Erfahrungen aus der Geschichte des Schauens in der veränderten Sitzordnung.

Ich bin abgeschweift von Frau S.' erschrecktem Rückzug aus meinem Gesichtsfeld, dem keine plausible Erklärung folgte. Mir fällt erstaunlicherweise das Wort Amtsanmaßung ein. Was meine ich damit? Ich empfand die erklärungslose Kündigung einer so hoffnungsvollen Veränderung als für mich würdelos, demütigend, mich autoritär infantilisierend – natürlich lugt da die Mutter mit ihrer apodiktischen pädagogischen oder unpädagogischen Notwehr aus allen Fugen. Das Tragische war, daß der Boden fürs Analysieren weg war, ich war nicht mehr bereit, meine Enttäuschung ihr als einem guten Objekt fürs Analysieren zur Verfügung zu stellen. Daß der Vorfall eben nur noch analysiert werden sollte, von jemand, der mich, nach meinem Erleben, so sehr um etwas geprellt hatte und nun, hochherzig und defensiv, bereit war, meine Gefühle mit mir durchzugehen – ich konnte es nicht, ich wußte ja, daß das lebendige Selbst nicht mehr dabei war. Das Erleben war: sie konnte meine Zuneigung nicht ertragen, was gibt es da noch bei mir zu analysieren? Das Analysieren umzudrehen traute ich mich damals noch nicht, wenigstens nicht offen, aber die latente Diagnostik ist ja auch dann wirksam, wenn sie vom Bewußtsein noch ferngehalten wird, und sie galt nicht nur der Person, sondern den harten Grenzen, die sie der Beziehung setzte, aus der analytischen Ideologisierung von Angst.

Warum bin ich noch ein paar Monate geblieben nach diesem entscheidenden Vorfall? Es gab starke Bindungen, die nicht leicht zu lösen waren. Vor einem wutentbrannten Abschied fürchtete ich mich, weil ich sie mochte und weil das auch in mir etwas zerstört hätte (so gab es eine langsame Zerstörung auf Samtpfoten). Außerdem fürchtete ich, sie zu sehr zu verletzen. Sie blieb ja durchaus freundlich und glaubte weiter an die Analyse. Ich hatte Angst vor der einem Abbruch nachfolgenden Depression. Ich hatte Angst, aus dem gesellschaftlichen Universum der Psychoanalyse herauszufallen, in dem ich mich noch bewähren wollte. Ich hatte Angst vor meiner Unheilbarkeit. Und es gab Ebenen der Analyse, die ausgesprochen hilfreich waren: bei den vielen Freuden und den Konflikten, die beim Ausbau meines alten Bauernhauses mit der Hilfe von jüngeren studentischen Aussteigern auftraten; mit den vielen Behörden, da es unter Denkmalschutz stand; mit dem schwierigen dörflichen Architekten, dem die kleine Psycho-WG leicht suspekt oder unheimlich war.

Es gab noch andere Bande: Getreu meinem Grundgefühl, daß ich ohne Zusatzgaben nicht liebenswert sei, brachte ich ihr in die Erstgespräche, wie schon notiert, meine ersten Bücher mit. Aber merkwürdigerweise war später nie mehr die Rede von einem meiner Hauptsymptome, dem Schreiben, es war ja Kreativität und Selbstheilungsversuch in einem: Tilgung des Schandflecks der Geburt in meinem Leben. Ich wußte oder wähnte mich damals aufgenommen als Schreibender, als Kreativer. In ihren Augen wäre ich heute ein Vielstschreiber, aber nun sagen es mir andere, mit dem passenden Wohlwollen. Man müßte ja nicht gleich deuten, man könnte zunächst einmal fragen: Was bedeutet das Schreiben für Sie?

Ein anderes Band: Ich brachte schon in den ersten Wochen eine Tonplastik von mir mit, darstellend einen partiell geöffneten Kopf, durch den der Wind pfeifen könnte, die man durchaus als meine Selbstdarstellung als Borderliner sehen konnte. Der stand nun gut sichtbar in ihrem Regal und schaute uns bei der Arbeit zu. Die innere Bedeutung, die Wunschbedeutung: Ich könnte mit allem, was ich in diesen Kopf hineingelegt hätte, hier ankommen und angenommen sein und in den schlimmsten Schmerzen und Verbiegungen Linderung finden. Sie hatte ihn ebenso wohlwollend entgegengenommen wie meine Bücher; seine Bedeutung im Regal reichte tiefer: Die in ihm enthaltene Mischung aus Diagnose und künstlerischer Gestaltung war ein gemeinsames Vorhaben. Auch hier blieben die zugrundliegenden Gefühle im vagen symbolischen Raum. Ich hätte ja sagen können: »Daß dieser Kopf so in Ihrem Regal steht und Sie ihn auch nicht verbergen, ja, daß Sie ihn gut ertragen können, verbindet uns, macht mich glücklich, ich juble und danke Ihnen, ich liebe Sie für den Platz, den Sie ihm gaben.« Aber es blieb ungesagt, und die Tränen des Glück, die damit verbunden gewesen wären, blieben Trockeneis im Innern des Körpers.

Wenige Wochen nach dem Absturz auf den Beton der

Orthodoxie nahm ich den Kopf unter einem Vorwand wieder mit nach Hause. Er war kein Symbol mehr für unsere Beziehung.

Noch ein Band, wenn auch ein ungenutztes: Eines Tages, wir waren mit dem frühen Elend mit der Mutter und der tiefen, bis in die letzten Jahre reichenden Sprachlosigkeit zwischen ihr und mir beschäftigt, bot völlig überraschend mir die Analytikerin an, regte an, schlug vor, lud ein, stellte sich vor, die Mutter einzuladen und mitzubringen zu einer oder sogar mehreren Stunden. Ich brauchte eine Weile, um sie zu verstehen, schaute sie sitzend, zweifelnd, erstaunt an. Ich wußte, daß es in Kindertherapien üblich ist, die Eltern gelegentlich mit einzuladen, aber meist separat; in Familientherapien natürlich mit den Kindern. Es war zunächst ein überwältigendes Angebot, so außerhalb des konventionell Vertrauten. Ich wußte, daß manche Analytiker gelegentlich den von der Therapie mitbetroffenen Ehepartner einladen, ich selbst hatte es längst praktiziert. Aber die auf die siebzig zugehende Mutter? So unvorbereitet? Ich lehnte ziemlich unvermittelt ab, wollte das aus den verschiedensten Gründen weder der Mutter (hauptsächlich) noch mir, noch ihr antun. Es ging ja in der Analyse meist um die frühen Beziehungen, die Leere, den Haß, die Sehnsucht, die Eifersucht usw. Was hatte die alte Dame damit zu schaffen, die ich nicht einem Klima aussetzen wollte, in dem über Gefühle gesprochen wurde? Es mußte in der Analytikerin wohl seit längerem sich diese Vision vorbereitet haben, auf die ich gar nicht eingestellt war. Mich lähmte etwas wie ein Schock. Unvereinbare Welten wären plötzlich in eine zu große Nähe gerückt. Ich hätte Vorbereitung gebraucht, ein Rückfragen nach ihren Motiven, nach den Zielen, auch nach ihren Fähigkeiten, eine solche Begegnung zu handhaben. Ich erinnerte mich an das Weinen der Mutter in der kurzen Szene beim Dr. F., als ich sie symbolisch auf einen leeren Stuhl gesetzt hatte. Das zeigte mir, wie brisant die Szene sein könnte. Auch ich war mir nicht sicher, ob ich nicht losweinen würde.

Aber einen tief vergrabenen Wunschtraum hatte sie wohl erraten: daß es einmal einen Dolmetscher geben könnte zwischen den Familienmitgliedern, vor allem zwischen mir und den Eltern, so daß ein Mindestmaß an Gefühlen direkt ausgetauscht werden könnte und nicht nur durch das Satellitentelefon über den lieben Gott oder die gefühlsgetränkten Lieder und Choräle. Ich hatte nicht das Zutrauen, die Analytikerin könnte mit der Szene so umgehen, daß sie nicht in einer beschämenden Peinlichkeit enden würde. Rückblickend bedaure ich es, daß wir nicht intensiv an den Vorbereitungen, an der Bedeutung, an den vorauszusehenden Schwierigkeiten wie den Hoffnungen gearbeitet haben. Was sollte ich die alte Dame behelligen mit dem mörderischen Haß der frühen Jahre? Der Trauer über die vergebliche Kinderliebe? Der verwelkten Sehnsucht nach einer lebendigen Beziehung? Mit den Fragen nach ihren Ängsten und Leiden während der Geburt? Nach den Gefühlen über die Erkrankung des Vaters? Das wäre vielleicht das lohnendste Thema gewesen: eine Brücke zu öffnen zu ihrem verschlossenen Herzen. Mir scheint, der Vorschlag kam nach dem Absturz auf den Beton, denn ich verstehe nicht mehr, warum wir die Begegnung nicht geduldig vorbereitet haben. Ich traute ihr den Umgang mit heftigen Gefühlen nicht zu, es war alles so gemessen gewesen an ihr. Hätten wir zu dritt dagesessen und geweint? Wessen Abwehr hätte die Szene beherrscht? Ich hätte mit meiner Mutter vorher reden müssen, um ihr die Szenerie zu erklären. Ich hätte sie darum bitten müssen, die Reise um meinetwillen auf sich zu nehmen; oder ich hätte sie abgeholt mit dem Wagen. Es kam mir vor wie ein Angriff auf sie, den sie vielleicht gar nicht verstehen würde. Dennoch hatte sie einen diffusen Begriff von meiner Arbeit, weil sie sich mit Seelsorge vergleichen ließ. In einer Besprechung meiner »Gespräche mit Eingeschlossenen« in ihrem Kirchenblatt hatte sie genau diesen Vergleich gefunden. Aber was, wenn sie auf meine Anfrage schmerzlich geantwortet hätte: Kannst du den alten Kram nicht endlich ruhen lassen? Doch es bleibt die Utopie des versöhnlichen, Verständnis suchenden Gesprächs, das spüre ich noch heute. Damals habe ich sie gar nicht zugelassen, so stark schienen mir die Schrecken der drohenden Peinlichkeit.

Aber ebendieser unvermittelte, durch keinerlei Anzeichen vorbereitete Vorschlag, der doch auf etwas insgeheim Erspürtem beruhte, erfüllte mich mit herzklopfender, kopfschüttelnder und unbehaglicher Bindung. So wie wenn geheimste und zugleich ängstigende Sehnsüchte erraten und als erfüllbar auf den Tisch gelegt werden. Jahre später, als die Mutter längst tot war, habe ich die frühen Dialoge, den Versuch des Verstehens, nachgeholt in einer Gestalttherapie, in der ich mich im Rollenwechsel endlich in die Gefühle von Tante und Mutter hineinversetzen konnte.

Als ich mich trennte, taten wir so, als hätten wir nach eineinhalb Jahren eine gute und wichtige Etappe bewältigt, würden im Einvernehmen scheiden, uns freuen an der Wirksamkeit von Analyse und würden uns in den verschiedenen Gliederungen des Ordenslebens sicher wieder begegnen und achten. Ich habe einige Jahre später noch zwei Mal um ein Gespräch gebeten, aber es mußte »immer aus Gründen ihrer Arbeitslast« vertagt werden. Einmal traf ich sie noch auf einem psychoanalytischen Kongreß, und sie schien sich zu freuen, daß ich in diesem Kreise wieder einmal auftauchte. Ich freute mich, daß sie sich freute, in mir lebte immer noch genug nicht zum Zuge gekommener Zuneigung, neben aller Enttäuschung. So war sie nun die dritte Analytikerin, mit der ein späteres Gespräch über unsere Arbeit nicht zustande kam, also weder eine Rückschau noch eine Orientierung, ein Austausch der jeweiligen Einschätzung, noch ein Erhalten des Guten, das ja dadurch gefördert wird, daß man das Mißglückte aussprechen kann, um Seelenraum für das Geglückte zu schaffen.

Es ging mir nicht gut nach der Trennung. Ich stürzte mich in die Bauarbeiten am Haus, die Geschwisterkonflikte, die Schafzucht, das Sammeln von Pilzen, die Verarbeitung von

Obst und Beeren und in eine Beziehung, die nach einigen Monaten mißglückte, aber doch atmosphärisch den Stoff für das Buch »Familienkrieg« lieferte. Die Depression war beträchtlich; ich erwachte zwischen fünf und sechs und schleppte Natursteine an, um Mauern beim Garten und den Parkplätzen zu errichten. Die jungen Helfer krochen gegen zehn Uhr aus den Betten, und wir verloren uns in den verschiedenen Tagesrhythmen. Ich war der Besitzer, sie waren teils Mitbewohner, teils Mithandwerker im Stundenlohn. Sie alle suchten, wie ich, Geborgenheit, Selbstverwirklichung, Kontakt, Zusammenleben. Die Übertragungen und Gegenübertragungen schossen ins Kraut, ich kriegte viel Elternfett ab, Neid, Bedürfnisse nach Liebe und Anerkennung. Da ich die WG-Zeit im richtigen Alter verpaßt hatte, holte ich Freud und Leid des Zusammenwohnens und -werkens in hoher Konzentration nach. Die Freunde aus meinem Alter und Metier kamen seltener ins Gebirg, weil sie mich nicht unbedingt mit der eifersüchtigen Jungschar teilen wollten. Sie schüttelten auch gebührend den Kopf über mein Leben, da sie längst in fertigen Häusern und mit Frauen und Kindern wohnten.

Paartherapie

Der fast tägliche Wechsel von der Baustelle in die Praxis in Freiburg war nicht immer leicht: zwei völlig verschiedene Rollen, Seinsweisen, Denkarten. Es gab immer innere Übergangskrisen, symbolisiert durch die Paßhöhe am Schauinsland: aufwärts noch Handwerker, abwärts schon fast Therapeut, aber einer mit Schwielen und Muskelkater und in Gefahr, in subtilen Situationen ab und zu ein zu derbes Wort zu gebrauchen. Hinter meinem Bauernhaus steckte eine ländliche Ursehnsucht. In meinem Heimatdorf, damals in meiner Kindheit noch weitgehend bäuerlich strukturiert, gehörte meine Familie zu den nicht gerade hoch angesehenen »Normalverbrauchern«. Die wahren Könige waren die Bauern, die natürlich alle katholisch waren, ein Vorzug, von dem ich nur träumen konnte. Ich habe es bereits erwähnt, daß die Ställe und Heuböden eine Zuflucht vor der protestantischen Enge der Lebenssicht wie der mit fünf Kindern angefüllten Wohnung waren. Ohne zu ahnen, was ich mit meinem Hof »agierte«, wollte ich endlich bäuerlicher Dorfhonoratiore werden, knüpfte viele Kontakte zu Nachbarn, führte also ein Doppelleben, nein Trippelleben als Hausrenovierer, Möchtegern-Bergbauer und städtischer Psychoanalytiker, sicher auch in der Hoffnung, mit dieser Mischung die Depression wenigstens partiell bekämpfen zu können. Wohlmeinende Münstertäler, zum Beispiel der freundliche Metzger, der unsere Schafe mit gelassener Routine schlachtete und aufbereitete, belächelte meine Dörflersehnsucht und meinte, die Münstertäler, wie überhaupt die eingeborenen Schwarzwälder, erlaubten eine Integration erst in der zweiten Generation, und auch dies nur nach Ableistung vieler Jahre an Engagement im Vereinsleben: Feuerwehr, Kirchenchor, Landschaftspflege, Schützengilde, Trachtenverein und ähnliches.

Beim beginnenden Abschied von dieser meiner Kinderutopie half mir übrigens noch die Analytikerin. In der Kenntnis von Kindheitsutopien ließ sie sich von niemandem übertreffen, es war, als hätte sie einen solchen Prozeß selbst durchgestanden, und für diese Anbahnung eines notwendigen Abschieds bin ich ihr noch immer dankbar.

Doch die Depression ließ sich nicht übertölpeln oder bestechen oder unterwandern, obwohl das Haus mir auch tiefe Glücksmomente bereitet hat. Es kostete aber auch auf schmerzliche Weise eine hoffnungsvolle Liebesbeziehung. Für eine intensive Liebe in der Stadt hätte ich meine jungen Leute verraten und nach Freiburg ziehen müssen, weil mein Lebensstil im alten Bauernhof und mit schwierigen jüngeren Geschwistern nicht zu ihrer Utopie vom gemeinsamen Leben paßte.

Da fällt mir ein, daß ich eine kurze, ganz andere Therapieform in meinem Leben fast vergessen hätte: Als ihr und mir immer bänger zumute wurde angesichts einer uns schier ausweglos erscheinenden Königskindersituation, beschlossen wir, es mit Paargesprächen zu versuchen, und fuhren einige Male zu Herrn F. R. nach Basel, im Auto manchmal verbissen schweigend, bis wir uns zu getrennter Fahrweise entschieden, was genauso traurig war. Herr R. war mir von Bekannten empfohlen worden, die ebenfalls zu ihm gefahren waren; allerdings ging deren Ehe in die Brüche. Als die Freundin und ich zum ersten Termin erschienen, öffnete uns ein, heute würde man sagen esoterisch gekleideter junger Mann, den wir beide einmütig für einen Assistenten oder Hausdiener des ob dieser Ouvertüre als erleuchtet vorzustellenden Meisters hielten. Er war es aber selbst, hatte, was damals noch selten war, die langen Haare rückwärts zu einem langen Schopf gebunden, hieß uns in unkonventionellen Sitzgelegenheiten Platz nehmen, nannte, da wir ja zu zweit kämen, einen stolzen Stundensatz, der sich durch das spezifische Gewicht des Schweizer Franken für uns ratsuchende DM-Besitzer noch erhöhte. Wir mußten erst mit der Enttäuschung fertig werden, daß er bereits der Gesuchte war. Die Freundin war mutiger als ich und äußerte, so meine ich mich zu erinnern, daß sie ihn für den Butler gehalten habe. Wir kamen doch noch ganz gut ins Gespräch, rückblickend scheint mir, daß er vielleicht ein wenig unter Leistungsdruck stand und deshalb recht forsch das Deutungshandwerk betrieb. Aber wir schöpften Hoffnung.

Wir waren in eine bittere Vorwurfshaltung gegeneinander geraten, weil tiefe Hoffnungen sich nicht verwirklichen ließen. Wir fühlten uns nun bei ihm nicht aufgehoben als hoffendes, aber verzweifeltes Paar, sondern wir lauerten darauf, wem er mehr recht gäbe, und er ist dieser Verlockung zu urteilen nicht ganz entgangen. Jedenfalls passierte es eines Tages, daß ich verzweifelt sagte, es sei, wenn sie am Wochenende nicht hochkäme oder sehr verspätet oder schon sehr früh wieder abführe, wie wenn mir das Lebenslicht ausgeblasen würde. Das ist natürlich starker Tobak für eine Beziehung, wie sie zwischen zwei freien Menschen wachsen sollte. Es kann wirken, als solle Leidens-Druck ausgeübt werden wie sonst nur bei angedrohtem Suizid. Aber aus mir sprach die pure Verzweiflung eines Menschen, der in seiner gerade noch aushaltbaren Depression nach den unvermeidlichen Trennungen (kaum hat man sich einen Tag lang aneinander gewöhnt) zwei Stufen tiefer rutscht und erst einmal kein Land mehr sieht, um so mehr, als das wochenendliche Trennungselend natürlich bereits symbolisch vorauswies auf die drohende Nicht-Lebbarkeit der Beziehung. Der Guru schlug die Hände über dem Kopf zusammen und rief entsetzt aus, das sei ja die pure, erpresserische symbiotische Anschuldigung, da bleibe einem ja die Luft weg. Sein Erschrecken war echt, aber mir nicht dienlich. Ich versank in den Boden vor Scham und Schuld, fühlte mich bloßgestellt, nicht mehr im Boot einer gemeinsamen Suche; vor allem aber veränderte es das Gleichgewicht der gemeinsamen Schwierigkeiten, mit denen wir uns jeweils auseinanderzusetzen hatten. Sie paßten wie in vielen Fällen haarscharf aufeinander, was man als Erschwerung, aber auch als Chance für die Durcharbeitung auf dem Weg zu einer vertieften Bindung hätte sehen können. Diese erschreckte Deutung war eine laut verkündete Verdichtung meiner eigenen inneren Deutungen über meine Untauglichkeit zu einer Bindung aufgrund der Depression und ihrer damit verbundenen Flucht- und Anklammerungswünsche. Ich erlebte die hochgerissenen Arme als das Entsetzen des »Normalen« über die Abwegigkeit meines Erlebens. Ich glaube eine tiefe Entmutigung davongetragen zu haben. Meine Freundin hingegen atmete auf, weil es ihr von da an eher schlüssig schien, sich meinen symbiotischen Wünschen zu entziehen. Vielleicht ist symbiotisch nicht einmal das richtige Wort, falls man es nicht ganz global gebrauchen will: Symbiotische Sehnsüchte und Verhaltensweisen kann man haben, ohne depressiv zu sein; in der Depression aber wird der andere vorübergehend zum Retter erkoren, und er hat auf eine für ihn vielleicht schwer erträgliche Weise das seelische Schicksal des Partners in der Hand. Es gibt jedoch auch Menschen, die insofern zu dem Ich-liebe-dich-weil-ich-dich-brauche-Drama passen, als sie dieses Wichtigsein als Garantie der Beziehung erleben, die sich über dieser Ebene allmählich entfalten mag. Natürlich ist das nicht gedeihlich als Dauerform des Zusammenlebens, aber ich weiß doch von Paaren, die zusammen ziemlich lang dauernde depressive Krisen überwunden haben, mit milden Rettungsphantasien und einem kleinen Größenwahn des Haltenden, und einem regressiven Getragensein, einer Liebe zum kleinen Kind im Gehaltenen. Und die Verstrickung verwandelt sich allmählich in eine erwachsene Beziehung.

Die psychoanalytisch orientierte Körpertherapie

Schon vor dieser Zeit fing ich an, auf Workshops, zunächst aus Neugier und zur Fortbildung, Erfahrungen mit körperorientierten Therapieverfahren zu sammeln. Sie haben mein Instrumentarium erweitert, sind aber zunächst nicht direkt therapeutisch wirksam geworden. Doch sie haben die Hoffnung genährt, es könnte einen Therapeuten oder eine Therapeutin geben, die bereit und in der Lage wären, mit mir herauszufinden, was ich bräuchte. Die damals angebotene Bioenergetik fand ich zu grob, zu übend, zu streßorientiert, ohne haltende Beziehung und ohne sinnvollen Gebrauch der Übertragungsphänomene. Eine große Entdeckung war die Gestalttherapie in einem zwei Wochen dauernden Workshop mit Ruth Ronall, an dem noch weitere, mir sehr sympathische, weil suchende Analytiker teilnahmen. Ich war aber noch weit entfernt, mich einer anderen als analytisch orientierten Therapieform anzuvertrauen, meine Identität war viel zu tief geprägt von der freudschen Psychoanalyse, und ich suchte noch nach einer Therapieform, die das analytische Setting um Handlung und Berührung erweiterte.

Ein analytischer Freund und Kollege hatte mit einer Basler Kollegin, Frau W., über längere Zeit zusammengearbeitet, und so wie er von ihr sprach, war sie mit vielen Wassern gewaschen, was sich dann auch als stimmig erwies. Er sprach mit Achtung von ihr, und ich wußte, daß er mir auf der damaligen Basis der Freundschaft Gutes wünschte. Zur Zeit meiner Kontaktaufnahme mit ihr hielt sie sogar in der Nähe von Münstertal ein Seminar ab. Ich fragte sie, ob ich nicht der Einfachheit halber zum Erstgespräch in das Seminarhaus kommen könnte, doch sie lehnte nach einem kurzen Zögern ab, und zwar sehr bestimmt. Sie fände es besser, wenn wir das Gespräch in ihrem Therapieraum führen könnten. Leichte Enttäuschungswut bei mir, mit darauffolgender Achtung vor klaren professionellen Wünschen und Grenzen. Ich habe manche Erfahrung gesammelt mit Erst- oder Folgegesprächen in anderen als meinen vertrauten Therapieräumen – wenn wirklich Not am Mann war –, und es ging meistens gut, aber es bedarf einer besonderen Disziplin; der vertraute, auch schützende Raum des Therapeuten fehlt, der die Beobachtung der inneren Vorgänge erleichtert und mit dem wir ja im Laufe der Zeit fast verschmolzen sind.

Also, ich fuhr einigermaßen aufgeregt nach Basel, fand sie in einem winzigen dunklen Analysezimmer, in dem ich mir den Körper fast nur festgeschnallt oder ausgestopft vorstellen konnte, fühlte mich beengt und beelendet wie schon lange nicht mehr, sagte das auch, war entschlossen, wieder zu gehen, aber es stellte sich heraus, daß dieses Zimmer nur den einen Teil ihrer therapeutischen Identität beherberte, den orthodoxen, durch den sie wohl den Teil ihrer Klientel schleuste, der davon profitieren mochte. Da ich analytische Kollegen kannte, die mit ähnlicher Spaltung arbeiteten: strenge Analysen einerseits, und freieste Entfaltung der Körpertherapie in

Gruppen andererseits, warf mich diese Form eines Mehr-Bühnen-Arrangements nicht um, und da ich wußte, daß sie noch auf einem anderen Therapiesegment auf prominente Weise arbeitete, nenne ich diese Adresse einmal vorläufig ein Drei-Spartenhaus. Ich ließ mich von der einen engen Dunkel-Bühne, in der nur die zivilisierten Affekte und symbolischen Repräsentanten Bewegungsfreiheit haben mochten und die ich spontan verabscheute, in einen anderen Raum führen und stimmte sofort zu: Hier bleibe ich. Es war ihr heller, sehr viel größerer Gruppen- und Kindertherapieraum, mit weichem Teppichboden, Sitzsäcken, großen Schaumstoffkissen, Spielzeug, einem großen Kamin. Sie zeigte ihn mir, wie wenn man jemand Schwierigem eine neue Wohnung zeigt, und sie selbst wirkte in diesem Raum schon verändert, generöser, weniger von Contenance umhüllt, klarer erkennbar; der Raum schien angefüllt mit kaum verwehten starken Affekten, Bewegung, Handlung, Berührung, auch tieferer Regression und der Möglichkeit, Wut einmal nicht nur in meist wohlgesetzten Worten auszudrücken. Ihre auffällige Veränderung erklärte ich mir, soweit dies bewußt wurde, so: daß sie hier mit Gefühlen auf einer anderen Stufe, in einem anderen Aggregatzustand umging; ja, daß sie in der Lage war, auch aufgewühlte Gruppen zu handhaben, zu verstehen und vielleicht zu domestizieren, aber nicht im Sinne einer Dressur, sondern eines Umgangs mit zunächst ungehobelten oder ungeformten, dann aber Form und Übung findenden Affekten. Kann ich schon wieder meine Neigung zum Idealisieren nicht unter Kontrolle halten? Doch! Ich schildere nur die Gründe für eine scheue Anfangshoffnung, zu der eine Spur von Staunen gehörte, weil ich sonst gar nicht mehr über die Schwelle gegangen wäre.

Ich hatte drei Stunden in der Woche, einmal die Woche übernachtete ich bei Freunden in Basel, so daß wir abends und am anderen Morgen arbeiten konnten. Aber was heißt arbeiten? Da ich in ihrem Schutz die Urdepression zulassen konnte, war ich oft nicht arbeits-, nur regressions- und jammerfähig.

Aufzeichnungen aus der ganzen Basler Zeit habe ich keine, so daß ich auf die Erinnerungen angewiesen bin, die sich mir eingeprägt haben, milde und stürmische Schlüsselszenen, im Guten wie im Entsetzlichen. Aber das Gute überwog bei weitem, und doch passierte wieder eine Katastrophe, als wäre ich abonniert auf Abstürze, von denen ich mich nur schwer erholte.

Ich betrat therapeutisch eine andere Welt, deren Möglichkeiten ich erst erkunden mußte. Es dauerte lange, bis ich den körperlichen Ausdruck von Gefühlen wieder zulassen konnte, obwohl ich ja von den Gruppenseminaren her ein wenig geübt war. Aber hier kam eben die Mutterübertragung rasch wieder ins Spiel, und das Verrückte war die innere Spaltung des Bildes: Eine strenge, verbietende, ablehnende, fast körperlose, zurechtweisende Mutter; und auf der anderen nun die tolerante, ja ermutigende, die ich aber oft genug auch als die zur vermeintlichen Grenzüberschreitung (analytisch verstanden) verführende Hexe erlebte, in deren Augen ich so hilflos, unbeholfen, gelähmt erscheinen mußte und der ich doch so dankbar war, wenn sie mich wieder zu einem Happen leibseelischen Lebens verführt hatte. In der psychosomatischen Übertragung fühlte sich der Körper wieder so widerwärtig, verdächtig, halb-tierisch, gierig und zugleich zurückweisend an wie in Kindheit und Jugend. Dieser Konflikt zwischen Sehnsucht und dauernder Notbremsung konnte in manchen Zeiten die halbe Lebensenergie aufzehren. Ich hatte aus der Körperferne zweier aufeinanderfolgender Elternhäuser herauszuwachsen: der Herkunftsfamilie und dem Normengerüst der Psychoanalyse, das ich tief und mit Stolz verinnerlicht hatte und von dessen Abstinenzbegriff ich mich gebührend hatte terrorisieren lassen, ebenso wie die Analytiker. Ich verdächtigte Frau W., die hehren Prinzipien dieser Behandlungslehre, trotz ihrer analytischen Ausbildung, einfach nicht kapiert zu haben. Ich stellte mich auf die Seite meiner Introjekte und verachtete sie für das, was mir hilfreich war. Genauso ist es mir wiederholt mit eigenen Patienten gegangen: Sie erlebten die für sie so wichtige Körperarbeit in der Analyse phasenweise als Verwahrlosung oder Entgrenzung und mich als einen leichtsinnigen und aufmüpfigen Gesellen, den bald die Polizei, die Ethikkommission, der Teufel oder Frau Bauriedl holen müßte.

Die Wirkung der frühen Übertragung ließ sich leicht daran ablesen, daß eine veränderte Frisur, Bluse, Hose von Frau W. mich in eine kleine, aber ängstigende Katastrophe stürzen konnte. Ich fürchtete, sie habe sich verändert, sie sei nicht mehr die gleiche, ich würde sie psychisch nicht wiederfinden, sie sei verzaubert oder habe sich durchaus böswillig fast unkenntlich gemacht. Die Ebene der Regression reproduzierte die frühen Veränderungen auf dem Gesicht oder in der Kleidung der Mutter, die oft genug ein für das Kind unverständliches Unheil ankündigten; aber auch die plötzlichen Übergaben an ihre Schwester und die Abreisen nach München, kurz die vielen Brüche in meinem frühen Leben. Dies alles hat sich im Herumliegen auf dem Teppichboden, im Hingekauertsein an einem der Sitzsäcke, aber bei voller optischer Beobachtungsmöglichkeit, sehr viel intensiver entfaltet, ja, zum ersten Mal. Und nun kommt das Erstaunliche: Phasenweise setzte sie sich einfach dorthin, wo ich sie haben wollte, ja, sie erlaubte mir, wenn ich meinte, kein Wort herauszubekommen, sie mit dem Finger zu dirigieren, sie herbeizuwinken. Manchmal probierte sie auch aus, sich einfach irgendwo festzusetzen und mich die Entfernung und den Blickwinkel wählen zu lassen. Sie spielte souverän mit dem Raum und lehrte mich das Spielen, auch wenn dies manchmal sich in einer todernsten Stimmung vollzog. Wenn sie aber spürte, daß ich nicht einmal die Fähigkeit des Dirigierens, ja auch nur des Wünschens zur Verfügung hatte, dann rückte sie näher und fragte, ob es so stimmte.

Ein Stück Objektkonstanz oder eine Vorform davon ist durch dieses Gemisch von Schauen, Erschrecken, Wut, Annäherung, Aussöhnung zustande gekommen. Der Wucht der Übertragung, wenn sie ihr Aussehen ein wenig verändert hatte, stand ich selbst staunend, manchmal auch wütend gegenüber. Ich war immerhin ungefähr im vierzehnten Jahr in Therapie oder Analyse, doch diese Ebene der Ängste vor der Veränderung des Nächsten war nie so deutlich zum Vorschein gekommen, und ich hatte sie als getreue Übungspartnerin, die offenbar viel Ahnung hatte von seelisch bedrohten Kleinkindern. Erst viel später erfuhr ich, daß sie nach dem frühen Tod einer nahen Verwandten deren vier kleine Kinder großgezogen hatte. Da tat es mich schon gar nicht mehr wundern.

Sie überlebte meinen intellektuellen Hochmut. Im analytischen Denken war ich ihr überlegen, aber darauf kam es nun wirklich nicht an. Doch meine Rachsucht nach Kränkungen machte sich dieses Gefälle manchmal zunutze zu beißendem Spott. Später sagte sie mir schon einmal, daß meine Entwertungen schwer auszuhalten gewesen wären, aber sie habe immer nach den dahinterliegenden Affekten gefragt und sich deshalb nicht so ausgesetzt gefühlt. Ein Beispiel für meine Methode des Spotts: Sie habe wohl in einem begnadeten Moment der Lernfähigkeit etwa zehn analytische Deutungen in sich aufgenommen, die nun ihr Repertoire bildeten. Diese Deutungen sähe ich immer wieder bildlich aufgereiht in Form von kleinen Fähnchen auf einem Holz mit zehn Löchern. Wenn ihr nun ein analytischer Zusammenhang dämmere, so ziehe sie rasch und freudig ein Fähnchen und halte es triumphierend in die Gegend, zum Beispiel ein rotes mit der Aufschrift Ödipus. Mein Spott war ätzend, sollte aber nicht destruktiv sein, sondern eine Herausforderung, wie ich sie in meiner Familie nie riskiert hatte, auch nicht in der Lehranalyse. Ob etwas destruktiv ist oder nicht, hängt, außer bei Mord und schwerer seelischer oder körperlicher Verletzung, ja davon ab, ob das Opfer oder der Empfänger dem Angriff einen konstruktiven Sinn geben kann und, wenn das nicht möglich ist, die Attacke so weit zu neutralisieren vermag, daß sie als

Attacke gesehen und gewürdigt wird, scharf, aber aushaltbar oder sogar mit einer humorigen Wendung zum Vermenschlichen des bedrohlichen Unheils.

Sie hat eine Menge überlebt, unter anderem eine Form von oraler Aggression, also durch Kiefer und Zähne gehenden Haß, und das kam so: Die dauerhaft gewordene Kieferwut hatte sich seit einiger Zeit aufgeschaukelt, besser gesagt, meine mich fast lebenslänglich begleitende Kieferverkrampfung – zahnärztlich einmal, als die erste Frankfurter Analyse schiefgegangen war, mit Beiß- oder Knirscherschiene versorgt – hatte sich in der Übertragung endlich mit ihr als kränkendem Objekt verbunden, so daß mein Haß ihr an die Gurgel strebte. Sie bot mir, zwischen ihren Händen gerollt, ein Handtuch zum Hineinbeißen an – durchaus geläufig in manchen Körpertherapieformen –, aber in ihrem Fall ganz schön mutig, weil ich nämlich nicht nur hineinbeißen wollte bei braver Stillegung des übrigen Bewegungsapparates, sondern ich fühlte mich als Tiger, der endlich große Beute gemacht hatte, die aber noch kämpft oder zumindest nicht sterben will. Ich schüttelte die zarte Person, schleifte sie mehrfach durch den Raum, glotzte sie mit mordlustigen Augen an und ließ mit dem raubtierischen Griff erst nach, als eine innere Stimme, nicht aus dem Denk- und Überich-Kopf, sondern von dort, wo die animalischen Überwältigungsreaktionen gesteuert werden, meldete, es sei genug. Ich lag schweißgebadet und erschöpft da. Sie saß etwas abseits, aber doch noch sehr nahe, und mich überrollte eine Woge der Zuneigung dafür, daß sie mir dieses »Ausagieren« ermöglicht hatte, spürte Tränen in meinen Augen und einen sich lösenden Krampf im Kiefer, sah sie nur verschwommen und weiß nicht, ob sie meine Dankbarkeit wahrnahm. Daß dies alles innerhalb der Übertragungsbeziehung stattfand, unterschied die Szene von vielen kathartischen Übungen in Workshops, in denen die starken Gefühle auf andere Weise stimuliert und ausagiert werden. Da ich selbst vorwiegend mit langfristigen Gruppen therapeutisch gearbeitet habe, fehlt mir allerdings die Erfahrung mit den stark affektmobilisierenden punktuellen Workshop-Gruppen im Bereich der Körpertherapie.

Die sich häufig wiederholenden Szenen, die sich mir am meisten eingeprägt haben, waren die: Ich lag in meiner Abfall-Form, gelähmt, verworfen, total resigniert auf dem Boden; sie noch in einiger Entfernung, beide wartend, was geschehen würde. Ich war oft in einer Stimmung: Lieber verrecken als noch ein Lebenszeichen oder gar einen Wunsch von mir geben. Dann rückte sie nach einer Weile heran, von keiner sichtbaren Regung gerufen oder begrüßt, setzte sich neben mich, legte ihre Hand auf meine Schulter oder fragte, wo ich die Hand liegen haben möchte. Da mein Kopf nicht ausgeschaltet war, wußte ich, daß ich dies gegenüber eigenen Patienten nur selten in dieser geduldig wiederholten Form tun könnte. Wenn ich als Therapeut kein Hoffnungs- oder Rufzeichen bekomme, kann ich zuvor aktiv ein solches Angebot einige Male machen, bin aber dann leicht gekränkt, wenn später jedes Zeichen ausbleibt, und erlebe das Warten des Patienten als erpresserisch; schreibe ihm viel zu früh eine eigene Handlungs- oder Signalkompetenz zu, und die Stimmung kann sich vergiften. Inzwischen bin ich allerdings großzügiger geworden.

Frau W. hatte die Kraft und die Würde, ihr fragendes oder wortloses Heranrücken so oft zu wiederholen, bis ich selbst die Verantwortung übernehmen konnte. Wohin sollte ich das Ausmaß an Dankbarkeit stecken, das, wenn es überlief, auch zur Wut über so viel abhängige Bedürftigkeit werden konnte. Erlebte ich die qualvolle Abhängigkeit von einer innerlich abgewandten, im eigenen Elend schmorenden Mutter noch einmal? Ging es um die erschöpften und verzweifelten ersten Tage im Krankenhaus, als Mutter und Kind nach dem beinahe tödlichen Geburtsprozeß für längere Tage getrennt waren und auch nach den amtlich geregelten Stillzeiten sofort wieder getrennt wurden? Woher so viel sterbensbereite Apathie, die ich hier im Raum sich ausbreiten lassen durfte? So viel Ecce-

Homo-Gefühl, wenn einmal kurz eine fundamentalistische Welle hochschwappte aus jesusnaher Urzeit. Das volle Ausmaß ihrer therapeutisch-menschlichen Überlegenheit konnte ich manchmal nur schwer ertragen. Aber an helleren Tagen war es mir möglich, mich mit dem Rest von Erwachsenheit angemessen zu bedanken, mit Tränen in den Augen, und sie schien gerührt davon, ja, sie tankte wohl Mut und Zuversicht für den nächsten Gang durchs wortlose Elend.

An den ganz schlimmen Tagen schien mein Körper abzusterben. Ich fühlte mich nur noch, wenn sie mich berührte. Augenkontakt im Liegen konnte ich dann nur noch für Bruchteile von Sekunden ertragen, weil die Augen sich sofort mit Tränen füllten. Es war zu unerträglich, aus einem toten Körper herauszuschauen und nicht mehr zu wissen, wo die Seele war. Ich sagte erschrocken: »Mein Herz steht still.« Da drehte sie mich so, daß sie mit der Hand mein Herz suchen konnte, es zog sich noch weiter zurück, jetzt aber schmerzhaft flüchtig; sie sagte, sie könne in der Tat nichts fühlen, werde aber mit der Hand auf meinem Herzen warten, und siehe da, es fing ganz vorsichtig wieder an fühlbar zu schlagen. Es war nur in Deckung gegangen, hatte das Totsein erprobt, kam wieder in Gang, es fehlte wohl nur noch der früher übliche kräftige Geburtshelfer- oder Hebammenklaps auf den Hintern, um mich wieder im Dasein zu begrüßen, aber den ersparten wir uns.

Dies geschah mehrere Male, und wir hatten das Gefühl, uns der untersten Schicht meiner Beschädigung zu nähern. Allerdings, so zielgerichtet, wie es hier klingt, verlief das alles nicht, der Weg führte durch ein Dickicht von Krisen, Irrtümern, Zweifeln, Mißtrauen, Hoffnungslosigkeit, Rückfällen und kleinen Fortschritten. Störend für den Intellektuellen in mir war, daß wir kaum noch Deutungskontakt hielten. Das war sicher richtig, führte aber zu einem Spaltungsgefühl.

Der analytische Intellekt, der arme, war dauernd beleidigt und verlangte nach den Zeiten schöner Deutungskonversation wie mit Frau S.; als ob das etwas geholfen hätte. Bei fragmentierten Personen scheinen alle Teile begierig ein Eigenleben führen zu wollen und sind beleidigt, wenn sie eine Weile nicht gebraucht werden. Die Psychoanalyse fordert ja auch die Fähigkeit zur Ichspaltung, aber hier war sie störend, sogar ein Widerstand; das absurde Gesetz, daß in jeder Stunde, wenigstens am Ende, eine verbale Verständigung hergestellt sein müsse, kann schädlich werden, wenn die Erlebnisfähigkeit dadurch wieder beeinträchtigt wird. Aber durchgearbeitet hätte gehört, warum dieser intellektuelle Teil hier so beleidigt und sogar leicht entwertend Druck ausübte. Er war wohl ein Mittel – in der Übertragung –, mich der frühen, aber unbefriedigenden Herrschaft der Mutter über mich zu entziehen, ein frühreifes heimliches Aufbegehren, eine erzwungene Notschlauheit, das bereits früher erwähnte Altklug-Werden, das es ja auch in der präverbalen Phase im Ansatz schon gibt.

Die Wiederbelebung des Herzens in der nachgeburtlichen Phase war schließlich die Vorarbeit für die Arbeit an der Geburt selbst. Rückblickend scheint es mir gewiß, daß sie das alles gar nicht im Sinne einer »fertigen« Ausbildung gelernt haben konnte, schon gar nicht an dem Institut, an dem sie Psychoanalyse lernte. Sie gehörte zu jenen analytischen Therapeuten, die ihre Lücken ernst nahmen und ihre Ausbildung auch bei anderen Schulen komplettierten. Aber die Verbindung zwischen den Bruchstücken mußte sie selber leisten, doch auch dies hätte noch nicht zu einer fertig vorliegenden Kompetenz geführt. Nein, das Ergreifende war, daß sie Kompetenz und Lernbereitschaft zusammenfügte, um mit mir die Therapie herauszufinden, die ich brauchte, und auch mir dabei ein Stück Kompetenz überließ, sie anzuleiten. Oft schien sie keinen sicheren Kurs mehr zu haben, was wieder einen Verachtungsschub in mir auslöste, und die Angst, wir würden desorientiert beschädigt im Abseits landen, war groß. Oh, wie sehnt man sich da nach den Fleischtöpfen einer geordneten analytischen Krankheitslehre und den geübten behandlungstechnischen Griffen des etablierten Kanons. Ich träumte von psychoanalytischen Lehrbüchern, mit denen man einen Knüppeldamm durch meinen Seelensumpf hätte legen können. Aber in ihnen las ich und las und fühlte mich nicht gemeint. Und was die etablierten Behandlungslehren anging, so kam ich dort nicht vor oder war ein Blindgänger oder Versager.

Zurück zu den Anfängen des Elends. Damit ist nicht gemeint: der Zustand meiner Eltern und der Sterne bei meiner Zeugung. Ich weiß, hier werden manche mehr esoterische Therapeuten schon die Achseln zucken, weil ich diesem zentralen Moment so wenig Aufmerksamkeit schenkte. Natürlich drangen Gerüchte und Informationen oder Glaubenssätze an mein Ohr, daß der spätere Gang der Dinge von dieser Konstellation geprägt sei. Mir fehlten die Glaubenskräfte dafür.

Bei einer einmaligen Rückführungssitzung in einem dem erleuchteten Osten zugewandten Bergzentrum in der Schweiz entdeckte ich, daß ich einmal jüdischer Steinbrucharbeiter in einem altägyptischen Pyramidencamp gewesen war. Merkwürdigerweise machte mich das zunächst stolz, weil es sich, spätere politische oder literarische Berufungen vorweggenommen, geradezu aristokratisch anfühlte. Doch schienen mir schon bald die bebilderten biblischen Geschichten im Hintergrund meiner Seele aufzuscheinen, und zur Identifikation mit dem grimmigen, zur Führerschaft auserwählten Moses war es auch nicht mehr weit. Die Rückführung war also eine Hinführung zu im Unbewußten bereitlichen, wenn auch überformten Erinnerungsbildern.

Geburtswehen

An meinem Kopf und Körper begannen sich in der Therapie ungewohnte Ringschmerzen an Kopf und Brust einzustellen, während der Kiefer immer stärker schmerzte. Wir nahmen das für die Engramme der Geburt, die sich, wie bereits mitgeteilt, über vier Tage hinzog, unterbrochen von zwei rasanten Autofahrten in das jeweils nächstgelegene größere Krankenhaus. Über Wochen widmeten wir uns ganz diesen Engrammen. Sie saß, mit einer bemerkenswerten Fähigkeit, gekauert zu sitzen, hinter meinem Kopf auf dem Boden und hielt mit den Händen meine Kiefer. Das linderte die Schmerzen, schien auch immer wieder deren Quelle zu verschließen. Wie tief wirksam diese Linderungsarbeit war, kann ich nicht beurteilen. Die Kieferschmerzen sind auch später wieder aufgetreten und kamen in der Gestalttherapie erneut vor. Ich weiß bis heute nicht, wie man diese Schmerzen hätte voll in die Übertragung bringen können: etwa so, daß sie die selbst fast ohnmächtige Mutter, Opfer und Täterin, die todesnah Unheil Zufügende gewesen wäre und gleichzeitig die Heilende? Man kann ja nicht sagen, daß in dieser schmerzhaften Verkrampfung die Mutter schon als konturiertes Objekt auftauchte. Ich steckte fest in einem Teil von ihr. Wenn es die Zange war, die Mutter konnte das Grauen nicht lindern, sie erlitt es selbst. Also: Wer hat es mir angetan? Läßt sich die archaische Wut so weit bündeln, daß ein gezielter und sinnvoll zu handhabender Haß daraus wird? Handelt es sich bereits um eine Kränkung oder um eine Naturkatastrophe, in die beide, Mutter und Kind, verwickelt sind, und ist Gott der Täter? Wie lange muß gelindert werden, um festen Boden außerhalb des Schmerzes zu fühlen? Werden die lindernden Hände eines Tages zu einem neuen Introjekt? Die selbst dem Ende nahe Mutter konnte mir ja nicht den Bauch als Landefläche zur Ausheilung bieten, und schon gar nicht heilende Hände. Zum Stillen nach der Uhr, so erzählte mir eine Tante, brachte die Schwester jeweils vier Kinder auf einmal auf dem Arm aus der Säuglingsstation zu den Müttern, sie nannte es schwäbisch »eine Beige«, also einen Stapel, und verteilte sie auf die wartenden Mütter, die eine Leistung zu absolvieren hatten. Der Griff der Zange blieb eingeprägt in die Kontur meines Kopfes.

Der nächste Ring wand sich um Hinterkopf und Schläfen; wenn er leichter drückte, fühlte er sich wie ein eng anliegender Turban an oder ein einschnürender, zu klein geschmiedeter Helm, der jede Kampfbereitschaft lähmte. Auch hier fand sie eine Stellung, die zu einer Linderung führte: Sie saß seitwärts vom Kopf, legte die eine Hand darunter, die andere über die Stirn. Das wichtige war wohl, sich gehalten zu fühlen bei dieser bestimmten Form von Schmerz und Entmutigung. Dieses lähmende Ringgefühl ist später dauerhaft weggeblieben, war fühlbar erst wieder, als ich bei einem schweren Rückfall in die Depression mit psychiatrischer Unterstützung Saroten nahm. Da stand schon auf dem Beipackzettel, es könne ein Helmgefühl auftreten, tat es auch, und da stellt sich natürlich die Frage, ob diese Nebenwirkung aufgrund von mir wissenschaftlich unverständlichen Synapsenveränderungen genau an jene Empfindungen anknüpft, die, in erträglicherem Maße, von jedem Geburtserlebnis hervorgerufen werden. Die lindernde Hand auf der Stirn, die haltgebende Hand unter dem Hinterkopf, rufen (ich habe es längst viele Male mit eigenen Patienten erprobt) starke Gefühle hervor, meist von Schutz und Geborgenheit, aber auch von Segnung, Beruhigung, Schmerz und Trauer, die zum Weinen drängen. Doch reaktivieren die Hände auch die frühere Gefahr, die Angst und den Schmerz, die der ursprüngliche, schreckliche Ring verursacht hat, wenn er für zu lange Zeit nicht durchquert, überwunden, durchstoßen werden konnte. Heilsam ist das Erlebnis, daß die Körper-Erinnerung hochkochen kann, freilich meist nicht in der ursprünglichen Gewalt, und dann gemildert wird durch ein heilsames Wiederholen, das die rasenden Zellen und Nervenenden und die Spuren und Schaltungen im Gehirn beruhigt und vermutlich verändert.

Den einengenden Ring um die Brust versuchte sie zunächst mit zwei Händen nachzubilden. Als sich dies als zu »harmlos« erwies, umklammerte sie meine Brust mit beiden Armen, es war eine außergewöhnliche Nähe, aber nicht zweideutig, sondern pressend und haltend zugleich; sie löste, es einige Male wiederholend, etwas von dem eisernen Ring, auf die vielleicht auch die drei Ringe im »Eisernen Heinrich« verweisen. In der therapeutischen Beurteilung dieser Episoden, die hilfreich waren und das Körpergefühl veränderten, bin ich mir, was die Theorie angeht, nicht ganz sicher. Sie waren eingebettet in die Beziehung, aber doch nicht mit dem vollen Gewicht einer rein körperlich-symbolischen Reinszenierung in der Übertragung, aber dies ist vielleicht auch zuviel verlangt. Es muß nicht alles durch das Nadelöhr der Übertragung, auch wenn es für manche Störungsformen ein nie zu erreichendes Ideal bleibt.

Wenn ich später selbst mit einem Geburtstrauma gearbeitet habe, versuchte ich, mit männlicher Kraft mehr Nähe zum ursprünglichen Trauma des ängstigenden Druckes herzustellen, wie ich es auch in meinem Video »Vaterkörper, Geburt und Symbolbildung« gezeigt habe. In meiner Ausbildung zum Pesso-Therapeuten, die ich allerdings nicht mit dem »Diplom« abgeschlossen habe – weil ich nie mehr in einer Therapierichtung Schularbeiten machen und diplomiert und auf die jeweils hochgehaltenen essentials eingeschworen werden wollte –, erlebte ich dann, neben dem eigenen Durchgang durch die Geburt, einige weitere Arbeiten zur Geburt. Die Gruppe vermag dem »Neugeborenen« ein pflegendes, beruhigendes, entängstigendes Auffangen zu gewähren, bis das Kerlchen einschläft oder sich dem genesungsfördernden Dösen überläßt.

Von den mittleren Kränkungskatastrophen zwischen ihr und mir rede ich nicht, weil wir sie fast mit Routine erledigen konnten, selbst wenn sie sich öfter in eine Hexe verwandelte oder noch schlimmer, in eine dumme Amme vom Land, die sich von einer Woche zur andern nicht mehr erinnerte, welch differenzierte Vorgänge sich zwischen uns abgespielt hatten. Dann war sie mal wieder in ihrem alpinen Ferienhaus gewesen und hatte die räuberischen Patienten weit hinter sich gelassen. Sie behauptete zwar, meist mit Recht, daß ein bis zwei Stichworte ihr die Szene wieder vor Augen führen würden, so halte ich es ja auch mit meinen Patienten, aber das gotteslästerliche Verbrechen war, daß sie mich nicht ohne meine Stichworte präsent halten konnte. Ich vermute, daß meine extreme Empfindlichkeit von den vielen Personalwechseln im ersten Jahr herrührte, von denen die Gefahr eines Verschwindens im Irrealen drohte. Ein partielles Nicht-Wiedererkennen oder auch nur ein verzögertes symbolisierte etwas wie Vernichtung, und wenn das Identitätsgefühl noch nicht ein angeeigneter, wiederholt überprüfter Besitz ist, dann ist die Abhängigkeit von jemandem, der diese Lücken reparieren soll, extrem. Mein Überleben als kohärentes Wesen lag hier nicht nur in ihrer schützenden Hand, sondern auch in ihrem Gedächtnis, im sicheren Abbild meiner Person in ihrem Innern, das sie, so wollte ich es, durch ihre kontinuierliche Reverie und andächtiges Denken an mich festigen sollte.

Umgekehrt gilt natürlich das gleiche: Auch mir drohte ihr inneres Bild immer wieder verlorenzugehen. Es war schon schwierig, sie über die Grenze mitzunehmen, weil sie so durch und durch schweizerisch war, obwohl des Hochdeutschen mächtig wie einer leidlich geübten Fremdsprache. Ich prüfte verschiedene Formen, sie symbolisch mitzunehmen, ich wäre darin heute kühner und bestimmter, weil diese Symbole als Vorform der verinnerlichten Erinnerung ja im Kinderleben gang und gäbe sind und weil Verliebte sie mit geknipsten Portraits pflegen, als handle es sich bei den Fotos um Hostien. Ich klaute eine kleine Schale aus dem Behandlungszimmer, aber die half nicht viel. Immer wieder kam ich auf den Wunsch zurück, ein Bild von ihr zu bekommen, doch hier wurde sie anmutig scheu und behauptete, sie habe nichts Brauchbares. Meiner Idee, den Fotoapparat mitzubringen, stand sie nicht abgeneigt gegenüber, aber da war ich nun sehr scheu, fand das Verfahren übergriffig und hatte Gefühle, als würde ich über sie verfügen, sie in den Apparat stopfen und entführen wollen. Erst heute beim Schreiben fällt mir ein, welchen Zirkus meine

Mutter veranstaltete, wenn sie fotografiert werden sollte. Sie fürchtete sich vor ihrem Bild, als könnte es unangenehme Wahrheiten enthüllen, und also habe ich auf die gute Idee mit den Fotos aus puren Übertragungsgründen verzichtet.

Ich liebte sie und hatte Angst vor meinem Hingerissensein. Die Entwertungsschweinereien, die ich mit ihr beging, hatten auch zum Ziel, die Zuneigung nicht überquellen zu lassen, ich war noch ein gebranntes Kind aus der letzten Analyse. Und da ich bis dahin auch schon mit älteren Damen geschlafen hatte, die meine Tanten hätten sein können oder waren, blieb ein Rest von Vorsicht, ob man, und sei es in einem noch so sicheren Setting, drauflosliebeben darf ohne die Gefahr einer unvorhersehbaren erotischen Explosion. Ich hätte niemals die therapeutische Beziehung riskiert, war auch weit entfernt davon, aber selbst meine kindliche Glut erschien mir gefährlich nach der früheren Erfahrung, und so machte ich es diesmal lieber umgekehrt: Ich projizierte das Bedrohliche auf sie und verdächtigte sie einige Male, sie wolle mich vernaschen. Da wurde sie auf einmal mehr authentisch als analytisch und stellte mich etwas ruppig vor ihre private Realität, so, als müsse sie diesen Verdacht sofort und gründlich aus der Welt schaffen: Ganz und gar nicht, sagte sie in jener Montagmorgenstund (hat Wahrheit im Mund), sie komme grade von einem wunderschönen Wochenende mit ihrem Partner und es sei sexuell so erfüllt gewesen wie selten. Also sei sie nicht in Versuchung, mich zu begehren. Der kleine Moritz staunte und war sowohl glücklich über das sichere affektive Terrain wie wütend über das rasche Zerbersten einer Projektion.

Da sich nun das Körpergefühl in den allerfrühesten Etagen beinahe normalisierte, regte sich die Lust, auch spätere, vielleicht ramponierte Stufen kindlichen Bewegungsdranges zu erproben, die mit dem Berührungsverbot der Eltern, aber auch mit einer riesigen Scheu, die Bewegungslust des Körpers zu zeigen, einhergingen. In der Pubertät und danach hatte ich die gestörten Repräsentanzen des Körpers mit Leistungssport in Schach gehalten, sommers Leichatlethik und Schwimmen, winters Abfahrts- und Langlauf, alles wettkampfmäßig, versteht sich, um überhaupt eine Rechtfertigung zu haben, mich mit dem Körper zu beschäftigen. Da ich mit ihr keine Ringkämpfe machen konnte, wählte die mögliche Übertragung, dem mütterlichen Auge die Bewegungsfreude vorzuführen. Dies gelang in langsamen Schritten, auf brüchigem Parkett, jede Bewegung immer vom Absturz bedroht, weil Mißbilligung und Abwendung eintreten könnten. Aber sie schien von ihren Kindern diese Phasen zu kennen, sie schien mit dem zappeligen oder akrobatisch oder tänzerisch gesonnenen kleinen Jungen in mir in gutem, ja unproblematischem Kontakt zu sein, so daß ich mich, wenn auch mit klopfendem Herzen, dem Tag näherte, an dem ich mit Musik vor ihr tanzen wollte. Ich glaube, dieser Schritt, der in kleinen Abweichungen für manche Patienten mit analogen Störungen bedeutsam ist, läßt sich einfach nicht im Reich der verbalisierten Phantasie von der Couch aus wirksam inszenieren und bearbeiten. Die reale Exposition und die Innervation der Muskulatur gehören dazu, der Blickkontakt, die Schamschwellen, die Angst und der Triumph.

Es geschah eines Freitags im Oktober, daß ich soweit war und wußte: dies wird ein Durchbruch. Ich tanzte und tanzte, drückte meine Freude und meinen Stolz aus, es war ein langer Anlauf geworden, und vor mir schienen störungsfreie Wochen zu liegen, ich tanzte wie auf dem Hochseil, und gegen Ende der Stunde, als ich sagen wollte, »Bis Montag«, sagte sie: »Bis in vierzehn Tagen.«

Sie hatte vergessen, mir ihren Herbsturlaub mitzuteilen, nur mir, wie sie sagte. Ich erstarrte, die vertraute Gliederlähmung trat ein, das leidvolle Zusammensinken, das ich oft so belastend finde, wenn es mir bei meinen Patienten passiert, etwa wenn einer vergeblich vor meiner Praxistür steht, was ein bis zwei Mal im Jahr vorkommt.

Ich fand keinen Zugang zur Wut, war nur noch Absturz und Betrogensein, Verrat und Harm, rettungsloser Harm. Sie war verlegen, murmelte etwas von »Tut mir leid«, es war sogar klar, damals schon oder wenig später, daß das Vergessen kein bösartiges war, sondern, o Paradox, eines, das dem Verdrängen entstammte, weil sie spürte, wie sehr ich nach dem Tanz die Kontinuität gebraucht hätte oder mindestens die Ankündigung, die Vorbereitung auf die Pause. Also, sie vergaß es aus Angst, wie die Ankündigung in dieser Phase auf mich wirken würde, und mit jedem Tag, der verging, wurde die zu erwartende und befürchtete Wirkung stärker. Wäre ich nicht so gelähmt gewesen, ein wenig mehr Anwalt meines verstörten Kindes, so hätte ich sie dringlich gebeten, mir entweder am Abend oder noch am Samstag eine Stunde zu geben, um mit dem Absturz fertig zu werden. Sie hätte wohl versucht, es möglich zu machen, gelohnt hätte es sich auf alle Fälle. Denn die Folgen waren schwer zu ertragen, wobei ich natürlich nicht weiß, welche anderen Zuflüsse zur massiven Verschlechterung meines Zustandes beitrugen. Das Seil, auf dem ich tanzte, war gerissen, und es gelang mir nicht mehr, dieses körperliche Urvertrauen, das sich zu ihr hin aufgebaut hatte, zu reparieren, obwohl wir noch nützliche therapeutische Schritte miteinander gehen konnten. Hätte ich wüten können, so hätte ich sie vielleicht wiedergefunden, aber ich schlug in der Hoffnungslosigkeit auf, nicht auf der Ebene des Zorns oder des Hasses. Doch das bedeutet auch, daß ein kompetentes Ich wieder verlorengegangen war, das mit der Enttäuschung hätte umgehen können, und das gehört zu den tiefsten Demütigungen. Wie hätte ich Anschluß finden sollen an das tanzende Selbst, das Ganzheit erlebte, aber das ein zuverlässiges Auge brauchte? Ich weiß es nicht.

Ich durchlebte einen depressiven Winter, war inzwischen vom Bauernhaus nach Freiburg umgezogen, fand Stabilität in der Praxis, einer scheu aufgenommenen neuen Beziehung, aber die Wunde schloß sich nicht. Die Freundin spürte meinen Zustand, sprach mit ihrem Analytiker darüber, der mich kannte, bot mir an, bei ihr zu wohnen. Aber das wollte ich nicht, ich wollte nicht ihr Patient sein oder ein Geliebter, der an der Welt verzweifelt. In diesem Zustand konnte ich mich keinem nahen Menschen anvertrauen, ihm zur Last liegen. Ich überließ mich der Zerstörungskraft der Depression, die mir giftig insinuierte: Du bist nicht auszuhalten, schütze den andern vor dir und dich selbst vor der unausweichlichen Enttäuschung. Ich kannte keine Liebe, die eine solche Depression aushalten und einschließen konnte.

Zum erstenmal Psychiatrie

An Ostern entschloß ich mich, da ich nicht in die Freiburger Psychiatrie wollte, zum Gang in die Basler Psychiatrie, in der mich ein befreundeter Oberarzt betreute. Der nahm mich, als er spürte, wie sich mein Zustand auf der ruppigen Aufnahmestation, wo ich mich wie ein Fremdkörper unter Schweizer Unterschichtspatienten fühlte, nach zehn Tagen verschlechterte, mit sich nach Hause, ließ mich mit seinen Kindern spielen, soweit ich das konnte, und stellte mich medikamentös ein. Nach drei Wochen war ich wieder zu Hause, und erstaunlicherweise ging das Leben weiter, ich verbrachte die Wochenenden wieder im Bauernhaus, wanderte, hämmerte, pflanzte, baute Koppeln für die Schafe, zusammen mit dem Freund, der den Hof führt; trieb sie wegen ihrer ewigen Klauenfäule durchs Formalinbad und bekam langsam wieder festen Boden unter die Füße. Die Beziehung zur Therapeutin lief weiter, sie hatte mich im Winter gehalten, obwohl meine Hoffnungslosigkeit sicher schwer zu ertragen war, vor allem mit der latenten Beschuldigung, die in ihr lag. Nachträglich meine ich, daß wir den Absturz nicht wirklich bereinigt haben im Sinne eines gefühlten Verzeihens und daß von meiner Seite ein Stück Anklage, von ihrer Seite vermutlich ein Stück Schuldgefühl blieb, also eine subtile, aber wirksame Verstrickung. Zeremonien des Verzeihens mit den begleitenden Gefühlen habe ich erst später kennengelernt, sie waren mit viel Tränen verbunden. Das Verzeihen bereinigt, nähert an, es repariert die Würde und erneuert die Kooperation. Es tut mir heute leid, daß wir das nicht bewerkstelligen konnten. So blieb etwas Lastendes, das wir nicht recht zu fassen kriegten. Sie war, weil sie sich real ein Stück schuldig fühlte, auch nicht ganz frei im Umgang mit meinen latenten Vorwürfen. Bei mir selbst als Therapeut bildet sich nach einem Fehler, neben dem Bedauern und der Fähigkeit, mich in begrenztem Umfang zu entschuldigen, dann eine entsprechend störende latente Wut über mein Schuldgefühl.

Wenn die Affekte nicht zum Vorschein kommen dürfen, bleibt der für andere so schwer erträgliche Harm übrig, wird abgespalten, durchsäuert die Beziehung. Damit wird ein Teil der Verbindung unheilbar. Ich schämte mich über die innere Daueranklage, verbannte sie noch tiefer ins Unbewußte; die Affekte kamen höchstens in den Zeichnungen zum Vorschein, die ich vor den Stunden mit schwarzer Kreide anfertigte. Das war überhaupt eine Möglichkeit, die ich vergaß zu erwähnen: Ich konnte, wenn ich wollte oder mit dem Auto früher ankam, den Therapieraum betreten, mich ausruhen, sammeln, beruhigen, vorbereiten, meistens aber malen oder zeichnen, um mich einzustimmen. Zuletzt verdroß es mich, ihr das düstere Zeug zu zeigen, ich drehte mich, vor allem in jenem Winter, im Kreis. Bis wir ein Setting fanden, das auf einer ganz anderen Ebene und mit anderen Konflikten weiterführte.

Symbiose und Triangulierung

Ich muß das Gefühl gehabt haben, daß ich aus der Symbiose mit ihr nicht herausfände, daß das väterliche Moment fehlte, warum sag ich es so moderat abstrakt: der Vaterkörper! Die Zweisamkeit mit ihr war hilfreich, vielleicht lebensrettend gewesen, aber um aus ihr herauszuwachsen, um den Umgang mit den Konflikten mit ihr von einer anderen Perspektive aus zu lernen, brauchte es einen Mann, der ebensowenig Angst hatte vor dem Körper wie sie.

Eines Tages hielt ein ebenfalls Basler Therapeut in meinem Bauernhaus, das inzwischen zu einem kleinen Tagungshaus ausgebaut war, ein Seminar über Körpertherapie. Ich traf ihn auf der grünen Wiese in der Sonne, wir kannten uns von einem früheren Fortbildungswochenende in den Schweizer Bergen, er freute sich, mich zu sehen, ich konnte nicht mit der gleichen Freude antworten, weil die schwarze Lauge in mir hauste. Da überkam mich, da er einen Kopf größer ist als ich, eine solche Sehnsucht nach Anlehnung und Stärkung, daß ich Mühe hatte, mit meinen weichen Knien stehen zu bleiben. Ich fragte ihn, ob ich bei ihm noch ein Stück Therapie machen könne. Er wußte wohl von meiner Arbeit mit Frau W. und wollte prompt und regelgerecht wissen, ob sie beendet sei, das wäre doch die Voraussetzung. Ich spürte einen kleinen klassischen dyadischen Korrektheits-Schock, mit dem ich aber zurechtkam, denn ich sagte sehr bestimmt, daß ich ihn ja gerade deshalb um ergänzende Therapie fragte, weil ich noch bei der Frau W. in Analyse sei. Aha, sagte er trocken und kratzte sich hinterm Ohr, aber es war schon deutlich, daß die Aufgabe ihn lockte. Er bat sich Bedenkzeit aus, stimmte aber schließlich zu. Er überließ es mir, das neue Setting mit Frau W. zu klären, und zu meiner Überraschung reagierte sie erfreut, zustimmend, ja verhalten begeistert, wenn auch mit einem gebührenden Zögern auf der Suche nach analytischer Rechtfertigung, und in dem Bewußtsein, daß ein neues Abenteuer beginne, auf das sie nicht eben gründlich vorbereitet sei. Ich reduzierte die Arbeit mit ihr um eine Wochenstunde, die ich beim analytisch orientierten Bioenergetiker nahm. Die beiden schienen sich zu kennen und zu schätzen, wenn auch nicht nahe. Wohlwollende Loyalität und gegenseitige Wertschätzung, so wäre ihre wechselseitige Haltung am besten zu beschreiben. Das war für mich auch wichtig, weil es, neben dem Drang, den Stand der Beziehung mit dem jeweils anderen einfach zu reflektieren, einen ebenso starken Drang gab, mich wütend zu beklagen oder zu idealisieren: einen Drang, die Haltbarkeit der Elternbeziehung zu testen, was ich nie hatte tun dürfen oder auch nie gewagt hatte, weil sie mir immer prekär erschien. Es wäre zu leicht gewesen, schwelende Gegensätze zu schüren oder gar zu entfachen.

Es war schön, über einige Monate eine Mutterübertragung und eine Vaterübertragung parallel, jedoch getrennt zu erleben. Aber es wurde zunehmend deutlich, daß für mich die Nagelprobe ihrer Haltbarkeit in der realen und gleichzeitigen Präsenz aller drei Beteiligten bestand. Es gelang mir, beide auch zu diesem Experiment zu überreden, denn da war das Zögern schon merklich größer. Ich war mir sicher, daß ich ein wichtiges Stück einer weiteren Genesung nur im realen Dreieck würde erlangen können, und mir scheint, das Ergebnis rechtfertigte den Kampf. Es gingen ja nicht nur sie ein Risiko ein, sondern auch ich, indem ich mit meinem Drängen ein Stück Verantwortung übernahm, daß der Plan nicht in einer schalen Peinlichkeit endete. Schließlich stimmten beide zu.

Es war aufregend, die beiden zusammen anzusehen; sie mußten ja erst miteinander vertraut werden in diesen ungewohnten Rollen. Ich hatte sie zusammengeführt, verlobt, verheiratet, die Deutungsebenen purzelten nur so durcheinander. Ich erlebte, wie sie sich fragend oder bestätigend zunickten, ja sogar erfreut oder mit Anzeichen von Glück ansahen, sich über ihre Gefühle verständigten; wie sie noch unbeholfen waren im Erkennen und Formulieren und Austauschen ihrer Übertragungen und Gegenübertragungen. Ich war dauernd am Staunen, nahm neue mögliche Elternbilder in mir auf, Bilder ihrer Kooperation, ihres Zögerns, vor allem aber ihres Wachsens für mich. Ich war ja auch real, wie jetzt für sie, ein Erstgeborener, hatte aber weniger als meine Geschwister das

Gefühl, daß meine Eltern für mich gewachsen wären oder sich verändert hätten.

Natürlich experimentierten wir mit verschiedenen Sitzanordnungen. Es war zugleich schön, ärgerlich und unheimlich, wenn sie nahe beieinander saßen und ich weiter weg. Ich durfte aber auch zwischen den beiden Sitzenden liegen und beide Hände halten. Das alles hört sich ein wenig an wie therapeutisches Schlaraffenland, war es auch für ungefähr fünfzehn bis zwanzig gemeinsame Sitzungen. Sie fingen sogar an, nach den Stunden zusammen essen zu gehen, wie oft, weiß ich allerdings nicht, geht mich auch nichts an; jedenfalls hatten sie es so eingerichtet, daß ihnen, wenn ich wieder verschwunden war, Zeit für eine kleine Nachbesprechung blieb. Geschlafen hätten sie nicht zusammen, so wurde mir später humorvoll versichert, aber die Phantasien dazu seien entstanden und als wichtige Gegenübertragungsmeldung verstanden worden. In meinen Übertragungsphantasien wurde ich sehr eifersüchtig, vor allem in jenen Stunden, wenn ich wußte, sie trafen sich vor den Stunden und tranken einen Einstimmungskaffee, und ich wurde dann hereingebeten wie am Weihnachtsabend und hätte doch allerlei zertrümmern mögen, weil ich ihnen nicht glaubte, sie hätten nur Kaffee getrunken. Dafür sahen sie viel zu ordentlich und wieder zurechtgezupft aus und machten erwartungsvolle Mienen ad usum delphini. Ach wie herrlich, Elternfiguren zu haben, die erotische Phantasien wecken konnten, wenn man sie so frisch gekämmt zusammensitzen sah. Da nahm man ja das bißchen Eifersucht spielend in Kauf, zugunsten eines übergeordneten Glücks, einer Art familiärer Gesamterotik, in die ich einbezogen war.

Ein Teil der ödipalen Wut galt nicht einmal der Sexualität, sondern der Tatsache, daß sie, während ich noch mit meinem Tretroller halb ausgeschlafen zu ihnen unterwegs war, schon pädagogisch oder therapeutisch über mich sprechen konnten, ohne daß ich Mäuslein spielen durfte. Aber daß sie es durften und taten, war ja schon wieder eine Art Glück für mich, trotz der offensichtlichen Unverschämtheit ihres Tuns. In den psychotherapeutischen Kliniken geschieht dieses zusammensetzende Reden über einzelne Patienten auf Krankenkassenkosten während der Konferenzen, aber ich wette, daß es geschäftsmäßiger vor sich geht als hier in diesem Gruppenraum, in welchem weiß ich nicht mehr, aus Paritätsgründen tagten wir manchmal in ihrem, manchmal in seinem, meist in seinem.

Als ich einmal tief deprimiert und mit verlorenem Körpergefühl ankam, berührten sie mich, den liegenden, gemeinsam und gleichzeitig mit ihren beiden Händen und fuhren leicht knetend den ganzen Körper entlang, mal bäuchlings, mal rücklings. Das Dreiersetting gab, wie sonst nur das Gruppensetting, Mut und Sicherheit beim Überschreiten von Schwellen der Intimität, die sonst in der Einzeltherapie unüberschreitbar sind. Als sie in die Nähe der Genitalien kamen, bedeckte ich sie spontan mit den Händen und sagte mit erstaunlicher Bestimmtheit: »Halt, dies ist Privatbesitz!« Wir mußten lachen ob dieser Bestimmtheit, die ja von mir ausging. Sie hatten sich am kostbaren Privatbesitz ja sicher nicht vergreifen wollen, aber es hätte vielleicht eine Unsicherheit, ein Zögern, eine kleine Peinlichkeit bei der Annäherung gegeben, beim Erwägen, wo die Grenze zu ziehen sei. Dies hatte ich, wie in einer ganz natürlichen Reaktion, entpeinlicht, und das gab uns allen ein Stück Sicherheit.

Sie hatten für mich ein unvertrautes Gelände betreten, räumlichen und zeitlichen Aufwand betrieben, unbekannte Gefühle auf sich genommen, Annäherungsarbeit geleistet. Ich hatte nicht gewußt, daß es auch für mich einen freudigen, nicht nur einen verquälten Ödipuskonflikt gab, der in vermehrter Zuneigung endete, in der Verinnerlichung eines anderen Elternbildes; daß es ein Gespräch über mich gab »hinter meinem Rücken«, aber zu meinen Gunsten. Jetzt, da ich dies niederschreibe, wird mir auf einmal deutlich, daß es dies auch in meiner Kindheit gegeben haben muß, ich bin ganz sicher, es ist mir diese Gewißheit aber erst durch diese Dreieckstherapie erschlossen worden, auch wenn die volle Bewußtheit erst jetzt im Augenblick des Schreibens entsteht, mit einem Gefühl der Dankbarkeit. Man könnte es die gemeinsame Rêverie, die Träumerei des Elternpaares über das Kind nennen, die natürlich auch sehr spannungsreich sein kann. Nur ist in den frühen Jahren so viel Konfliktstoff darübergelagert worden. Und außerdem habe ich mich nicht gemäß den liebevollen Elterngesprächen entwickelt, sie mußten sich dauernd Sorgen machen bis zu meinem dreißigsten Jahr (in dem mir mein erstes und einziges akademisches Examen gelang), weil ich sozial nicht richtig gedieh; ähnlich wie die analytische Vereinigung, die mich auch hoffnungsvoll großzog und enttäuscht wurde über meine Entwicklung.

Mit dem Körpertherapeuten allein

Die Dreieckstherapie beendeten wir nach ein paar Monaten wieder, in allseitigem Einverständnis, es war einfach genug gewesen. Ein paar Monate später beendete ich auch die Therapie bei der Analytikerin und fuhr nur noch einmal pro Woche zum analytischen Bioenergetiker. Aber auch im Dreieck ereignete sich die unvermeidliche Katastrophe, die allerdings nicht so tiefgreifend war wie andere frühere Unglücke. Als wir noch zu dritt arbeiteten, stellte sich heraus, daß Frau W. eine Woche länger Weihnachtsferien machte als wir Männer. Sie teilte mir dies ohne weiteren Zusatzkommentar mit, nachdem wir ursprünglich für Anfang Januar zu dritt verabredet waren. Ich fuhr also los nach Basel zu Herrn T., fand aber zu früher Stunde eine mausetote Praxis vor. Ich war wütend, verletzt, wieder am Rande der Erstarrung, aber doch mehr zornig, was ja ein großer Fortschritt war. Ich schrieb ihm einen wütenden Brief, aber er antwortete nur, daß er »natürlich« annahm, die Stunde würde ausfallen, nachdem Frau W. abgesagt hatte.

Wie lief das in der Übertragnug ab? Wie hätte ich denken sollen, daß »der Vater« die Stunde absagen würde, nur weil die Mama sich noch auf der Skipiste herumtrieb? Traute der Feigling sich nicht mehr, mir allein zu begegnen? Wir waren zugegebenermaßen in einer schwierigen Übertragungsgeschichte: ohne Mutter funktionierte nichts in der Familie. Zu meinen Schwierigkeiten gehörte es, statt Wut eher Verachtung zu erleben, das gehört zu meiner Vatergeschichte; immerhin war ich wütend auf Herrn T., glaubte aber, mangels Erfahrung, nicht sehr daran, daß meine Wut ihn gebührend erreichte. Also ertrank er für eine Woche in meiner Verachtung als Feigling; mit Verachtung kann man männliche Therapeuten eher erwischen als mit Wut, nach der lecken sie sich ja oft die Finger, weil das wenigstens erkennbar Beziehung ist und weil sie das, in welchen Formen und Settings auch immer, trainiert haben.

Wir konnten aber das Dreiersetting gut reparieren, und später hat er mir geholfen, durch Ringkämpfe und Schläge gegen seinen schaumstoffgepanzerten Leib viel Verachtung in Wut zu verwandeln und in Achtung vor seiner Kraft und seinem warmherzigen klaren Kämpferblick, der annehmend, ja sogar ermutigend auf mich gerichtet blieb, auch wenn ich in mörderischem Zorn auf ihn losging.

Ich lernte mit Nähe und Distanz zu experimentieren, versteckte mich, konnte mich verbarrikadieren, er machte Suchspiele mit mir, wenn ich unter dem Tisch oder hinter einer Mauer saß, und diese Spiele entfalteten die schaurige Angstlust und die Wonne des Entdecktwerdens, wie sie kleine Kinder schreiend und jubelnd empfinden. Die Sicherheit der Beziehung ermöglichte eine auch körperliche Regression, wie ich sie mit einem Mann kaum für möglich gehalten hätte.

Eine Schwierigkeit, die ich ins Spiel brachte, war eine fast perfide, auch mich schädigende Abwehr, die ich aber erst später verstand: Statt mich auf das körpertherapeutische Angebot einzulassen, bestand ich immer wieder darauf, ihm in psychoanalytisch wohlgesetzten Worten mein Elend zu klagen. Das konnte bis zu zwanzig Minuten dauern, während deren er, zunehmend unruhig, dasaß und zuhören mußte. Ich glaubte, meine Identität ginge verloren, wenn ich ihm nicht eine Kombination von Wissen und Qual vor die Füße legte. Ich wußte nicht, daß ich grausam war, kontrollsüchtig; daß ich ihm nebenbei meine theoretische Überlegenheit um die Ohren haute. Es waren qualvolle Stunden, die ihn ermatten ließen. Insgeheim erwartete ich wohl, daß er den gordischen Knoten zerhaute und sagte: »Hör auf mit dem Gejammer; nutzen wir meine Kompetenz; wir reden am Ende der Stunde über das Geschehen!« Ich hätte sicher rebelliert, aber dann wohl Einsicht gezeigt. Er hätte sagen können: »Du bist hier nicht in Analyse!« Ich weiß es ja längst von Patienten, die nach langen Analysen zur körper-therapeutischen Nacharbeit kommen, wie sehr sie an der durch Deutungen erleuchteten und fein durchwirkten Schilderung ihres Leidens und ihrer schmerzdurchzogenen Biographie hängen. Eine solche Stunde hatte er sich nach der Absage im frühen Januar ersparen wollen und ließ sie, ohne mich zu verständigen, ausfallen, in der rationalisierenden Annahme, daß sie ohne Frau W. ausfalle, während die Analytikerin natürlich dachte, sie finde auch ohne sie statt und es müsse auch einmal ohne Mama gehen.

So wie meinem Vater machte auch ihm mein rascher Scharfsinn und meine sarkastische Scharfzüngigkeit gelegentlich zu schaffen. Er lernte allmählich, darüber zu lachen, ab und zu wenigstens, und sich nicht mehr zu stark bedroht zu fühlen durch sie.

Institutionelle Veränderungen

Die Utopie, Körperarbeit und Psychoanalyse schlüssig zu verbinden in der therapeutischen Arbeit mit den beiden Disziplinen, und zwar auf dem noch immer idealisierten Frankfurter metapsychologischen Hochglanz-Niveau, gelang mit ihm nicht, gehörte vielleicht auch nicht zum therapeutischen Programm, alles kann man schließlich nicht haben. Aber die Loyalität zur Psychoanalyse bestand nicht zuletzt in dem Wunsch nach präzisem Verstehen der therapeutischen Vorgänge.

Wir trennten uns im guten, mir ging es sehr viel besser, und vor mir lagen zwei ganz gute therapiefreie Jahre, in denen ich anfing, über psychoanalytisch orientierte Körperpsychotherapie zu publizieren und mit einem Assistenten, dem ich diktieren konnte, einige meiner Fallgeschichten von Tag zu Tag zu verfolgen. Ich fühlte mich kreativ, lebendig, in gewissem Sinne auf einem Pionierweg, hätte es da nicht längst Sandor Ferenczi gegeben, neben Wilhelm Reich der andere Stammvater aller analytisch orientierten Körperarbeit (von den kreativen, aber kaum publizierenden Stammüttern einmal abgesehen). Zu Ferenczi fühlte ich mich ungleich mehr hingezogen, bei ihm war alles in ungeheurer Einsamkeit und mit großem Mut gewachsen, wenn auch manchmal noch auf unsicheren theoretischen und behandlungstechnischen Füßen. Ihm fehlte das Gewaltsame von Wilhelm Reich, und der Patient erschien ihm mit seiner Abwehr weniger als ein Gegner des Analytikers.

Ich bot am analytischen Institut einen Kurs über Ferenczi an, zu dem aber niemand erschien, ganz im Gegensatz zu meinen früheren Seminaren über rechtgläubigere Themen. Dieses fast instinktive Zurückschrecken vor Neuerungen, vor allem, was den Umgang mit dem Körper angeht, führte denn auch zu einer gewissen Entfremdung vom analytischen Seminar. Ich fühlte mich nicht mehr wohl in einem Klima, das ich als überichhaft und leicht verängstigt wahrnahm, eine Entfremdung, die ich durch polemische Zuspitzung meiner neuen Thesen sicher auch mitverursacht hatte. Natürlich ist dies alles auf zwei Ebenen zu sehen: der Realität des Instituts und der Übertragung, in der ich mich befand. Denn zwangsläufig, das habe ich schon bei der Neubetrachtung meiner Lehranalyse betont, nehmen die Psychoanalyse, die analytische Vereinigung und das Ausbildungs- oder ein späteres Gastinstitut Übertragungsbedeutungen an: Familie, Gemeinde, Kirche, Schule und andere Introjekte tauchen wieder auf und werden als förderlich oder hemmend, verbietend oder ermutigend erfahren. Diese wiederbelebten Introjekte konnten mich, analog zu ihrer früheren Gewalt, durchaus ängstigen und mir Einsamkeits- und Außenseitergefühle von bedrohlichen Ausmaßen bereiten. Die aggressive Selbstgewißheit, mit der mir manche »klassischen« Kollegen begegneten, die Häme, von der ich zu hören bekam, die Deutungen, die offen oder verdeckt niederregneten, konnten mir immer wieder angst machen, ich sei auf einem Irrweg, und zwar auf einem bösen, der durch Illoyalität und Verrat, aber auch durch drohende Schädigung der Patienten gekennzeichnet sei. Doch schließlich verwandelten sich die Angstzustände in selbstbewußte Abgrenzung; es ergaben sich neue und stützende Freundschaften zu Kollegen auf einem ähnlichen Weg, so daß eines Tages der Entschluß feststand, aus dem Institut auszuscheiden. Ich bedaure nur, daß ich den Ausstieg über einen anklagenden und vorwurfsvollen Brief an den Vorsitzenden vollzog.

Psychisch glich der Ausstieg auf der Übertragungsebene einem wütenden und partiell noch pubertären Durchbrennen von zu Hause, aber dies war nur die halbe Wahrheit. Die andere Hälfte war die: Ich fühlte mich freier, erwachsener, mutiger und autonomer. Gleichzeitig war es vielleicht ein nachgeholter Kirchenaustritt, auch der Bruch mit einigen Freundschaften, die durch meine neue Orientierung einen großen Teil ihres kollegialen Inhalts verloren hatten. Es gibt unfruchtbare Reibungen, aus denen nur der Abschied befreit, weil sie gar nicht als kreativer Dialog angelegt sind, sondern als ein Kampf ums Rechthaben, bei dem ein Nachgeben als eine zu große Bedrohung der Identität erlebt würde. Das Wissen um die Dauer einer langsamen therapeutischen Veränderung der eigenen Identität auf dem Gebiet der Psychoanalyse, die ich ja auch nicht aus freien

Stücken angetreten hatte, sondern aus der Not von gescheiterten Behandlungen heraus, hat mich später milder denken lassen über Kollegen, die die Berechtigung, vielleicht sogar die Notwendigkeit der neuen Dimensionen von Psychoanalyse ahnten, aber den Weg dorthin selbst nicht gehen wollten.

Doch die Isolierung, die weitgehend ausbleibende Auseinandersetzung mit meinen Thesen, das Totschweigen als fast einzige Reaktion auf der institutionellen Ebene hatten ihre Wirkung, verstärkt durch eine erneute private Trennung. Unsere Beziehung war nach meinem Erleben unter anderem tief durchzogen von den Konflikten um Rechtgläubigkeit und Rebellion oder Reformation, um Ansehen und guten Ruf in der analytischen Öffentlichkeit. Auch wenn wir über Patienten redeten und unsere therapeutischen Methoden, konnten wir in bitteren Streit geraten.

Auf der Berufsebene ging es nun nicht mehr nur um den Abschied vom örtlichen Institut, sondern um meine Mitgliedschaft in der analytischen Vereinigung. Das brachte eine neue Dimension der Auseinandersetzung mit sich, nämlich über die mögliche Preisgabe meiner tiefsten beruflichen und intellektuellen Verankerung. Das konnte und wollte ich nicht alleine lösen, zumal ich die konflikthaften Übertragungsverstrickungen ahnte. Manche Kollegen meinten sogar, wenn man einen solchen Austritt auch nur ins Auge fasse, sei man schon kein Analytiker mehr.

Die vermeintliche Fokaltherapie

Ich entschloß mich zu einer »Fokaltherapie«, also einer, die auf ein Hauptthema konzentriert ist und in der Regel so zwischen 15 und 25 Stunden dauert. Es wurden dann allerdings drei Jahre Arbeit daraus, einstündig, und mit einer bedeutungsvollen langen Unterbrechung.

Ich suchte und überlegte lange und landete schließlich bei Dr. A., einem erfahrenen Lehranalytiker und langjährigen hohen Funktionär der analytischen Vereinigung. Nichtanalytische und analytische Therapeutenfreunde schüttelten gleichermaßen die Köpfe, einerseits weil sie ihm die Großmut nicht zutrauten, mit mir und dem Thema der Beziehung zur analytischen Vereinigung unvoreingenommen – also mit meiner Freiheit als Hauptfokus der Therapie – umzugehen; andererseits, weil sie in der Wahl immer noch ein Zeichen meiner hoffnungslosen Bindung an die Orthodoxie sahen, aus der ich wohl nie herausfinden würde. Beide Varianten des Zweifels stimmten nicht.

Natürlich war er ein sprechender Analytiker, ich saß ihm brav gegenüber, tiefe Regressionen wollten mich in depressiven Phasen heimsuchen. Dabei war es schon schwer, zu Beginn der Stunden einfach zu schweigen und mich meiner tieferen Person zu vergewissern, bevor mit dem Sprechen eine wichtige Ebene, die der Konflikte, betreten wurde, bei der aber ein Teil meines depressiven Selbst draußen zu bleiben hatte. Denn die Depression hatte mich, schleichend, heimtückisch, zuerst verleugnet, dann unabweislich wieder heimgesucht. Gewiß hatten die Freunde recht, wenn sie eine tiefe Bindung an die klassische Analyse oder an meine Ausbildung oder meine frühen und bewunderten Lehrer vermuteten. Der Gang zu Dr. A. hatte auch etwas mit Loyalität zu tun: Ich wollte nicht austreten, ohne überprüft zu haben, warum ich es tat; ob es auch objektive Gründe für mich geben konnte; ob die freizusetzende Kreativität ein ausreichender Grund sein könnte; ob ich einem Größenwahn anheimgefallen sei; warum ich glaubte, dort nicht mehr atmen zu können; ob es Sinn mache, einige Jahre des Rückzugs statt eines Auszugs ins Auge zu fassen; ob ich wieder einmal meinem Lebensskript des Außenseitertums folgte, was doch eher ein therapeutisches Thema sein sollte als ein nach Handlung drängendes Motiv; ob mich bisher nur die uralte Strafangst, ja, religiöser formuliert, die Angst vor einer Verdammung, gehindert hatte am längst fälligen Austritt.

Ich schrieb damals mit polemischer Begeisterung an meinem Büchlein »Der Analytiker als sprechende Attrappe«, und die vollkommene Echolosigkeit nach seinem Erscheinen verstärkte die Depression so sehr, daß ich nach einer Klinik suchte. Es hatten sich verschiedene innere und äußere Faktoren offensichtlich einander ergänzend zusammengefunden, um mich erneut abstürzen zu lassen. Zu dem Schmerz und der erneut drohenden Hoffnungslosigkeit kam die resignative Wut hinzu, daß mein langer therapeutischer Weg offensichtlich nichts gebracht hatte.

Dr. A. schien wohl selbst unsicher, auf welchem psychischen Stockwerk sich unsere Arbeit abspielte. Manchmal ging es, wenn ich stabiler war, um die tiefen Konflikte mit meiner Berufs-Vereinigung, und natürlich kam es den langgedienten Funktionär schwer an, zwar deutend, aber doch respektvoll mein Wegdriften zu verfolgen, ohne mir andere Lösungen aufzudrängen; natürlich haben wir andere Varianten der Auseinandersetzung immer wieder ins Auge gefaßt und auf ihre psychodynamische Bedeutung hin untersucht. Ich habe ihn als einen fast großväterlich gütigen Begleiter erlebt, den es zwar schmerzt, wenn der Enkel die über Generationen gebahnten Berufs- und Loyalitätswege verläßt, aber der sich doch respektvoll darüber im klaren ist, daß es sich nicht um die Übernahme oder den selbstverständlichen Verbleib in einer Familienfirma handelte, sondern um eine vielfach erschwerte Selbstfindung, bei der vielleicht sogar die Interessen der Firma zurückzustehen hatten.

Es muß auch schmerzlich für ihn gewesen sein, daß diese einstündige Therapie so wenig ausrichtete gegen den erneuten Einbruch der Depression. Manchmal war er nur einfach stummer Begleiter, wenn ich kaum sprechen konnte. Da ich nicht wußte, ob er das Ausmaß von Elend begreifen konnte, das mich wieder heimgesucht hatte, wollte oder mußte ich es ihm pantomimisch verdeutlichen.

Ich nahm mir eine erdfarbene Decke von seiner Couch, verzog mich in eine Ecke des Raumes, zog die Decke vollkommen über mich und starb lautlos vor mich hin. Von außen muß es ausgesehen haben wie ein alter Maulwurfshaufen; ich hatte wieder meine Müllgefühle und die Hoffnung, daß die Müllabfuhr bald käme. Die Inszenierung hatte einigen Mut gekostet, da ich annahm, daß solche Dinge eher selten waren in seinem Kabinett. Es war ursprünglich auch gar nicht mein Wunsch oder Auftrag gewesen, mich von meiner wiedergekehrten Depression zu befreien. Ihretwegen wäre ich sicher nicht zu ihm gegangen; aber die Themen hatten sich langsam vom ursprünglichen Focus wegbewegt und waren in die Breite gegangen. Als ich aufzubrechen hatte ins Klinik-Asyl, strahlte er etwas aus, was vielleicht das wichtigste war: »Solche schrecklichen Einbrüche können vorkommen; wir haben unser Bestes getan, sie zu verhindern; daß es mir leid tut, wissen Sie; die Klinik ist wohl der beste Ort für diesen Zustand, und ich hoffe, daß Sie in besserer Verfassung zurückkommen.«

Ich ging also ohne spürbaren Groll, aber in der gestärkten Gewißheit, daß ich nie mehr nur sprachlich-therapeutisch arbeiten würde mit Patienten, die ihrer Störung nach Mühe hatten, mit Sprache allein strukturbildend und konfliktbewältigend umzugehen.

Der Eintritt in die Klinik. Sophienbad im Allgäu

Die Suche nach einer psychotherapeutischen Klinik war schwierig. Die guten hatten lange Wartezeiten, und langes Warten schien mir bedrohlich. Da erinnerte ich mich an einen entfernten Freund, selbst Chefarzt in einer psychotherapeutischen Einrichtung, der meinen Zustand ernst nahm, natürlich sich und seine Klinik nicht für geeignet hielt angesichts unserer privaten Beziehung. Aber er telefonierte mit einem mit ihm befreundeten Klinikleiter, der einem Haus vorstand, das der sogenannten »humanistischen« Psychotherapie verbunden war, und siehe da, es klappte nach nur wenigen Tagen Wartezeit. So landete ich, durch Beziehungen sehr beschleunigt, für drei Monate in jener Klinik, auf die andere damals bis zu neun Monaten warten mußten. Kollegenrabatt. Es mußte sogar eine Legende gefunden werden, die meine rasche Landung den übrigen Patienten, die sich zum Teil durch lange Vorprogramme gequält oder gearbeitet hatten, einigermaßen plausibel machte.

Der Aufenthalt dort hat mich so sehr beeindruckt, daß ich ab und zu Notizen machte und einige Monate später einen Bericht niederschrieb, aus dem ich im folgenden ausführlich zitiere, obwohl er zum Zeitpunkt dieser Niederschrift mehr als fünfzehn Jahre alt ist. Ursprünglich hatte ich vor, um einer besseren »objektiven« Beurteilung willen, zu einem späteren Zeitpunkt noch einmal als Gast eine Woche dort zu verbringen, um mich gründlicher über diesen geschlossenen Mikrokosmos zu äußern, der als Ganzes, von Einzelpersonen des therapeutischen Teams einmal abgesehen, so viele Übertragungen auf sich zieht. Ich wollte damals den therapeutischen Prozeß, soweit er mich betraf, genauer analysieren, aber das ist schwer ohne die dazugehörige Schilderung des therapeutischen Settings, in das einzelne Heilungsschritte immer eingebettet sind. Dieses Setting schimmert sehr deutlich durch, wenn ich im folgenden die Klinik als Institution und therapeutischen Wirkstoff zu portraitieren versuche.

Vorwort und Einstieg

Die Depression hatte mich erneut so stark erwischt, daß das erste, was meine ausgezeichnete Therapeutin M. in Sophienbad mit mir aushandelte, ein sogenannter Anti-Suizid-Vertrag war, bei dem ich schriftlich geloben mußte, daß ich nicht mit dem Auto gegen einen Baum oder einen Brückenpfeiler fahre, sondern mich, wenn die Versuchung steige, an eine der vier von mir auszusuchenden Kontaktpersonen oder an eine der Schwestern wenden sollte, die gerade Dienst hatten. »Ich verpflichte mich, keine Gewalt gegen mich und mein Leben anzuwenden.« Da die Phantasien aber schon tief eingerastet waren, galt es, schon bei diesem Probehandeln anzusetzen, und deshalb heißt es in dem Vertrag weiter: »Wenn ich solche und andere Todesgedanken habe, werde ich

1. Mir von jemandem den Kopf oder Kiefer halten lassen.

2. Mit jemandem sprechen und ihn dabei an den Händen halten.«

Es war sehr beschämend, dieser blühenden jungen und doch schon sehr erfahrenen Frau gestehen zu müssen, wie bedroht, erschöpft, ausgelaugt und resigniert ich wieder war; daß ich mich eigentlich nur noch abliefern wollte, weil ich es nicht mehr mit mir aushielt.

Deshalb steht ferner in dem Papier, das wir gemeinsam unterschrieben: »Für den Fall, daß ich so verzweifelt bin, daß ich nicht mehr für mich die Verantwortung übernehmen kann, gehe ich zu …«, es folgen dann die vier Namen der Mitpatienten, die ich gefragt hatte, ob sie ein Stück Verantwortung für mich mitübernehmen könnten. Die Therapeutin schwankte einen Augenblick, ob sie mir die Autoschlüssel abnehmen sollte, aber das wäre zuviel an Demütigung gewesen, und so behielt ich sie.

Was zu diesem Zustand geführt hatte, habe ich im Lauf dieses Textes immer wieder und zuletzt anhand der allmählichen Verschlechterung während der letzten Therapie geschildert. Deshalb kürze ich hier den Text von 1987 und setze dort ein, wo ich über die Anfangsrituale in Sophienbad berichtet habe:

Ich muß erst wieder Mut sammeln, bin vielleicht noch von den drei Geständnissen erschöpft, die mir glücklicherweise abverlangt wurden: das erste auf einem sehr umfangreichen

Fragebogen, der die Voraussetzung für das Erstgespräch in der Klinik ist und für einen vorbereitenden Besuch, bei dem man sich als Gast eine sogenannte Vollversammlung, genannt VoVo, ansehen darf, um einen atmosphärischen Eindruck zu bekommen; das zweite dann im Erstgespräch, und das dritte dann nach erfolgter Aufnahme vor dem gesamten Kreis der Therapeuten und Mitpatienten.

Dies letztere war das schwerste: Vor gut siebzig Menschen eingestehen, daß ich am Ende war und nicht mehr weiterwußte; daß ich Hilfe brauchte, und zwar zunächst eine ziemlich primitive (scheinbar): Es sollten mich nämlich Menschen rund um die Uhr davon abhalten, mich aus dem Leben davonzustehlen, weil ich es nicht mehr aushielt und zuletzt meinte, das alles habe wieder mit dem Fluch zu tun, der mich, trotz langer Therapien, nun wieder ereilt hätte. Mir war manchmal zumute, als könnte ich vor Scham und Selbstverhöhnung eingehen.

Als ich mich in der Klinik abgeben durfte, ging ein schlimmer Sommer zu Ende, und es begann ein aufwühlender Herbst. Schon vor Ostern hatte ich bei einigen Kliniken angefragt, ob ich rasch mal für vier Wochen vorbeikommen könne, sozusagen zur Schnellkur. Ich war ganz unaufgeklärt, was psychotherapeutische Kliniken angeht. Schnell mal vorbeikommen kann man höchstens in der Psychiatrie, wo sie alles nehmen müssen, was gerade ausflippt oder durchdreht. Anständige Kliniken für Nerven- und Gemütsleiden haben Wartezeiten. Jedenfalls ging damals nicht einmal auf kollegialer Basis etwas. Mein Verdacht wuchs auch, daß einige Häuser oder deren Teams Angst hatten vor mir und deshalb beim besten Willen kein Bett frei bekamen. Das Lebensgefühl pendelte sich ein um die Gewißheit: Ich tauge nicht einmal mehr für die für solche Fälle vorgesehenen Schrottplätze des Seelenlebens; ich bin zu sperrig oder erfülle auch andere, mir unbekannte Aufnahmekriterien nicht.

Ich habe den Sommer noch durchgehalten, mich bemüht,

die Patienten nicht anzustecken mit meinem Elend – zwei oder drei merkten, daß etwas nicht stimmte, einer sprang beleidigt ab –, besichtigte weitere Kliniken, erhielt Zusagen, konnte mich nicht entscheiden, versäumte, aus Scham oder Angst, einen verabredeten Eintrittstermin, wartete dann vier Wochen auf den nächsten, um schließlich wirklich zu hören, man fühle sich mir nicht gewachsen und wolle aufgeben. Ich phantasierte sichere Selbstmordarten durch, dachte, wenn ich mich mit manchen Freunden unterhielt: Ihr wißt ja nicht, daß es der Abschied ist. Ja, in bitterer Abschiedsstimmung verbrachte ich ein paar Wochen isoliert in meiner Wohnung, in der schönen Zeit, wo andere Ferien machten, ernährte mich unregelmäßig aus Konserven, sah mein Auto vor sich hinsterben und meinte zu wissen: Ich brauche ja kein neues mehr.

Schließlich legte besagter befreundeter Kollege ein gutes Wort ein beim Chef von Sophienbad, und der beriet mit seinem Team, ob sie sich das antun wollten. Nachdem die Klinik gerade fünf Jahre bestand, überwog die Ansicht, sie könnten mit diesem Erfolg im Hintergrund den Versuch wagen.

Ich habe meine Wartezeit auf meine Weise ebenfalls absolviert, wenn auch noch nicht persönlich vorbetreut und auf den Verzicht aufs Rauchen, Saufen und Kiffen festgelegt mit Hilfe von Anonymen Selbsthilfegruppen. Natürlich kam ich in Sophienbad an mit zwei bis drei Extrawürsten im Koffer: Keine klinikbezogene Wartezeit, selber von Beruf Therapeut, einigen als Psycho-Autor bekannt – aber dafür habe ich auch bezahlt, es war einfach schwerer, wirklich Patient zu werden. Doch ich habe es weitgehend geschafft, habe mir das Therapeut-Sein langsam abgewöhnt oder abgewöhnen lassen und die ganzen Extrawürste als ein Lebens-Problem zum Thema gemacht, sie sortiert, abgegeben, verteilt, so gut es ging, und die Schreibanfälle in der Klinik rasch als Rückfälle erkannt, vielmehr erkennen lassen, von hilfreichen Durchblickern, deren mildes Lächeln ich ertragen lernen mußte. Daß ich einige Monate nach der Entlassung dennoch schrieb, ist vielleicht ein schwerer Rückfall, vielleicht Dankbarkeit, vielleicht ein Zipfel der Extrawurst, vielleicht auch ein nützlicher Bericht über eine Psychosafari, die einige Anregungen enthält für Mitpatienten, Therapeuten und Klinikbesitzer, Krankenkassen-Manager und Magen-, Darm- und Unterleibschirurgen, die dazu neigen, manchmal rasch herauszuschneiden, was im Sophienbad und anderswo als körperliches Fäulniszeichen der verletzten Seele angesehen und entsprechend behandelt wird. Deshalb auch in manchen Passagen das Du, ein imaginärer Ansprechpartner, den das alles, als Betroffenen, interessieren könnte.

So tief und umfassend wie in Sophienbad war ich noch nie Patient. Ambulant war diesmal nichts mehr zu machen. Eine neue Schicht von Elend war aufgebrochen, und ich brauchte dringend Halt und habe ihn gefunden. Ich akzeptiere inzwischen, daß bei mir ein Teil des Grundwassers verseucht ist, weil es mehrere Giftmülldeponien auf meinem unterirdischen Gelände gibt. Aber ich habe dort auch gelernt, die Entseuchung immer wieder versuchsweise in die eigene Hand zu nehmen, und deshalb bin ich ganz zuversichtlich zur Zeit.

Die Klinik war, trotz Wut, Verzweiflung, Haß und Verachtung, die mich immer wieder wegschwemmen wollten, ein umfassendes, Halt gebendes Gehäuse, größer und stabiler als ich – was ich von meinen früheren Einzeltherapien nicht immer sagen konnte –, so daß ich für ihren Fortbestand nicht verantwortlich war, wie früher, mindestens in der unbewußten Phantasie, für meine Familie.

Sophienbad war manchmal nur noch ein Erdloch zum Sich-Verkriechen, ein Mutterschoß, bergend und manchmal giftig, geräumig oder erstickend eng, ein Platz für Umarmungen, Ringkämpfe und mörderische Auseinandersetzungen, Krabbelkiste und Schmuseecke für junge, gerade erst geborene Hunde; oder Schulstube, mit rivalisierenden, oft sofort losheulenden Mit-Sonderschülern, die sich selbst kaum die Rotznase putzen konnten, dabei aber schon bösartig wie Giftzwerge und gleich auch wieder streichelnd liebevoll; mit teils erfahrenen Therapeuten, teils draufgängerischen Junggurus und Praktikanten, besorgt, engagiert, pfleglich bis konfrontierend, derbe Plüschlöwen oder echte sanfte Grobiane, und das Haus als wärmende Glucke mit goldenen Eiern, Küken und Ungeziefer unterm Flügel, ein liebevoll-monströses Gesamt-Objekt, in das jeder seine mitgebrachten Gespenster hineinsehen konnte, aber auch seine Reste von utopischer Fürsorglichkeit. Und diese Reste konnten dann wieder therapeutisch ausgebaut werden.

Gottfried, der milde, aber durchaus lenkende Chef, nennt das alles ein Lernfeld, aber da muß man schon ganz schön fortgeschritten sein, um das zu kapieren und zu nutzen.

Die Neuen kommen jedenfalls an und sitzen verloren in der Halle, als hätten sie sich, wie verirrte oder gefangene Vögel, müde geflattert und lägen mit angebrochenen Schwingen am Boden – ungläubig, daß auch sie einmal zum Fliegen geboren sein könnten, und jetzt nur noch fähig, dem der sie auflesen will, in wilder Verzweiflung in die Finger zu hacken, falls sie sich nicht übertrieben und also neurotisch folgsam verhalten. Dabei erlösungs- und verwöhnungssüchtig, als seien sie trotz allem noch mit Paradieshoffnungen trunken; aschgraue, uralte Kleinkinder mit banger Erwartung, voll von Wunderglauben und bitterem Zynismus.

Probiert haben fast alle schon viel; nicht nur das eigene Leben – wie sich erwies, mit unzureichenden Kräften –, sondern auch die breite Palette von Medizin und Psychotherapie. Denn mir nichts, dir nichts kommt keiner nach Sophienbad oder in vergleichbare Einrichtungen. Und wenn einer einmal, nicht schon an vielen Therapieversuchen verzweifelt, ankommt, den sein Hausarzt oder Verwandtschaft oder ambulanter Nervenarzt ohne viel Umschweife an die Klinik verwiesen hat, dann braucht er eben lange Wochen, um das kleine Einmaleins der Symptom- und Psychosprache zu lernen, als sei es chinesisch; jedenfalls, die absoluten Therapieanfänger haben entweder den intensiven Eindruck, sie seien im Irrenhaus gelandet, oder sie versinken mit begnadeter Naivität in der engen Nestwärme und lassen sich herzen und halten und kuscheln um die Wette – was sie angeblich nie durften bei ihren Rabeneltern –, bis sie gehätschelt aufquellen und allmählich ihren wartenden Konflikten entgegenwachsen. Die Krise erwischt jeden, ob er nun seinen Koffer auspackt oder ihn griffbereit zum Absprung im Schrank stehen läßt oder ob er, wie manche Abwehrkünstler, die einsam-überlegene Selbstdefinition drei Monate lang durchhält und nur die anderen für bedürftig oder gestört erklärt, sich selbst aber auf den fliegenden Teppich der Arroganz setzt und ein sogenannter Co wird, der anderen hilft und selbst nichts Heilendes findet.

Den meisten geht es wohl so, wenn sie ankommen: Sie denken kreisförmig: »Vielleicht, Gott sei Dank, bin ich ja längst nicht so krank wie die seltsamen Mitpatienten, aber wahrscheinlich doch so viel kränker, daß man den Irrtum bald erkennt und mich als hoffnungslos wieder wegschicken wird.« Zwischen diesen beiden Polen muß jeder seinen instabilen Platz finden, und er tut es mit den merkwürdigsten inneren und äußeren Bewegungen, wie in einem Sumpf, in dem zu viele Frösche zappeln. Dabei ist Sophienbad mit seinen (damals) 54 Patienten und 12 bis 15 Therapeuten noch gut dran: Jeder kennt jeden und geht jedem auf die Nerven oder hilft jedem oder gibt jedem sein Fett oder sein feed-back und bekommt angeblich, so steht es in der Hausordnung, was er *braucht, und eben nicht was er will.* Denn das letztere ist ja vermutlich neurotisch und kompensatorisch, und was er braucht, bestimmen sowieso die Therapeuten, so geht das Gerücht, und einige Freche betonen gleich: Hier mußt du dich wehren! Aber erst mal können vor Lachen. Mit vollen Hosen sieht es mit der Wehrhaftigkeit nicht gut aus, und mit verheulten Augen sieht keiner gleich präzise, wo es langgeht mit ihm. Deshalb sind ja die Therapeuten so mächtig, auch die Schwestern, selbst wenn sie dauernd betonen, sie seien auch nur Menschen. Das will einfach keiner wissen oder glauben am Anfang; am Schluß findet man es dann wunderbar, wenn man sie zum Abschied froh und dankbar herzt oder sogar drückt.

Aber so weit sind wir noch lange nicht. Pack doch erst einmal deine Koffer aus und laß dir von jemand Caro-Kaffee besorgen im Dorf und tröstende Kekse und Schokolade für die Stunden des sicheren Untergangs. Willkommen in Sophienbad! Du wirst angeschlagen als Neuzugang an der Pinwand, und dein Pate, der dich erst einmal betreut, ein fortgeschrittener Mitpatient, erwartet dich, um dir das Haus zu zeigen und die verdammten Regeln zu erklären, an denen du dich wund reiben sollst, zu deiner Genesung.

Der Schock der Ankunft und die programmierte Schrumpfung

Du wuchtest die Koffer zu deinem Gemach und erlebst vor deiner Tür, vorausgesetzt, du findest sie – das gelingt nicht allen in diesem ehemaligen Sanatorium mit der früher einmal halben Belegzahl –, eine angenehme Überraschung. Es hängt nämlich ein offener Brief, meist mit Gemälde, für dich an der Tür, von einem, der deinen Vornamen und dich zu kennen vorgibt, etwas so: »Lieber Peter, ich freue mich, daß Du da bist«, und noch andere zu Herzen gehende Gedanken, Gefühle und Wünsche. Ich hoffe, du bist dafür offen. Ich war es zunächst nicht, denn ich dachte natürlich, schlau und arrogant: Der Kerl kennt mich ja gar nicht, also kann er sich nicht freuen und lügt bereits, bevor ich da bin, und so ist das Leben eben zu mir! Kitschig ist er auch, und er soll doch bloß nicht so angeben, nur weil er schon ein paar Wochen da ist. Außerdem kenne ich ja das Haus schon von dem einleitenden Besichtigungsbesuch. Eben meine alte Masche: Ich wollte die

Freundlichkeit nicht glauben. Dabei ist es ja für die Paten auch spannend, wen sie sich da für ihr Ehrenamt ausgesucht haben und ob es gleich Krach gibt oder Freundschaft oder Liebe oder Hörigkeit, die inmitten des anfänglichen Gefühlschaos leicht entsteht. Du weißt von der Wirklichkeit in diesem Haus ja noch kaum etwas, hast nur deine inneren Bilder parat, die Klischees und Stereotypen und Projektionen und wie das alles heißt. Für die Patin war es jedenfalls aufregend, sich nach sechs Wochen, also zur Halbzeit, für so reif und menschenfreundlich zu erklären, daß sie sich mit Billigung ihres Therapeuten auf dich vorbereitet und dir einen Brief schreibt, daß du willkommen bist, das ist wirklich nicht gelogen, und sie will eine gute Patin sein, und sie oder er übt Verantwortung und helfende Geschwisterlichkeit.

Freu dich also ruhig ein bißchen über den Brief, sei sogar entzückt, wenn du kannst. Denn nun kommst du in das Doppelzimmerchen und staunst, wie gut manche Klinikbesitzer ein komfortables Sanatorium so mit einer Jugendherberge kreuzen können, daß die Belegschaft sich verdoppeln läßt und eine Art Ausgeflippten-Kloster herauskommt, mit Mikroschlafzellen für zwei, in dem ihr euch sofort um das einzige kleine Tischchen am Fenster streiten könnt, wenn's ans Schularbeitenmachen geht.

Wenn du Glück hast, kommst du als erster von zwei Neulingen ins Zimmer, und du kannst dir den Fensterplatz noch aussuchen. Wenn nicht, fällst du wahrscheinlich in den offenen Koffer deines Milchbruders, der seine Sachen in den Spind räumt. Oder du kommst zu einem älteren Semester, der seinen Zimmerkumpanen verloren hat (mit dem er sich gerade zurechtgerauft hatte), weil der sich in die schwindelnden Höhen eines Einzelzimmers emporgearbeitet hat. Der wird dich dann vielleicht betrachten wie einen Asylanten, der bei ihm Unterschlupf sucht. Aber das Zweierzimmersystem hat auch seine Vorteile, weil man sich wirklich mit einem bis dahin unbekannten Wesen zurechtfinden muß und gleich von

Anfang an Konfliktstoff sammeln darf, der dann in die Gruppe gepumpt wird oder irgendwelche Untergruppen, wo Konfrontation und Beziehungsklärung gelehrt und geübt werden.

Ich jedenfalls habe meine Siebensachen, obwohl ich ja dringend ins Sophienbad wollte, so murrend in meinen Schrankteil geräumt, als sei ich zehn Jahre alt und in ein strenges Internat gekommen, »wo man dich endlich Mores lehren wird«. Doch wenigstens hatte ich den Platz am Fenster, und als Jakob der Jammervolle ein paar Stunden später ankam, aus dem Ruhrgebiet! gab ich mich wie ein alter Hase – was er kräftig nährte, weil er ein hoffnungslos jüngerer Bruder war – und wurde, wenigstens am Tag, der Rudelführer von uns beiden.

Du kommst in dieses Haus wie in ein Bühnenbild, in dem du deine alten Stücke noch einmal inszenieren kannst. Aber zuerst einmal, und das ist der Schock des Anfangs, sagst du in der Regel nein danke und versuchst, aus der unmittelbar bevorstehenden neurotischen Aufführung deines inneren Seelentheaters noch einmal auszusteigen, bevor der Vorhang sich hebt. Immer wieder schaffen es einige, sofort und mit Grausen den nächsten Zug nach Hause zu nehmen, ich habe es mehrfach erlebt.

In der Verwirrung, Wut oder Verzweiflung willst du vielleicht noch eine Zigarette im Clubraum rauchen, aber wenn du das Päckchen in der Teeküche auspackst, schauen alle dich an, als hättest du Heroin aus einem Einbruch in der Hand. Dann läßt du es und sagst: Ich geh noch mal kurz ins Dorf. Doch du wirst rasch belehrt, daß es mit solchen Plänen jetzt vorbei ist, du bist voll Dorf-gesperrt, und einer bietet dir vielleicht an, mit dir zum Trost einmal die kurze sogenannte Hundestrecke abzugehen, die für die ersten zehn Tage dein ganzer Auslauf ist in der wirklich schönen Gegend. Du wunderst dich bereits, daß du nicht angeleint gehen mußt, und erlebst das als ein Stück positiver Freiheit, die du selbst gestalten kannst: Schrittempo und Gangart, Kleidung und Begleitung sind dir weitgehend freigestellt. Auch wie oft du am Tag zum Wald hinaufrennst, steht ganz in deiner Verantwortung, und die kommt dir in den ersten Tagen ganz schön drückend vor.

Wenn du es nicht schon längst geahnt oder gewußt hast: In diesen Anfangstagen kriegst du mit, wie ungerecht die Welt ist und wie ungleich die Privilegien verteilt sind. Aber du weißt doch auch, daß du einst Zugang zu ihnen haben wirst. Da gibt es doch buchstäblich Leute, die dürfen nach zehn Tagen bereits ins nahe Dorf, vorausgesetzt, sie haben sich ein oder zwei fortgeschrittene Mitpatienten als schützende Begleitpersonen anwerben können. Zu solchen Geschöpfen wirst du neidvoll aufblicken, und da bist du schon, therapeutisch wichtig, mit einem Grundgefühl konfrontiert. Die Begleiter wiederum blicken neidvoll auf zu solchen, die schon berechtigt sind, mit dem Fahrrad ins Dorf zu fahren. Und die Patienten, die schon im Dorf hinter dem nächsten Wald Tee trinken dürfen, blicken wiederum auf zu jenen, die schon ins Städtchen Westlingen oder gar nach Südtal fahren dürfen; das sind die nächstgelegenen Städtchen mit Boutiken, wo du sogenannte Sophienbadkluft kaufen kannst, sogar second hand, bunte Spiel- und Regressionshosen, an denen man die Sophienbädler schon von weitem erkennt.

Und die wiederum schwärmen von Mitpatienten, die schon Ausflüge in die Berge machen dürfen, oder gar solchen, die schon einmal in Franzenstal dabei waren. Franzenstal gehört zu den mythologischen Dimensionen der Klinik, es liegt zwischen Himmelreich und Höllental, wo die an die Eingeweide gehenden Marathons stattfinden. Jedenfalls, die Leute, die schon allein entscheiden dürfen, ob sie frühmorgens Waldlauf machen oder schwimmen gehen oder einfach ausschlafen, die kommen dir wie Abiturienten vor, und du kommst gerade in die Sexta. Sie schwärmen auch davon, daß sie jetzt einmal in der Woche das »Komitee« schwänzen dürfen, während du dir, wie nie zuvor, deiner Kleinheit und Unwissenheit bewußt wirst. Denn du kannst noch nicht einmal einen Vorfall von einem Rückfall unterscheiden und weißt noch nicht einmal, wie die hübsche Schwester heißt, bei der du deine Hustenbonbons abgeben mußt, weil du keine gefährlichen Medikamente auf deinem Zimmer haben sollst. Du ahnst gar nicht, wie leicht das schüchterne, verängstigte Kind in dir wieder wachzurufen ist. Du glaubst erneut an Höllenstrafe und Verworfenheit, wenn du an einer Schnapspraline riechst. Dir stehen die Haare zu Berge, wenn einer auf dem Zimmer aus einer geschmuggelten Apfelsaftflasche trinkt, und fürchtest die vorgesehenen Strafen. Als ich im »Plenum« zum ersten Mal aufstehen mußte, um eine »Konfrontation« entgegenzunehmen wegen einer vergessenen Gruppensitzung, war ich so klein mit Hut. Denn bei einer solchen Konfrontation muß man schlicht den Mund halten, sie aushalten, ins Herz vordringen lassen, warten, so würden Analytiker es nennen, bis sich die Strapaze in eine wirksame Deutung verwandelt über deine Neigung zum Vergessen oder zum Schwänzen.

Du findest aber mit Sicherheit Mitpatienten, die dich an der Hand nehmen, trösten und dir das gesamte Regelwerk erklären, das ursprünglich, wie schon gesagt, für haltlose Süchtige entwickelt wurde, an dem sich aber auch Borderliner und Neurotiker entlanghangeln oder abarbeiten können. Wenn du nicht fragst, stehst du vor der großen Pinnwand und versuchst vergeblich, die ganze Hausordnung zu verstehen, und fühlst: Du wirst es nie begreifen. Und du schrumpfst und bist froh, wenn dir jemand dein kaltes Patschhändchen hält und dich fragt, wie du heißt. Nicht alle wissen das nach dem ersten Tag noch, aber nehmen wir an, du konntest deinen Namen behalten, dann schließt du eine kleine Anfangsfreundschaft; oder du bist einem professionellen Co auf den Leim gegangen, das kannst du am Anfang ja noch gar nicht unterscheiden. Der Co ist einer, der vom Helfen lebt und sich durch Händchenhalten und ähnliche menschenfreundliche Tätigkeiten selbst über Wasser hält. Am Anfang sind dir solche Feinheiten egal, Hauptsache deine Hand findet irgendeine Hand für einen ersten Halt. Dann kannst du es auch ertragen, daß einige länger Dienende schon mit den Namen und den Eigenschaften der Therapeuten herumschmeißen, als wären sie mit ihnen bereits ein paar Mal in Tunesien oder in Poona gewesen.

Du spürst einen Schimmer von Hoffnung in dir, daß du auch klein sein *darfst*, ohne sofort lächerlich zu werden. Dein Pate sagt dir vielleicht sogar, daß das alles ziemlich normal ist, was du grade erlebst. Doch du denkst: Wenn das normal ist, dann packe ich sofort meine Socken und meinen Bademantel wieder ein und haue ab. Ich will nicht nach hiesigem Muster normal sein, dann bin ich nämlich draußen verrückt.

Das erste Abendessen rettet dich vielleicht vor dem Untergang oder Heimgang. Die meisten Menschen sind dort wirklich freundlich zu dir. Und da dir der Käse und das Vollkornbrot samt schönem Salatbuffet munden, hörst du nicht auf die ungezogenen Lästerer und Nörgler, die über das Essen mekkern. Oder du meckerst mit und fühlst dich dadurch bei einer bestimmten Gruppe sofort in und erlebst eine altvertraute Zugehörigkeit zum Club der Unzufriedenen, die wenigstens eine Orientierung im Quengeln haben.

Irgendwann machst du dich, da die Luft voll ist von Gesprächen über Regelverstöße, den Formen ihres Bekennens und den Strafen, selbst an das Studium des Regelwerks, genannt Hausordnung. Da gehen dir ganz schön die Augen über. Das beginnt mit so wuchtigen Sätzen wie: »Wir sind hier, weil es letztlich kein Entrinnen vor uns selbst gibt.« Dies ist selbst in der gedruckten Hausordnung ein Zitat, ohne Quellenangabe, aber vermutlich von Camus oder Sartre oder einem katholischen Existentialisten!

Trotzdem erschrickst du, weil es mit solchen Zitaten weitergeht: »Solange er (der Mensch) sich fürchtet, durchschaut zu werden, kann er weder sich selbst noch andere erkennen – er wird allein sein.« Da du nichts mehr fürchtest, als durchschaut zu werden, siehst du jetzt ziemlich alt aus. Und: »Solange er nicht zuläßt, daß seine Mitmenschen an seinem Inneren teilhaben, gibt es für ihn keine Geborgenheit.« Nun, daß es die nicht gibt, davon warst du schon lange überzeugt, deswegen hast du ja gelernt, dich zu verstecken. Daß einem hier aber auch so gedroht werden muß! Doch zwischen Drohung und Lockung bewegt sich hier nun einmal dein Leben, daran wirst du dich gewöhnen müssen. Laß dir von einem alten Hasen sagen: Die Hausordnung verstehst du ohnehin erst ein paar Wochen nach deinem Abschied und auch dann noch nicht ganz ohne fremde Hilfe. Am besten nimmst du die Gnade deiner Unreife an, sie ist wirklich eine Chance, und akzeptierst es: »Unser Programm ist aus Erfahrung gewachsen. Du kannst am Anfang nicht alles verstehen. Gib Dir die Chance, Dich bei uns einzulassen. Du wirst nach der Therapie wissen, was Dir bei Deinem persönlichen Wachstum nützt und was für Dich weniger hilfreich ist.« Ich sage dir zähneknirschend: Das stimmt. Und dazwischen liegt dein sogenannter Prozeß, in den du nun eintauchst.

Ich merke schon, ich rede ungefragt zu dir, großspurig wie ein selbsternannter Pate oder wie ein großer Bruder. Das ist meine angestammte Profi-Rolle. Im Lauf der Zeit werde ich schon bescheidener werden. Denn ich will dich ja nicht nur als potentiellen späteren Mitpatienten ansprechen, als einer, der dir um einige Nasenlängen voraus ist; oder dich als Mitpatienten, der zusammen mit mir oder früher schon durch den Prozeß gegangen ist; nein, auch als Veteranen oder »Ehemaligen« (es gibt regelmäßige Veteranentreffen), der seinen Aufenthalt hier nicht einfach vergessen und hinter sich lassen will.

Wer verbirgt sich noch hinter dem Du, das mir einfach unterläuft und das mancher zudringlich finden wird?

Du bist auch ein Teil von mir selbst, eines der vielen Fragmente, mit denen ich mich öfter unterhalte, wenn ich mich langweile oder ängstige. Deshalb war ich ja immer auch borderline-verdächtig, das ist schlimmer als psychosomatisch.

Wer bist du noch? Vielleicht ein Angehöriger, dessen Partner in Sophienbad oder einem anderen verwandten Etablissement verschwunden ist oder verschwinden soll; oder du bist ein Arbeitskollege von »so einem«, der nicht mehr weiterweiß im Beruf oder aus anderen Gründen aus dem Verkehr gezogen werden soll.

Die Einstellung zu meinem Aufenthalt in der Klinik hat sich noch einmal verändert, seit ich merkte, daß später mancher Mitmensch oder auch Kollege mich um diesen Rückzug beneidet hat – am schönsten war's, als mir der Chefarzt selbst nach ein paar Wochen sagte: »Ja, ich bin auch neidisch auf dich«, denn da wußte ich, daß er an seine Klinik glaubt und überzeugt ist, daß dort Gutes geschieht.

Also, das Du soll auch Kollegen einschließen, die Patienten dorthin überweisen, oder Hausärzte, die bei manchen ihrer Patienten spüren, daß er oder sie einmal eine heilsame Auszeit brauchen, keine Kur wohlverstanden! Und das Du soll auch die Therapeuten von Sophienbad einschließen, denen ich viel verdanke, weil sie alle ein gutes Stück therapeutischer Selbsterfahrung durchlaufen haben. Doch die wenigsten waren selbst einmal Patienten in einem solchen Aquarium, und also wissen manche von ihnen auch nicht so genau, wie ihren Patienten zumute ist.

Fühlst du dich jetzt schon ein wenig wohler in Sophienbad?

Die ersten Tage in Sophienbad

Bist du eher verzweifelt oder bockig oder aufgekratzt oder gierig nach der ungewohnten Körpernähe, die dir angeboten wird? Oder abgestoßen von so viel liebevoller Nähe und unverhüllter Gehässigkeit, Umarmungen und Prügeleien in der Vorhalle, Händchenhalten und Beschimpfungen, besonders an den Tischen mit den Eßgestörten, die auch noch pädagogisch anheimelnd die »Genießertische« heißen? Da kann schon mal ein Knödel durch die Luft fliegen. Schließlich sind wir beinahe in Oberbayern, auch wenn der Knödelschmeißer ein Preuße ist und die Getroffene eine piekfeine Hamburgerin. Wahrscheinlich muß der Gewalttäter einen oder mehrere Tage in Klausur und über sich nachdenken. Aber als ein burned-out-Theologe mitten im Speisesaal in nie gekannter und also immer unterdrückter Wut einen Stuhl zu Kleinholz zerschmetterte, zog das natürlich einen Verweis nach sich, doch insgeheim beglückwünschte sich vermutlich seine Therapeutin zu dieser prozeßgemäßen, wenn auch etwas überzogenen Handlungsweise.

Du kannst auch tage- oder wochenlang den Kopf schütteln über alles, was du siehst, und denken: »Herr, ich danke dir, daß ich nicht bin wie diese.« Dann willst du vielleicht deine Empörung oder Verwirrung oder auch das Glück nach Hause telefonieren oder schreiben, aber siehe da: Du hast Kontaktsperre, volle drei Wochen. Nicht einmal die einlaufende Post bekommst du ausgehändigt, es sei denn, ein Telegramm melde, du seist Vater oder Mutter geworden. Aber auch dann noch hängt es vom Therapeuten ab, ob dir die Nachricht vor oder nach dem Ende der Quarantäne zugemutet wird. Hinter dem Ärger taucht dann, auch wenn es nicht nur um Nachstellungen des Finanzamtes oder von Gläubigern geht, Erleichterung auf, wenn der übliche Postalltag weit zurücksinkt hinter den Horizont des nahen Waldes.

Nehmen wir jetzt mal an, dein erster Tag geht zur Neige. Du bist erschöpft, verwirrt, hast in der Teeküche noch zur Beruhigung einen Instant-Kaffee geschlürft oder, wie es zu meiner Zeit üblich war, gegen die aufgewühlte Schlaflosigkeit einen Fencheltee (geeignet für Babies ab vier Monaten), dann taumelst du in deine Koje, staunst, daß dir, der über solche Dinge weit hinausgelangt schien, plötzlich wieder nach einem beruhigenden Nachtgebet zumute ist. Du suchst in dir nach einem prozeßgeeigneten Gutenacht-Gruß für deinen Zimmergenossen, der bereits ziemlich laut schnarcht; heulst noch ein wenig in die Kissen oder auch nicht, überläßt dich dem sogenannten Trocken-Heulen als Vorstufe für den Tränenstrom, der auf Befreiung wartet. Und du spürst, daß sich, sobald du konfliktfähig sein wirst, und das ist ja eines der Ziele, sich um das Schnarchen manche reifungsfördernde Mißstimmung ranken wird, und schläfst vielleicht ein, vielleicht auch nicht.

Wenn du schlau warst, hast du dir sowieso deinen alten Plüsch-Bären mit eingepackt. Du wirst dich wundern, welcher Zoo von Pelztieren dort aus den Koffern kriecht, wenn die Schamschwelle erst einmal überwunden ist und die kleinkindlichen Überlebensnotwendigkeiten viele zwingen, das tröstende Getier auch tagsüber im Ausschnitt oder unterm Hemd durch die Gegend zu tragen. Laß dich nicht von meinem freundlichen Spott bange machen, es ist auch Neid dabei: Ich durfte nie einen haben als Kind und wollte in Sophienbad zum ersten Mal einen klauen, habe mich dann aber doch nicht getraut, sondern echte, das heißt zwischenmenschliche Schmuse-Kurse genommen, in der sogenannten Kuschelecke im Wohnzimmer. Viele Patienten erben auch Pelztiere beim Abschied der Geheilten, aber ich gehörte nicht zu den Glücklichen.

Die Sophienbader Hausordnung oder Es ist zumutbar, mit der Verfassung unterm Arm herumzulaufen

Jeder Staat braucht eine geschriebene oder wenigstens eine mündlich tradierte Verfassung, sonst ist es kein Staat oder keine psychotherapeutische Klinik, sondern ein Chaos. Erst recht, da die meisten Einwohner in diesem Haus Chaoten sind, und die gibt es in den vielfältigsten Varianten, auch wenn du es nicht sofort siehst. Du denkst bei manchen: Die sterben noch einmal an ihrer schüchternen, braven Unterwürfigkeit; täusche dich nicht, die Superbraven haben ihr Chaos nur schön abgespalten – also, bei so viel innerem und äußerem Chaos ist ein Stück Halt an einer äußeren Ordnung ganz gut. Die Frage ist das Wieviel, und die soll dich durchaus einige Wochen lang beschäftigen. Denn die Ureinwohner von Sophienbad, denen die Verfassung zunächst auf den Leib geschrieben wurde, sind die Süchtigen (Eß- und Kotz-, Mager-, Nikotin-, Liebes-, Medikamenten-, Alkohol-, Sex- und Drogen-Süchtige), die sehr bald gestehen müssen, daß sie innerlich haltlos geworden sind oder immer waren. Sie brauchen eine strenge Ordnung, an der sie üben können und die sie im Idealfall, auf ihre besondere Lebenssituation zugeschnitten, neu verinnerlichen sollen.

Falls du nicht selber süchtig bist, sondern eher neurotisch gehemmt, aber nicht zwanghaft, kommst du dir vor wie in einem Staat, dessen Verfassung zur Bändigung von verwahrlosten Wilden entworfen wurde, während du von Kind an zuviel Verfassung im Kopf hast. Aber du mußt dich eben damit auseinandersetzen. Du wirst schon merken, wie weit du mit deiner Sklavenmentalität kommst. Jedenfalls, du kannst dich in Sophienbad nicht mit unserem früheren Innenminister Höcherl darauf hinausreden, daß man nicht den ganzen Tag mit dem Grundgesetz, sprich Hausordnung unterm Arm herumlaufen kann. Brauchst du auch nicht, falls du sie auswendig kennst. Sie verfolgt dich ohnehin auf Schritt und Tritt, einfach dadurch, daß die Hälfte der Mitpatienten aus versierten Verfassungsrechtlern besteht, die dir die Paragraphen auslegen oder über umstrittene Deutungen streiten. Verfassungsauslegung ist im Sophienbad eine seriöse Beschäftigung. Sie dient der Gewissensbildung, der Denunziation vulgo petzen, was aber nicht sein soll, sondern der liebevollen wechselseitigen Überwachung oder mitfühlenden Anteilnahme dient (»du, ich bin tierisch besorgt um dich«) an der Unterwerfung, der Rebellion oder dem flexiblen Sich-Durchschlängeln oder was sonst noch zum Prozeß gehört.

Jedenfalls, zu den ersten Wochen deines Aufenthaltes gehört, neben vielen anderen therapeutischen Anregungen, die intensive Überprüfung, Wiederholung und vielleicht Veränderung deiner kindlichen Gewissenbildung, und du magst staunen, mit wieviel Ängsten die sich einst vollzogen hat. Schließlich waren deine Eltern, trotz aller liebevollen Zerstreutheit, nicht von Pappe, auch deine Lehrer oder hütenden Großmütter nicht, erst recht nicht der liebe Gott oder der schwarze Mann. Sie alle wollten dich, zu deinem Besten natürlich, zum Gehorsam nötigen – falls du nicht einer genauso schädlichen Verwöhnung ausgeliefert warst –, und all das erlebst du frisch wie am ersten Tag von neuem, und zwar nicht nur anhand von geschriebenen Texten, sondern gruppendynamisch inszeniert je nach dem atmosphärischen Grad von Konformität, Bravheit oder Rebellion, die die Gesamtstimmung der »Gemeinschaft« gerade kennzeichnen. Denn diese »Stimmung« in der Gemeinschaft ist eine mächtige Institution. Du hast vielleicht noch nie so deutlich wie in der Klinik gespürt, daß du nicht alleine bist auf der Welt, und diese ist durchzogen von einem Netz von Stimmungen, Regeln, Geboten, Verboten, Anregungen, Mutmaßungen, Empfehlungen, Kopfschütteln, Vertrauen, Ratschlägen, Augenbrauenheben, Ermutigungen, Glückwünschen, Verdächtigungen, Mißtrauen, Wutausbrüchen und Schmeicheleien.

Manche finden Ruhe vor den Regeln nur im Wald, andere unter der Bettdecke, wieder andere ein Selbsterleben in der bewußten Sünde, auch wenn sie dabei riskieren, daß sie nachts fast der Teufel holt, weil sie wissen, daß sie ihr Vergehen offen bekennen und sogar in die öffentliche Liste der Minus-Punkte eintragen müssen.

Ich habe viel gelernt über meine frühe Gewissensbildung, meine frühe Auseinandersetzung mit der herrscherlichen Mama und deren Regelgläubigkeit; über die Augenbrauen des lieben Gottes und die Strenge der noch von der Nazizeit geprägten Volksschullehrer. Es war nicht schön, daß das alles hochkam, aber wichtig und notwendig. Wahrscheinlich steht es sogar in Beziehung zu meiner seelischen Störung. »Die Hausordnung ist ein Übungsfeld«, heißt es im Vademecum, das bedeutet ›Begleitbüchlein zum Prozeß‹.

Obwohl du in den ersten Wochen noch oft über die Klinik fluchst, ist der Rausschmiß doch die härteste Strafe, die du fürchtest wie einen Untergang. Und da alle paar Wochen oder Monate auch mal einer rausfliegt, ist diese apokalyptische Möglichkeit, mindestens in der internen Tradierung solcher Ereignisse, immer vorhanden.

Die Vorstufe dazu ist das »Erscheinen vor dem Team«, in der Regel nach vier Regelverstößen, und das klingt in deinen Ohren wie das Jüngste Gericht, selbst wenn die, die dort erschienen, erstaunlicherweise berichten, einige Therapeuten hätten trotz Stirnrunzeln auch ganz einfühlsam gefragt, welche Not sich hinter deinen Sünden verberge. Manche Missetaten werden dort buchstäblich als Hilferuf gedeutet, und das hättest du dir schon früher in deinem Leben gewünscht.

Blättern wir noch ein wenig in der Verfassung. Das Tückische ist: Dort stehen, neben den bedrohlich klingenden, auch sehr erfreulich und verlockend tönende Abschnitte, durchaus dazu angetan, den Aufenthalt im Begegnungs-Paradies zu idealisieren und eine fundamentale Dankbarkeit in dir zu wecken oder zu pflegen:

»Hier in der Gemeinschaft kann ein Mensch erst richtig klar über sich werden und sich nicht mehr als den Riesen seiner Träume oder den Zwerg seiner Ängste sehen, sondern als Mensch, der, Teil eines Ganzen, zu ihrem Wohl einen Beitrag leistet. In solchem Boden können wir Wurzeln schlagen und wachsen. Nicht mehr allein – wie im Tod – sondern lebendig als Mensch unter Menschen.« Da verdrehst du doch die Augen vor Freude, denn das hast du dir immer gewünscht, ich auch. Aber wie gesagt, zur Menschwerdung braucht es Regeln, Strafen und Buß- und Reuerituale.

Obwohl das »Klima« in der Klinik dir zuweilen so übermächtig gegenübertreten wird wie das Wetter, bist du doch selbst dafür verantwortlich, durch deinen Einsatz und deine Beiträge. »Das Klima in der Gemeinschaft ist gleichzeitig das Fieberthermometer, welches anzeigt, wie gesund und krank wir miteinander umgehen.« Da jeder für den andern auch Orientierung sein soll, ist es wichtig: »Die Voraussetzung für die Gesundheit ist in erster Linie das Aufgeben selbstzerstörerischen Verhaltens.«

Dazu gehört, daß du alles bleibenläßt, womit du dich draußen, oft sogar mit ärztlicher Hilfe, über Wasser gehalten hast: Psychopharmaka, Schlaf- und Beruhigungsmittel, Alkohol, Zigaretten, Drogen usw., aber auch zur Sucht gewordene Ablenkungen einschließlich Fernsehen, Radiohören, Querflötespielen, Bildermalen, Topflappen-Häkeln oder Bibellesen. Alles kann draußen ein Suchtmittel gewesen sein, und damit ist nun radikal Schluß. Für mich selbst bedeutete dies, von einem Tag zum andern die Antidepressiva abzusetzen, und das brachte, obwohl ich die Anweisung prompt idealisierte und heroisierte, einen tiefen Stimmungseinbruch. Aber der wurde amtlich therapeutisch gedeutet, durchaus mit meinem Einverständnis, als: der Sache auf den Grund gehen, meiner selbst in der Tiefe ansichtig werden! Und ich habe es ja überlebt, auch indem ich mir eine in dieser Form gar nicht vorgesehene, aber atmosphärisch trotzdem ermutigte Hilfe gesucht habe: Das Grauen überfällt mich vorwiegend in den frühen Morgenstunden. Als es unerträglich wurde, bat ich meinen Zimmernachbarn, ob er mich einfach morgens um fünf im Arm halten könne, bis der Weltuntergang vorbei sei. Zuerst hielt er mich für verrückt; dann zierte er sich, Homosexualität fürchtend; dann, als er zugestimmt hatte, lag er die ersten Male starr wie eine Heiligenfigur neben mir. Doch allmählich lockerte sich die Verkrampfung, und er genoß es, mir zu helfen; ich konnte ihm auf andere Weise etwas zurückgeben, und schließlich waren wir stolz auf unsere »Erfindung« im Morgengrauen. Er war ja auch ein Depressiver, wäre von sich aus aber nicht auf die Idee gekommen, sich körperliche Hilfe zu holen, und leider gehörte er, zu seinem Schaden, zu einer Meckerclique, die sich gegen vieles, was heilsam hätte sein können, jammernd einigelte.

Daß sexuelle Beziehungen in der Klinik nicht erlaubt sind, hast du dir sicher schon gedacht. Die Abstinenz fällt, trotz mancher Verlockungen, erstaunlicherweise gar nicht so schwer, obwohl oder *weil* so viel gekuschelt wird und weil ein so unerotisches Klima herrscht, daß du, falls männlich, dich nach ein paar Wochen zum Beispiel ängstlich fragen magst, ob du je wieder zu einer Erektion fähig sein wirst. Das meine ich nicht abwertend, sondern eher erstaunt. Wie es zustande kommt, weiß ich nicht. Aber sehr viele Patienten sind froh, wenn sie noch einmal eintauchen dürfen in ein Kinderklima, in dem erotisches Fitsein und die Gesetze des Flirts nicht ständig herrschen, also: kein sexueller Leistungsdruck, auch keine Notwendigkeit, eine scheinbar klare männliche oder weibliche Rolle zu spielen, wie es draußen oft verlangt wird. Die es doch tun, fallen auf.

Kurzum, es herrscht eine sogenannte präödipale Wärme oder Verdrucksheit oder Harmonie oder auch echte Unschuld. Es entsteht, neben aller Erinnerung an eigene oder fremde Verworfenheit (es gibt sehr viele mißbrauchte Kinder dort), viel anmutige Naivität, eine Nähe, die von der Last der Sexualisierung frei ist, wenn nicht starke »Rückfälle« auftauchen. Aber auch die Rückfaller entdecken bald, wie sehr sich Bedürfnisse nach Geborgenheit, Nähe und Anlehnung sexuell verkleidet haben und durch erotischen Erfolgszwang unkenntlich geworden sind.

»In den ersten zehn Tagen sind Spaziergänge nur auf den Wegen vor der Klinik gestattet«, heißt es in der Verfassung. Ich sage dir, daran trägst du oft viel schwerer als an dem bißchen sexueller Enthaltsamkeit. Und die Einengung versetzt dich in den wachsweichen Zustand formbarer Unmündigkeit, an dem du ja schon als Kind offensichtlich gescheitert bist. Daß es schon damals Ausnahmen gab, findest du auch hier wieder bestätigt: »Diese Ausgangssperre gilt nicht für Kirchgang, Frühsport, Waldlauf, Schwimmen, Fußball und Besuch von Meetings der A-Gruppen in Gemeinschaft mit andern Menschen.«

Noch bin ich dabei, dich in das Universum der Hausordnungs-Treue oder -Untreue einzuführen. »Bei Übertretung der Therapie- und Hausordnung muß der betreffende Patient seinen Therapeuten informieren und vor dem Komitee Stellung nehmen. Er erhält für jeden Verstoß einen sog. Punkt, der eigenverantwortlich öffentlich am schwarzen Brett ohne Angaben von Gründen eingetragen werden muß. Wiederholte Verstöße haben therapeutische Konsequenzen.« »Bei schwerwiegenden Verstößen wird der Patient u. U. sofort entlassen.« Ist an sich selbstverständlich, keine Klinik läßt sich gerne abbrennen oder das Personal niedermetzeln. Hinter dem u. U. verbirgt sich in der Übertragung noch höherer Ratschluß: drohende Elternfiguren oder die Undurchschaubarkeit Gottes. Merke: Bei mir sitzt die Gottesübertragung locker.

»Verstöße, die mit einem Punkt geahndet werden, sind folgende:

A) Therapieordnung 1, 2, erster Satz, 3, 4, 5, 7, 9, 7, 12

B) Hausordnung 5 2. Abschnitt, 7 1. Abschnitt, 13.«

Alles klar? Nun mach dich ans Studium der Paragraphen. Unwissenheit schützt vor Enthauptung nicht. Experten mit juristischer Begabung oder institutionellen Grübelzwängen werden dich beraten.

Die mittlere Phase

Und nun machen wir einen Kopfsprung direkt ins Zentrum der Therapie; meine Ironie ist ausgesprochen liebevoll:

»Das Fehlen beim Frühsport kann folgendermaßen entschuldigt werden: Wenn bettlägerig: am Morgen bei der

Schwester melden« oder durch einen Mitpatienten melden lassen. Aber wenn ich verschlafen habe, nutzt mir das auch nichts; dann muß ich halt später selbst anklopfen und so betreten wie möglich dreinschauen. Wenn sie milde gestimmt ist, sagt sie: »Da schau aber einmal nach bei dir, was da los ist, o weh!« Das o weh ist sicher fakultativ, je nach Stimmung; aber manchmal ist sie auch wirklich echt besorgt um dich. Und deinem Therapeuten muß sie es auch melden, und der kann auch ganz schön besorgt oder wütend werden oder bei mildem Wetter auch mal sagen: »Jetzt schau aber endlich mal nach bei dir.«

Weiter im idealtypischen Therapieverlauf: »Der Therapeut fragt nach, weil auch folgendes möglich wäre:

– der Betreffende bleibt bewußt dem Frühsport fern, um endlich einmal heimlich eine Regel zu übertreten

– oder um den Therapeuten zu testen: bemerkt er wohl, daß ich nicht da war?

– er hat verschlafen, weil er nachts von Alpträumen gequält wird und viele Probleme hin- und herwälzt, die er sich am Tage nicht getraut zu bearbeiten,

– trotz äußerlich pflichtbewußter Einstellung hat der Betreffende unbewußt eine tiefe Abneigung gegen Regeln – und vielleicht auch gegen frühes Aufstehen. Diese Abneigung kommt im Verschlafen zum Vorschein.

Vielleicht kannst du jetzt besser nachvollziehen, daß es nicht um Pflichterfüllung und moralische Kontrolle geht, sondern um das Ansprechen und Aufdecken von u. U. nur halbbewußten Konflikten.«

Im Keller der Klinik gibt es ein schönes kleines gewärmtes Schwimmbad, um das sich selbstverständlich eine eigene Badeordnung rankt. Oberstes Gesetz: »Niemals allein!« Das ist aus versicherungsrechtlichen Gründen vollkommen verständlich, hat mich jedoch sehr zu Übertretungen herausgefordert, weil die meisten Mitpatienten viel zu faul waren zu schwimmen.

Aber wenn ich von Mitpatienten beim Alleine-Schwimmen

erwischt wurde, bin ich von ihnen so streng ermahnt worden, daß ich dachte, hier muß im letzten Jahr jede Woche einer ertrunken oder vom Jet-Stream zermalmt worden sein. Jeder hat seine eigenen Bereiche, in denen ihm Gehorsam zur Qual wird, und das war eben meiner. Später habe ich gelernt, mich zu verabreden. War ja auch schöner, mit Wasserschlacht und Unter-Wasser-Kuscheln, und das auf Krankenkasse! So wurde ich etwas geselliger und lernte ›dates‹ zu organisieren wie in der Pubertät, die bei mir ausgefallen war.

Einige Patienten fallen, ich habe es bereits erwähnt, doch noch wegen ihrer Unauffälligkeit auf, und plötzlich hat einer eine Punker-Auflage am Hals und muß halbstarke Dinge tun, von denen er nie zu träumen wagte und die ihn auch entsprechend ängstigen. Die Hausordnungs-Regeln stellen eine Arena dar, einen Halt, ein Übungsfeld, jedenfalls einen starken Reiz, einen Knochen zum Drannagen und Wütend- oder Deprimiert- oder Verzweifelt-Werden.

Was habe ich an dem Knochen wiedergefunden aus früheren Zeiten? Die kindliche Verbotswelt, gesetzt durch die strenge Mutter, die Angst hatte, die Familie würde ihr aus dem Ruder laufen, wenn sie anfinge, mit uns, und vor allem mit mir, zu argumentieren. Deshalb kam auf das kindliche »Warum« oft das als diktatorisch und demütigend erlebte »Darum!«

Jedenfalls erweist sich am Regelwerk der Hausordnung und dessen Einbettung in die Therapie, daß die Klinik leicht als teils schützendes, förderndes, bergendes und teils als verfolgendes, bösartiges, bedrohliches Gesamt-Objekt erlebt wird, das gleichzeitig nährt und straft, streichelt und ängstigt. Es ist erstaunlich, für wie viele Patienten diese Koppelung in der Klinik wie selbstverständlich besteht in ihrer Übertragungswiederholung auf die frühe Mutter oder die frühe Familie. Erstaunlich auch, wie sie tatenlos monatelang nur schmollen können. Ihr Groll ist folgenlos und selbst wieder eine Sucht, ein letztes, gar nicht mehr handlungsorientiertes Festhalten an einem Rest Selbstachtung im vermeintlichen oder passiven Widerstand, der oft nur Gemecker ist.

Mythos und Wirklichkeit der therapeutischen Gemeinschaft

Schon vor Sophienbad wußte ich, daß dort der »Gemeinschaft« und dem Leben in und mit ihr eine hohe Bedeutung beigemessen wird. Auch daß es eine Reihe von Formen, Ritualen und Zwängen gibt, diese »Gemeinschaft« zu fördern und zu einem Instrument neuer Erfahrung zu machen. Auch meine künftige Therapeutin sagte bei meinem ersten Besuch im Vorgespräch: Da meine Seele ja, wie man wisse, mehrfach therapeutisch umgepflügt sei, könne es wohl weniger um weitere oder wiederholte erhellende Einsichten ins Unbewußte gehen, sondern eher um intensive Erfahrungen mit anderen Menschen und dem tragenden Grund der »Gemeinschaft«. Ich setze dieses Wort so lange in Anführungszeichen, bis ich aus freien Stücken auf sie verzichten kann. Denn am Anfang war der Ausdruck, meinen schizoiden Anteilen entsprechend, gleich mit mehreren Anführungszeichen für mich versehen. Dabei sehnte ich mich sicher nach »Gemeinschaft«, aber wie dir und vielen anderen war sie mir, als Wort und Bild und Forderung und Rezept, auch tief verdächtig, als Unterordnung und erzwungene Verschmelzung, Unterschiedsverwischung und Primitivisierung. In künstlich organisierter Form und auf Krankenschein im bayrischen Abseits erst recht. Ich versuchte auch gleich, bei meiner Therapeutin eine Extrawurst in Form täglicher kurzer Einzelgespräche anzubraten, weil mich der Eintritt in den Kindergarten ängstigte, geschwächt wie ich mich fühlte. Sie lächelte mild, ließ sich nicht verführen und sagte, huldvoll ermutigend, ich möge nur versuchen, erst einmal mit der »Gemeinschaft« (als ganzem) und der »Kerngruppe« (als wichtigem Teil von ihr) zurechtzukommen. Einzelstunde gebe es einmal im Monat, aber sie werde schon ein Auge auf mich haben. Basta.

Damals wußte ich noch nicht, daß sich das Team bei seiner Vorberatung über und für mich auf einen strikten Anti-Extra-Wurst-Kurs verständigt hatte, weil ich meine Sonderrollen in Familie, Clan, Gemeinde, Schule, Berufsverband und sonstigen Gruppen in der abzuliefernden Selbstdarstellung schriftlich zum Thema gemacht hatte. Erwägungen, ich könne zur Erleichterung des ganzen Vorhabens die Klinik vielleicht unter einem Pseudonym durchlaufen, ließen wir wieder fallen, weil »Aufrichtigkeit« denen und mir wichtig war und ich ja auch lernen könnte, mit meiner Mehrfachrolle als Patient, Therapeut und Autor umzugehen.

Dafür bot sich dann reichlich Gelegenheit, denn sinnigerweise hatte eine Patientin, die mich kannte und am gleichen Tag, als ich mich im Plenum vorzustellen hatte, entlassen wurde, eine Woche lang etwas wichtigtuerisch alles über mich erzählt, was sie wußte oder fabulierte, seit mein Name angeschlagen war. Also wurde ich von vielen erwartet wie ein bunter Hund, dem man sowieso nicht glaubte, daß es ihm schlechtging und er sich wirklich einlassen wollte. Als ich von dieser Konstellation erfuhr, fiel ich in ein so tiefes Loch von Wut und Verzweiflung, daß ich die Koffer nicht auspackte und fürchtete, der Zweck meines Kommens sei damit ohnehin verfehlt und die letzte Chance meines Lebens, etwas heiler zu werden, habe dieses geschwätzige Weib endgültig zerstört.

So regrediert war ich bereits, als ich über die Schwelle trat, daß ich tobte und mich bei einer neugierig-erstaunten Mitpatientin ausfluchte und damit den Grundstein für die erste komplizierte Geschwisterbeziehung legte, indem ich sie aus Dankbarkeit fürs Auffangen als erste Kontaktperson wählte, ohne zu ahnen, wie genau ich in *ihr* Projektionsfeld von Brüdergesindel paßte.

Sicher brauchte ich durch die breitgestreute Vorinformation über mich einige Wochen länger, um wirklich als Patient Fuß zu fassen und als solcher »anerkannt« zu werden, vor allem von den führenden Meinungsmachern unter den Mitpatienten, die sich ihre Prestigehierarchie nicht stören lassen wollten.

Für mich war die Dornenhecke auf dem Weg zur »Gemeinschaft«, die jeder mehr oder weniger angekratzt oder auch zerschunden durchkriechen muß, bevor er sie findet oder gefunden wird, dicker und dichter; wobei ich nicht sagen will, daß alle sie finden. Es gibt auch in diesem Haus das schmerzliche Verfehlen des Kostbaren, und das ist dann wirklich tragisch, weil sich ein mitgebrachtes Defizit verfestigt, genauso wie wenn die Beziehung zum Therapeuten mißglückt, und auch da habe ich niederdrückende Beispiele aus nächster Nähe erlebt.

Für meine mitgebrachte Resignation fand ich also vom ersten Tag an dunkle Nahrung durch die Art meiner Vorankündigung und ihre Folgen, bis ich merkte, daß ich mit meinen düsteren Überzeugungen über mein altvertrautes Fehl-am-Platz-Sein nicht allein war, sondern bereits einen typischen Teil des Ganzen bildete, als Antipode hoffnungsvoller Solidarität, voll süßen und bitteren Selbstmitleids, in dem mich aber mein Zimmergenosse meilenweit abhängte, zu meinem Erstaunen, Ärger und schließlich hilfreichen Humor.

Zuerst besteht die »Gemeinschaft« nur aus einem Mythos, einer Anforderung und den Versprechungen des Prospekts auf der einen Seite, und dem wilden Haufen, bestehend aus: Still in sich versunken Leidender oder bunt gekleideter Großmäuler, die herumschreien, sich aneinander festhalten, die Gitarre malträtieren oder gar ein Piano oder eine Trompete; die sich, je nach Jahreszeit, in der Hängematte fläzen, im Sandkasten mit Dreck bewerfen oder mit Schlamm einreiben, Kühe ärgern, im Bad rumgrölen oder händchenhaltend in stillen Nischen sitzen. Dieser wild gärende Seelenteig ist durchsetzt von Therapeuten und Schwestern wie mit Rosinen, die neben den Regeln auch Struktur und Aroma hineinbringen und die von den Patienten taxiert werden wie an der Börse, mit Notierungen wie »lieb, warmherzig, scharfer Hund, offen, unoffen, geduldig oder grob, präzise arbeitend oder wolkig, kränkbar oder einsichtsfähig, Deutungen schleudernd noch im gröbsten Unrecht, bescheiden oder arrogant, hellsichtige Durchblicker oder nährend Ahnungsvolle.«

Aus den Versprechungen der Prospekte und Begleithefte will ich einiges zitieren, um zu zeigen, wie Mythologisierung, Selbstidealisierung, realistische Beschreibung wie Ermutigung und Einladung zu Krise und Prozeß sich durchdringen, im ganzen sehr förderlich. Man fängt eines Tages an, wirklich dran zu glauben, daß man sich ohne Lebensgefahr einlassen kann, jedenfalls die meisten, und daß das Auf-die-Nase-Fallen dazugehört wie die eigene Vorgeschichte:

»Viele sagen, die Gemeinschaft hat ihnen Mut gemacht und Hoffnung gegeben. Manche gehen so weit zu sagen, daß sie im Leben in der Gemeinschaft auch den Glauben an das Gute im Menschen wiedergefunden haben«, eine sehr gute Verknüpfung von Aussagen von Ehemaligen mit therapeutischem Bekenntnis. »Die therapeutische Gemeinschaft ist der tragende Mutterboden für das Wachstum der gesunden Seelenkräfte im Einzelnen.« Das weckt Hoffnung, und die braucht man.

Allerdings halte ich heute die von den Kassen erzwungene Verkürzung der durchschnittlichen Aufenthaltsdauer für einen groben und letztlich teuren Fehler.

»Durch die besondere Art des Umgangs miteinander in der therapeutischen Gemeinschaft unterscheidet sich die Kinik Sophienbad wesentlich von vielen anderen psychosomatischen Kliniken.« (Die Armen also, die anderswo gelandet sind!) Der richtige Sophienbädler gehört schon vor seiner Ankunft durch die entbehrungsreiche Wartezeit, den Ruf der Klinik, die Opfer an vorbereitender Abstinenz zu einer auserwählten Schar. Das funktioniert wie in der klassischen Psychoanalyse, wo die Voridealisierung der Methode sehr weit tragen kann als Vertrauensvorschuß und Motivierung zur Kooperation.

Vielen Patienten bereiten die ersten Tagen schon deshalb eine desorientierende Enttäuschung, weil sie an dem Ersehnten und so biblisch Verheißenen zunächst gar nicht seelisch partizipieren können. Das gehört, obwohl es sich nicht gezielt arrangieren läßt, zur Induktion der Krisen. Man ist zwar auf der Schwelle schon eine Teil der »Gemeinschaft«, das verhindert aber nicht, daß die Ankömmlinge sehr schiffbrüchig aussehen und sich am Ufer einer Insel umsehen wie kranke Robben nach dem Sturm.

»Eine Gemeinschaft entsteht dadurch, daß die Menschen, die sie bilden, eine gemeinsame Idee leben und ein gemeinsames Ziel verfolgen. Therapeutisch wird diese Gemeinschaft dadurch, daß die einzelnen Mitglieder sich so verhalten, daß sie den anderen und sich selbst Unterstützung geben bei unsicheren neuen Lernschritten und in Krisenzeiten.«

So ein Satz kann wirklich Mut machen, und er weckt Verantwortung. In den meisten Patienten wächst wirklich der Wunsch, beizutragen, zu helfen und dadurch Hilfe zu verstehen und zu verdienen, ohne daß ein Helfertum gezüchtet wird. Und dann kommt ein wichtiger Satz:

»Außenstehende können sich schlecht vorstellen, daß eine Zusammenballung von kranken Menschen in sich gesundheitsfördernd sein kann.« In der Tat: Als ich zum ersten Mal in »meine« Kerngruppe kam, war ich mir sicher, daß ich, angesichts der jammernden Gestalten, durch bloße Ansteckung pro Tag durchschnittlich zehn Prozent kränker würde, als ich es bei meinem Eintritt war, und daß meine gesunden Reste rasch durch Fäulnis zersetzt würden. Die Tage nach der ersten Gruppensitzung habe ich also mit dem Entwerfen von Schriftsätzen zugebracht mit dem Ziel, eine dringliche Versetzung in eine andere Gruppe zu erreichen. Wenn das »Gemeinschaft« sein oder werden solle, dann müsse ich mich drei

Mal täglich seelisch desinfizieren. So ungefähr, nur nicht ganz so giftig, aber noch entwertend genug, habe ich das denen auch gesagt und damit das Tischtuch zwischen mir und ihnen erst einmal weiter zerstückelt. Zugegeben, die Gruppe war in jenen Tagen in dem wohlbekannten Zustand, wo die Einzelnen sich durch die Steigerung ihrer Klagen und des Selbstmitleids der Therapeutin zu empfehlen suchten. Keine Spur von »Gemeinschaft«, nur borderline-Chaos, gebremstes Gebrüll und Gewimmer, voll von neidischem Gift und unverhüllter Selbstverklärung als Weltrekordhalter in seelischer Verkrüppelung. Ich verfuhr nach altem Rezept, setzte mich gar nicht erst in die Gruppe, sondern an den Rand, etwas erhöht natürlich, und fühlte mich plötzlich kraftvoll und überlegen und saugte wie ein Schwamm die von den Mitpatienten nicht mehr genutzte Lebensenergie auf, so daß ich vor Kraft und Gesundheit fast platzte. Nur nicht sein wie diese! Ein heilsames Lehrstück in unbewußter Gruppendynamik mit Projektion und Delegation. Die nächtliche Panik im Morgengrauen brachte mich dann wieder mit meinem eigenen Elend in Verbindung, und die Bereitschaft, mich erneut auf die Suche nach der verlorenen Solidarität zu machen, wuchs.

Deshalb ist es ja so wichtig für den »Prozeß«, daß die große Krise nicht allzulange auf sich warten läßt, weil man sonst nicht versteht, was diese Kitschapostel, für die mancher zunächst die Therapeuten hält, mit »Gemeinschaft« meinen.

Sie versichern einem tatsächlich, daß die eigene Krankheit eine Störung auf dem Weg der Selbstwerdung sei, so daß man, halb wie im Traum, und vielleicht zu Recht, sich zu fragen beginnt, ob die Landung in der Klinik nicht eine Art selbstorganisiertes Göttergeschenk sei, als ein Zeichen, man sei nur vom rechten Wege abgekommen, und als ein Übungsfeld im Kartenlesen, bei dem das eigene Selbst wieder einen weiterführenden Pfad finden könne.

Fast getraue ich mich nicht, den folgenden Satz aus der Broschüre wiederzugeben, der die religiöse Dimension dieser wechselseitigen Verantwortlichkeit anspricht, weil ich mich gut an die fröstelnde Gänsehaut erinnere, als ich ihn zum ersten Mal las; als ob ich von zu warmem, parfümiertem Mief angeweht würde: »Menschen, die im therapeutischen Prozeß Zugang finden zu ihren ursprünglichen Sehnsüchten und die den Mut aufbringen, diese – sozusagen mit einem Vorschuß an Vertrauen – mit der Gruppe oder der Gemeinschaft zu teilen, erleben oft einen Zustand von Seligkeit im fast schon religiösen Sinne. Gruppe und Gemeinschaft werden hier zur Urfamilie, die die verlorene Tochter oder den verlorenen Sohn neu in ihren Schoß aufnehmen und ihm Geborgenheit und Sicherheit geben.« Der Satz erweist sich als Teilwahrheit wie als Fata Morgana, lockend und gefährlich wie jede religiöse Wahrheit, die, wenn sie nicht erreicht wird, sich in Selbstbezichtigung verwandeln kann.

Die potentielle Verschmelzung mit der Klinik und der Gemeinschaft wird zwar angeboten als Basis einer neuen Individuation, aber der Prozeß soll sowohl die Selbstwahrnehmung wie die Wahrnehmung der anderen als reale konkrete Mitmenschen fördern. Er soll am Ende eine Trennung möglich machen, die nicht einfach ein frühes Trauma wiederholt oder dem Zerplatzen einer Geborgenheitsillusion gleicht.

Der Anreiz des Neu-Lernens wird kontinuierlich wachgehalten, was gelegentlich zu einem überangepaßten Eifer führen kann und damit auch zu tiefer Entmutigung, wenn es mißlingt. In der Regel öffnet er aber auch den Weg zu einer Neugier der eigenen Lernfähigkeit gegenüber. »Da das Lernfeld mehr Möglichkeiten bietet, als der betreffende Mensch bisher gelebt hat, entsteht für ihn eine dauernde *Konfliktspannung*. Diese Konfliktspannung signalisiert die jeweilige Möglichkeit zu Wachstum.« Damit genug der erbaulichen Zitate, die man in den ersten Tagen einsaugt wie Wegweisungen in der Wüste und die sich erst allmählich als eine Mischung von ethischem Leitfaden und Wirklichkeitsbeschreibung, besser als konkretes Arbeitsprogramm erweisen. Glücklich sind diejenigen, die ihr im Leben bedrohtes Vertrauen genau durch dieses Angebot der Klinik reparieren können, und das sind nicht wenige.

Die Phase, in der manchen alles als Lug und Trug erscheinen will, durchlaufen sie in unterschiedlicher Länge und Intensität. Mancher erlebt die Mitpatienten als falsche Scheusale, die Therapeuten als uninteressierte Rohlinge und den einweisenden Arzt als einen Wahnsinnigen. Aber obwohl viele fluchen, kann kaum einer mehr abhauen oder höchstens wie zur Probe bis zum übernächsten Bahnhof, weil der Hoffnungshaken sitzt und die rettende Denkfigur lautet: Vielleicht habe *ich* mich noch gar nicht richtig bemüht.

Aus irgendeinem Grund gelang es mir bald, den Aufenthalt als Chance zu sehen, auch wenn ich tiefe Abstürze erlebte. Aber das Erleben verbitterter Verweigerer sozusagen am gleichen Tisch schmerzte; auch das Schicksal von schwerer Beziehungsgestörten, denen das reine Gruppenangebot nicht ausreichte, um »erreicht« zu werden, und die nahe dem sozialen Außenseitertod dahinsiechten, auch wenn dies gar nicht unbedingt auffiel; und Patienten, mit denen die Therapeuten nicht zurechtkamen und auch durch Supervision keinen Weg fanden. Dann gab es natürlich therapeutische Beziehungsabbrüche durch Urlaube, Gruppenauflösungen, Therapeutenwechsel, -erkrankung und unklare atmosphärische Störungen. Das Gelingen der Therapie ist in einem solchen Betrieb auch eine statistische Größe. Was vielleicht fehlte, war die Milderung oder supervisorische Abfederung von therapeutischen Beziehungskatastrophen, die einzelne Patienten, aber auch den Therapeuten wie das Team bedrohten. Die Entfaltung eines destruktiven Wiederholungszwanges – also der Rekonstruktion eines verderblichen Familienmilieus –, in dessen Sog leicht auch der (oft sehr junge) Therapeut hineingesogen wird, ist ein Geschehen, bei dem innere wie äußere Faktoren nahtlos ineinandergreifen. Eine solche Katastrophe ist aufwühlend durch die dort gegebene Nähe; und da hatte ich manchmal

Mühe, nicht professionell einzugreifen oder wenigstens meine Beobachtungen ans Team weiterzuleiten, besonders wenn ich von einigen Patienten in Not darum gebeten wurde. Die Therapeuten haben mich sanft korrigiert und mich entlastet vom Retter-sein-Müssen. Ich wäre ziemlich rasch aus meinem eigenen therapeutischen Prozeß herausgeflogen. Trotzdem war mein innerer Supervisor nicht immer auszuschalten, und gelegentlich wurde ein kleiner Hinweis von mir sogar dankbar aufgenommen, so daß meine professionellen Wahrnehmungen zwar nicht zum eifrigen Eingreifen wurden, aber doch auch nicht völlig entwertet waren. Der innere moralisierende Rechthaber und Retter allerdings, den es niederzuringen galt, flüsterte mir ins Ohr: »Du darfst hier doch nicht sehenden Auges Menschen vor die Hunde gehen lassen; du mußt kämpfen für ihr Überleben; das Team sieht ja Wichtiges, etwa stille Beziehungskatastrophen, gar nicht, wie kann so viel Blindheit möglich sein!«

Ich konnte der Klinik, meiner Therapeutin und dem Team für mich selber also sehr viel rascher trauen als einzelnen »Opfern« des Molochs Sophienbad; ich entdeckte meine Seite des Kämpfers für die Armen und Entrechteten, die mich aber weit wegführen konnte von meinem eigenen lädierten Selbst.

Noch einmal: Es ist erstaunlich, wie schnell die noch nicht als therapeutische Gemeinschaft erlebte »Gemeinschaft« alte Muster aktiviert: Wie man sich sichert, Zweckbündnisse und undurchschaute Abkommen der Wechselseitigkeit schließt, die das lebendige Selbst oft noch gar nicht durchscheinen lassen, sondern die frühen Fähigkeiten instinktiver Berechnung, der vorschnellen Herstellung von Nähe, der eingeübten Formen von Vertraulichkeit, die noch gar kein Vertrauen enthalten, sondern nur verbrauchen, als Strategien gegen notwendige gemeinsame Feinde oder die Einsamkeit.

Die hilfreichen Schritte zum lebendigen Selbst, deinem eigenen und dem einiger Mitpatienten, erfolgen oft über das Erleben von unerwarteten Ereignissen, durch Überraschungen, Verblüffung, Kopfschütteln, Maul-Aufreißen, freundliche Angebote von überraschender Lauterkeit.

Doch die »Gemeinschaft« besteht auch aus Formen, Ritualen und geregelter Mitverantwortung, aus dem gemeinsamen Lernen von Gefühlen und deren sinnvollem Austausch, aus kooperativen Rollen, und deshalb begleite ich dich jetzt beim Gang in die Vollversammlung.

Die Vollversammlung

Alles rennet, rettet, flüchtet, ist auf Pünktlichkeit gerichtet. In der VoVo feiert die »Gemeinschaft« sich selbst, zelebriert Rituale, läßt Gäste teilnehmen, Neugierige, Verwandte, Veteranen, die vorbeischauen; nimmt die Neuen auf und entläßt diejenigen, die sich verabschieden. Vor der Saaltür herrscht Gedränge, weil dort die Schuhe abgestellt werden müssen. Dann beginnt die »Paarung« für die nächsten drei Stunden. Die Patienten sitzen im Kreis, in einer Doppelreihe, einer auf einem Meditationskissen oder -schemel, der andere davor (nicht obligatorisch, aber üblich), so daß sich der/die Vordermann/frau an den anderen anlehnen und sich halten oder umschlingen lassen kann. Natürlich darf jemand auch allein sitzen, aber die kollektive Nähe in Paaren stellt einen starken Sog dar, so daß, säße man allein, die Isolierung und Einsamkeit für viele unerträglich würde. Manche wählen einander schon beim Frühstück, andere auf dem Gang oder erst in der Halle; es ist ein wenig wie in der Tanzstunde, nur viel unerotischer, eingebettet in die präödipalen Wonnen des Kuschelns und der ebenso vorpubertären Gewalt von Eifersucht, Triumph und Leid. Ein jeder rutscht durchs Zuschauen und Mitmachen hinein in diese Traumzeiten des regressiven Schutzes. Und doch durchläuft er erst einmal eine individuelle Lehrzeit des Verabredens, des Dosierens von Nähe, des Austauschs über kleine Zusatzwünsche und Beschwernisse. Nach der »Paarung« wird noch einmal auseinandergerückt, denn die beiden leitenden Patienten laden in der Regel zu einer kurzen Meditation – manchmal mit Musik – ein, als die stille Andacht der Gemeinschaft, bei der sich mir zuerst einige Wochen lang die Nackenhaare sträubten: Andacht, woher kenne ich das, ach ja, Händefalten, stilles Eingangsgebet, leichte Orgelmusik, Nackensenken, die Einstimung auf Gott, richtig, fast vergessen und doch sofort lebendig. Da wird plötzlich der Rücken steif, die widerborstigsten Wörter fliegen durch den inneren Raum, Trotz, Wut und Hohn machen sich breit, der Suchscheinwerfer aus den Augenschlitzen wandert verächtlich über die, wie es mir scheinen will, dämlich-versunkenen Antlitze der Möchtegern-Erleuchteten. Ich begegne erfreut und verschwörerisch einem anderen neugierig-aufmüpfigen Augenpaar, das sich ebenfalls der leise schwelenden Andacht entziehen will. Es ist, als sei man in einen Fahrstuhl gestiegen, hinab in uralte Tage, und die Gesichter, auf denen sich wirkliche Ruhe und eine Spur von Verklärung ausbreiten, sind die schlimmsten, weil da auch noch der Neid niedergehalten werden muß auf diejenigen, die in der Andacht fündig geworden zu sein scheinen. Sie könnten ja teilhaben an etwas, das mir unzugänglich ist. Glücklicherweise kann der Blick auch wegschweifen ins Allgäu und in den Park. Wenn der diensthabende Andachtler in die Hände klatscht, soll man sich auch noch verneigen »vor dem, was größer ist als wir«!

Aber Geduld, die Wochen verändern den inneren Krampf, und inmitten so vieler vertrauter Menschen eine Weile in sich hineinzulauschen wird zu einem Genuß, zu einer Gewohnheit, die nach Schutz und Regelmäßigkeit verlangt. Deshalb das Gerenne zu Beginn: Wer zu spät kommt, darf nicht mehr hinein zur Meditation, und wenn man so vor der Tür steht und wartet, regt sich bald schon das Gefühl, man sei von etwas Wichtigem ausgeschlossen. Und hinterher muß man sich auch noch rechtfertigen!

Übrigens marschiert das therapeutische Team weitgehend exakt eine Minute vor Beginn im Gänsemarsch in die Halle, weil sie vorher noch ein bißchen getagt haben und weil Pünktlichkeit die Höflichkeit der Könige und der Therapeuten ist. Es ist eben doch wie in der Kirche der Feudalzeit, wenn der Patronatsclan oder die Pfarrersfamilie anrückt und die Extralogen aufsucht.

Viele intensive Gefühle sind im Raum, den Neuen wie den Scheidenden pocht das Herz bis zum Hals, das schwingt unleugbar mit in der Atmosphäre. Neugier, Angst und Wehmut liegen in der Luft, neben den auch sonst reichlich vorhandenen Emotionen, die durch den Doppelkreis sowohl geweckt wie gebändigt werden.

Die beiden Patienten, die die VoVo leiten, nach Vorschrift von fortgeschrittener Aufenthaltsdauer, haben lange Tage zusammengesessen, um die Liturgie zu entwerfen. Sie haben die Halle geschmückt und das von ihnen gewählte Tagesthema, unter dem die VoVo stehen soll, durch ein großes, selbstgefertigtes Gemälde altarartig veranschaulicht, mit einem Motto, das sie später in einer kurzen Rede erläutern werden. Sie laden die Neuen und die zuständigen Therapeuten in den »Innenkreis« ein. Mancher Neue denkt, das werde er nicht überleben. Was als freundliche Aufnahme in die »Gemeinschaft« gedacht ist, erscheint den meisten wie ein beklemmender Vorgang, der sie mit intensiver Scham, Tränen, Aufregung, Verzweiflung und versagender Stimme konfrontiert. Es muß eine Verdichtung des ersten Schultages sein, aber einer Schule, in die man wegen Lebensversagen eingewiesen wurde und die mit dem lauten Bekenntnis der seelischen Erkrankung beginnt, das nicht leisten zu müssen jetzt mancher sein ganzes Vermögen, so vorhanden, opfern würde.

Aber der erste Schultag ist ja ein relativ spätes Ereignis im Leben (psychotherapeutisch gesprochen), und wenn dieser Tag hier so ängstigend wirkt, muß ihm einiges vorausgegangen sein, das beim Aufnahmeritual wieder hochkommt: Die

Unsicherheit, ob man erwünscht, erträglich, akzeptabel sei beim Eintritt in die Welt. Ja, man könnte sagen, das Ritual der Aufnahme beginnt mit der inneren Gewißheit, seit langer Zeit ohnehin »durchgefallen« zu sein. Dabei wird mit den Kandidaten durchaus schonend verfahren, von der ungewohnten Öffentlichkeit dieser »Patiententaufe« einmal abgesehen. Zuerst stellen sich den Neuen ja ganz demokratisch erst einmal die Therapeuten vor.

Der zuständige Therapeut, der mit dem Neuling bereits ein Aufnahmegespräch geführt hat und ihn aus der brieflichen oder telefonischen Vorbetreuung kennt, bittet »seinen« Neuen, sich vorzustellen. Der senkt den Kopf, sucht seine Stimmreste zusammen, grübelt darüber nach, wie er heißt und was ihn auf diesen Zauberberg geführt hat. Sein Name scheint in der Menge, von der er wähnt, daß sie nunmehr in Hohngelächter ausbrechen werde, zu verhallen wie ein gebrandmarktes Elendswort. Manche, die Vorerfahrung in Therapie haben, wissen, daß es am besten ist, über die eigenen Gefühle zu reden, und versuchen die Meute durch ein vorgängiges Bekenntnis von Aufgeregtheit und Angst milde zu stimmen. Es ist ein in Worte gefaßter, physiologischer Vorgang, der mich genauso erfaßte. Ich hatte plötzlich ganz andere Vornamen im Kopf, hinter denen ich mich verstecken wollte, zum Beispiel Karl-Heinz. Bei manchen Tierarten werden solche Ängste in Form einer kleinen Pfütze sichtbar. Dann wissen die Artgenossen Bescheid und nehmen ihre plötzliche Beißhemmung erstaunt zur Kenntnis.

Da die freiwilligen Selbstoffenbarungen der Kandidaten rasch zu versanden drohen, hält der zuständige Therapeut die Bekenntnisse in Gang durch vorsichtiges, aber auch bestimmtes, die wunden Punkte nicht aussparendes Nachfragen, ja sogar durch Ermahnungen oder gar Kritik an einer Tendenz zur Heimlichtuerei und selbstschonendem Verschweigen. Manche drucksen so zum Gotterbarmen kläglich herum, daß ich gelegentlich dachte: Muß dies denn wirklich sein? Ist das noch therapeutisch oder schon sadistisch? Und ich wollte das Team der bloßstellenden Grausamkeit bezichtigen. Aber wer sich um die Mitteilung herumdrücken dürfte, warum er hier ist, bräuchte hinterher sehr viel länger, um Mitpatient zu werden; und außerdem, der »Pate« ist nachher zur Stelle, bereit, zu trösten und zu halten. Der Kandidat, der seine Vorstellung weniger stark vermurkst hat, kehrt bereits nach Minuten fast triumphierend in den äußeren Kreis zurück, wird beklatscht und willkommen geheißen, und ich habe keinen gesehen, der sich nicht freute, den gefährlichen Fluß durchschwommen zu haben. Dieses früh eingesetzte Ritual der Nostrifizierung, also des Hereinziehens eines Neuen in ein übergreifendes und potentiell solidarisches »Wir« (idealisch verstanden) wirkt wie eine Art Konvulsion und ist in der Tat meist auch tiefgreifend und heilsam wie eine solche. Sie wird mit dem Paten oder in kleinerem oder größerem Kreis auch nachbesprochen und nachverdaut.

Der Neuling erlebt aber auch seinen Therapeuten, dem er sich im Erstgespräch mehr oder weniger anvertraut hat, jetzt als öffentliche Person, die ihm nicht mehr nur in der Zweierbeziehung Schutz und Verstehen gewährt, sondern die mit ihm ein Ritual vollzieht, bei dem er nicht mehr ausschließlich verbündet ist mit des Patienten Scham und Empfindlichkeit. Der Therapeut nötigt ihn ja sogar, gestützt vom Ritual, sich zu offenbaren, und ist also in einer ganz neuen und schillernden Funktion. Auch dies ist ein überraschender Lernschritt, nicht immer leicht zu bewältigen. Der Neue mag sofort spüren, daß der Therapeut als Einzelperson nur eine Art letzter Halt ist. Das entspricht dem Konzept, das viele überfordern kann; das Recht auf ein neues Einzelgespräch hat der Patient erst wieder, wenn er die vier Wochen der Eingangsphase absolviert hat und die Schwelle zur sogenannten Intensivphase überschreitet. Ansonsten muß er oft, bei vielen notwendigen oder eingebildet organisatorischen Rückfragen, ein ziemliches Gerenne um einige Minuten der Aufmerksamkeit des Therapeuten veranstalten, und in den Kerngruppen wird, bevor die therapeutische Arbeit beginnt, oft auch noch um diese Minuten gefeilscht, ebenso am Schluß, wenn es um die Wehwehchen, Erkrankungen, Heimfahrten, Ausflüge, Sonderwünsche, Dispensierungen und anderes geht.

Nach etwa einer Stunde im Verlauf der VoVo werden die »Gäste« hereingeführt, zwischen fünf und zwanzig Personen, die die Klinik besichtigen wollen. Der Neue, aber auch Längerdienende, fühlt sich zunächst vorgeführt wie im Zoo. Er beschließt, regungslos zu bleiben, um nicht sichtbar zu werden, und mustert die Neugierigen auf den hinteren Rängen, quasi im Gegenangriff selbst wie ein Affe durch die Gitter nach draußen, bis er merkt, daß die Gäste oft noch aufgeregter sind als er selbst. Und wenn er mitbekommt, daß gut die Hälfte von ihnen zukünftige (oder ehemalige) Patienten sind, die sich hierher sehnen wie die Halbverhungerten, die auf einen Therapieplatz warten und die am Nachmittag ein sogenanntes Motivationsgespräch absolvieren müssen, dann beruhigt er sich wieder und fühlt sich bereits drin im Rettungsboot, während ein Teil der Gäste noch draußen auf dem offenen Meer treibt und anstelle von genehmigter stationärer Therapie und durchlaufener Aufnahme erst einmal von nebulösen Hoffnungen lebt.

Für alle Insassen, aber besonders spannend für die Neuen, beginnt nun das Spektakel der Abschiede, und sie fangen an, gebannt zuzuschauen, wie die »Abiturienten« der Institution sich gebärden und was sie von ihrem »Prozeß« und ihrem Zustand danach berichten.

Die Gäste werden ermahnt, alles im Raum zu lassen, was sie sehen und hören. Auch solche Sätze vertiefen die »Gemeinschaft«, lassen das, was therapeutisch geschieht, als schützenswert erscheinen, und plötzlich erscheinen die Leiter der VoVo als Vorkämpfer für eine Atmosphäre des Vertrauens, die die Gäste zu repektieren haben. Manchmal sind auswärtige Ärzte und Therapeuten darunter, die die Arbeit der Klinik kennenlernen wollen. Dann entsteht von neuem, wenn einmal die Scham über das Patient-Sein hier nachgelassen hat, ein subtiler Druck zur Identifikation mit der Klinik, ein Wir-Gefühl: Wir und unsere Therapeuten werden aufgesucht, um einen Stil und ein Konzept, eine Atmosphäre des Zusammenlebens kennenzulernen, und anderen kommt es vielleicht zugute, wenn fachkundige Besucher etwas mitnehmen oder wenn sie, falls sie Patienten zur ambulanten Nachbehandlung annehmen, die Atmosphäre wie das therapeutische Programm kennen und wissen, worauf sie aufbauen können. Viele Patienten brauchen, nachdem so viel in Gang gekommen ist, später dringend ambulante Therapie, die Kassen bezahlen aber fast nur für tiefenpsychologisch orientierte Therapeuten oder Analytiker (von der Verhaltenstherapie abgesehen), und die stehen einer solchen jugendherberglichen Psycho-Ranch oft sehr skeptisch gegenüber; umgekehrt graust es vielen Sophiental-Patienten wiederum vor den rein verbal arbeitenden »Klassikern«, die von dem Gekuschle und den Ritualen nicht viel halten mögen und diese Art von Bonding-Nähe, Duzerei, Rollenspieldramatik und »emotionale Arbeit« im schalldichten Keller nicht gerade fortsetzen wollen.

Die Scheidenden halten Rückblick, sie haben oft lange über ihren Abschiedsreden gebrütet, schwankend zwischen Dankbarkeit, Hoffnung, auch Bitterkeit, Zweifel und Angst vor der Zukunft. Selten fehlt es angesichts des nahen Endes der geschenkten Zeit an sehr ernsten Ermahnungen an die Neuen, sich wirklich einzulassen, sich selbst und die verschütteten Gefühle ernst zu nehmen, den Konflikten nicht aus dem Weg zu gehen. Und sie sprechen über ihre Wendepunkte, Tiefpunkte, Überraschungen und Durststrecken. Es wird idealisiert, realistisch dargestellt, vielleicht auch geflunkert oder magisch geschönt. Auch tief Enttäuschte kommen zu Wort, skeptisch Gebliebene bis zum letzten Tag; Menschen, die erst bei ihrer letzten »Meldung zur Person« ihrer Wut freien Lauf lassen können, weil ihnen jetzt nichts mehr passieren kann und weil der Druck der Bilanz erst die innere Abwiegelei und Beschönigung hinfällig macht.

Es wird viel geweint und tief getrauert: Cythera, die meist präödipale Liebesinsel, war zu einem Stück Heimat geworden, wenn auch auf so begrenzte Zeit. Verschüttete Möglichkeiten der Öffnung, wohl auch der Bindung wurden neu riskiert, verdichtete Trennungsthemen und Trennungsgefühle brechen sich Bahn. Vielleicht ist es für viele überhaupt der erste offen betrauerte Abschied, das erste tiefe Eingeständnis, daß das Auseinandergehen weh tut und niemand weiß, ob die Brief- und Telefonversprechen tragen.

Dem Neuling prägen sich Bilder ein: der Zeitgrenzen, der Lösung, der Anklammerung, der Untröstlichkeit wie der mutigen Zuversicht, auch des eingestandenen Überdrusses und des neu erwachten Freiheits- und Lebensdranges. Die Scheidenden bilden eine Innengruppe, halten sich an den Händen, und wenn die kollektive Trauer überwiegt, kommt gelegentlich ein Bild zustande, das an Rodins »Bürger von Calais« erinnert, nur daß die Ergriffenen nicht für ihre Lieben sterben, sondern zu ihnen zurückkehren müssen, soweit es sie gibt. Manche Angehörigen sitzen auch zur Abholung schon auf den Gäste-Rängen, und diese Heimholung mag bedeuten: Jubel, Hoffnung auf Neuanfang, Entfremdung, Konflikte, hohe Erwartungen, aber auch neue Einsamkeit, ungeliebter Arbeitsplatz, ein Milieu, in dem man sich verstrickt und verzweifelt verheddert hatte.

Oft klingt das Ritual in einen befreienden Tanz aus, in dem sich die Spannung, das Zuviel an Gefühlen entlädt. Aber es gibt auch den sogenannten Energiekreis, bei dem sich die Scheidenden in der Mitte an den Händen halten und alle anderen einen äußeren Kreis bilden, sich an den Händen haltend, so daß sich alle noch einmal in Ruhe sehen können bei langsamer Drehung der Kreise. Auch hier handelt es sich um eine durch ein Ritual gebändigte Konvulsion, was ich positiv meine: Es gibt genügend Schutz und Form, so daß sich die

Gefühle auf der Ebene ihres auch somatischen Kerns zeigen können, quasi auf zellulärem Niveau, eingebettet in den Ritus, den kollektiven Halt und die Gewißheit: Wenn sie überschießend werden, können sie doch aufgefangen werden. Wenn eine VoVo gelungen ist, dann hält ein ruhiges, fast festliches Gefühl der Zugehörigkeit oft noch bis zum Abend an. Auch die Therapeuten verlassen manchmal ergriffen den Raum. Wenn aber einer von ihnen spürt: Routine und Wiederholung fangen im Lauf der Jahre an, ihn kühl zu lassen, dann weiß er, daß irgendwann die große Pause fällig ist oder die berufliche Neuorientierung. Viele, so schien es mir, gehen nach ein paar Jahren des therapeutischen Lebens in dieser Intensität in die Einzelpraxis und/oder übernehmen Aufgaben in der Weiterbildung.

Es gibt viele Schritte bei dem Versuch, Mitglied der Gemeinschaft zu werden. Die VoVo ist eine wichtige Hilfe, Anreiz und Nötigung in einem, denn Freiheit und Zwang mischen sich oder zumindest Freiheit und Druck. Aber Rebellion, Trotz, Verweigerung und Skepsis gehören dazu und werden ernst genommen, als Gegenpart von Verschmelzung und Konturverlust. Manche sitzen in der VoVo und sind mitten in einer ihrer Krisen und sichtlich nicht bei der Sache, sondern bleich, verstört, weinend und darüber verzweifelt, daß ihr Elend sie gerade trennt vom verbindenden Geschehen. Das gehört dazu. Sie werden (meist) gesehen von ihren Paten oder Schutzpersonen und gefragt, ob sie besondere Hilfe brauchen. Auch dies: daß sie ihren neurotischen Tiefpunkt inmitten der VoVo erleben, ist wichtig. Gerade die, die ihr aufbrechendes Elend am verbissensten zu unterdrücken versuchen, platzen irgendwann laut weinend heraus. Der plötzliche Kontrollverlust in diesem Treibhaus der Gefühle kommt ihnen zu Hilfe, und am Schluß sind sie froh, daß ihr Konflikt sie hinterrücks gepackt hat und auf offener Bühne.

Vorsichtige Bilanz von Sophienbad

Hier endet der Bericht aus den Monaten nach der Entlassung aus der Klinik, in dem ich mehr das Funktionieren einer psychotherapeutischen Institution und ihrer sie tragenden Philosophie zu schildern versuchte als meinen individuellen therapeutischen Weg in ihr. Trotzdem ist einiges spürbar geworden über meine Auseinandersetzung zwischen Einrichtung und Individuum, das sich seinen Platz, seine Rolle, sein Ich zu erhalten oder zu erkämpfen sucht. Da ich viel allein lebte, war der Eintritt in eine »Gemeinschaft« mit einem so intensiven Angebot an Beziehungen zunächst ein Schock, im Positiven wie im Negativen. Auf einer frühen Ebene bedeutete der Eintritt in die Klinik die Wiederholung einer Kindergarten-Situation, auf die ich nicht vorbereitet war: Fast alle Lebensvorgänge finden in Gemeinschaft statt; man kämpft um die Aufmerksamkeit der Kindergärtnerin, sucht kleine Vorteile, schließt Freundschaften, die auch rasch wieder vergehen; man hilft einander und läßt sich helfen; man neidet und eifersüchtelt; man übt sich im Taxieren: Wer ist der andere, kann ich ihm trauen, wird er mir trauen; was sind die Voraussetzungen von Solidarität?

Daneben kommt es aber fast unvermeidlich zu einer Mutter-Übertragung auf das »Gesamtobjekt« Klinik. Ich habe jedenfalls viele Stadien in dieser Hinsicht erlebt: zunächst einmal Fremdheit, Wut, Enttäuschung, Desorientierung; dann wachsende Vertrautheit, Geborgenheit, Einengung in vielen Varianten, also auch die Forderung nach Gehorsam, ja Unterwerfung; den Kampf dagegen, das Ausloten der inneren und äußeren Freiheit; dazwischen aber auch Bedrohung der eigenen Identität, Zweifel an der Wirklichkeit des eigenen Selbst, Außenseitertum in psychisch gefährlich wirkender Dimension; gute wie feindselige Gefühle dem Team gegenüber, aufgeladen durch Projektionen und wiederbelebten Haß; dann wieder Fragmente von Wertschätzung, aktiver wie passiver, mit den Verstärkungen durch die entsprechenden Projektionen; ein Staunen über die Stärke der Gefühle: Totale Resignation, Gefühl, verkannt oder verzerrt gesehen zu werden, Angst vor der eigenen Fragmentierung; äußerste Ohnmacht, bis hin zu dem religiösen Gefühl, wieder »verworfen« zu sein. Und dann die verschiedenen Stufen der »Erlösung«, wenn sich erneut Einklang herstellen ließ ohne Verrat am eigenen Ich.

Über mehr als eine Woche etwa in der Mitte meiner Zeit hatte ich das Gefühl, mich selbst verloren zu haben. Dann erlaubte mir das Team, was ich ihm dankbar erinnere, vor seinem Kreis zu erscheinen und meine Klagen und Anklagen, aber auch meinen Schmerz und meine Sehnsucht vorzutragen. Das war eine außergewöhnliche Vergünstigung: Das Team erlaubte mir, eine bedrohliche Übertragung auf die Klinik, die durch einige Realien genährt war, mit ihm von Angesicht zu Angesicht zu bearbeiten. Es stellte sich nämlich heraus, daß das reine mich Fügen in die Hausordnung mich, in der Wiederholung früher Gehorsamssituationen, an den Rand einer bedrohlichen Verzweiflung brachte, die therapeutisch eher schädlich als nützlich war. Es war eine plausible und gute Ausgangshypothese gewesen, mir jede Sonderrolle zu verweigern. Das drohte aber meine Fähigkeit zur Eigeninitiative, ja zur kreativen Kooperation in der Therapie, zu zerstören. Der Konflikt berührte auch religiöse Dimensionen, nicht nur des Verworfenseins, sondern des Verbots, mir selbst zu helfen oder einen Beitrag dazu zu leisten. Die Therapeutin war in diesem Fall Mittlerin zum Team, sie blieb mir fast die ganze Zeit über als gutes Objekt erhalten und versuchte, einen Überblick zu behalten nicht nur über meine Konflikte in der Kerngruppe, sondern auch über die mit der Klinik als ebenso bedrohlich wie schützend wiedererwachtem Introjekt.

Kristallisationspunkt des Konflikts mit der Klinik war ein wichtiger, kooperativer Schritt zur Selbsthilfe mit einem Mitpatienten, mit dem ich mich anfreundete. Es war der burn-out-Theologe, der im Speisesaal den Stuhl zertrümmert hatte; auch ihn hatte eine bedrohliche Krise überwältigt. Ich »wußte« damals schon, daß mein nächtlicher Kieferkrampf mit den damit verbundenen Panikgefühlen bei der bedrohlichen Zangengeburt zusammenhing. Er hingegen hatte, soweit ich mich erinnere, als Kind und Jugendlicher nie gerauft, überhaupt körperliche Nähe zu einem Mann nie zugelassen. Außerdem war er verzweifelt, daß er mit seiner Therapeutin über längere Zeit keine tragend positive Beziehung gestalten konnte, sondern eher an der negativen Übertragung verzweifelte, bei der sie, nach den Gesetzen der projektiven Identifizierung, auch kräftig mitarbeitete. So fanden wir uns zur Selbsthilfe zusammen und suchten im Morgengrauen vor dem offiziellen Programmbeginn einen Termin zur Arbeit an unseren Nöten. Zu dieser Verabredung in einem abgelegenen Raum schlichen wir zuerst heimlich, wurden entdeckt, der Treff wurde untersagt, der Raum verschlossen. Aber dann erhielten wir eine »Sondererlaubnis«, und von da an trafen wir uns für mehrere Wochen regelmäßig zu Körperübungen, deren wichtigste für mich so aussah, wie ich sie später in meinem Video zur Körperpsychotherapie »Vaterkörper, Geburt und Symbolbildung« gezeigt habe: Ich lag auf dem Bauch, der Freund kniete sich über meine Schultern, so daß er den Kopf mit den Händen halten konnte, und ich wand mich, gegen den von ihm mit den Schenkeln dosierbaren Widerstand, mit dem ganzen Körper durch das enge Tor hinaus ins Freie. Die vielfache Wiederholung dieser »Geburt« war wohl auf der Ebene von Depression und Körper das wichtigste therapeutische Erleben in der Klinik, natürlich eingerahmt durch die übrigen therapeutischen Erfahrungen auf der mehr psychischen Seite. Ihm selber war die Übung auch wichtig, mehr aber noch das Raufen und das kraftvolle Gehaltenwerden mit dem gleichzeitigen Erleben von männlicher Nähe, Kontur, Halt und Widerstand. Mit einigen bioenergetischen Übungen zum »grounding«, also dem festen Stand auf der Erde, beendeten wir unser Extraprogramm. Das geschwisterliche Erleben von Autonomie und Solidarität half auch ihm gegenüber dem oft erschütternden Gefühl von Kleinheit, Demütigung und Abhängigkeit, das als negative Übertragung sich mit einigen Einschränkungen der Hausordnung kumulativ verband.

Vor dem Erscheinen vor dem Team hatte ich in einem Brief an die Therapeuten unter anderem folgendes geschrieben, und ich muß noch einmal darauf hinweisen, wie sehr die Klinik eine »geschlossene Institution« ist, die vorübergehend eine weitgehende Lebenstotalität darstellt:

»Ich will aufhören, aus reinem Gehorsam, Anpassung oder Feigheit oder der Angst, eine Sonderrolle zu wollen oder auszunutzen, Dinge mitzumachen, die ich bei meinen Störungen als zu qualvoll, nicht förderlich oder zu wenig individuell gezielt therapeutisch halte; und bei denen meine Eigenkompetenz und ein Minimalbedürfnis nach Autonomie, Mitsprache und eigenem positiven Beitrag gar nicht beachtet sind. Ich habe mich bis zu einem mehrtätigen, sehr schmerzhaften Gefühl von Identitätsverlust auf angepaßtes und gehorsames Patientsein eingelassen, mit wachsender Wut und Selbstentfremdung, aber auch mit wichtigen Erkenntnissen und neuer Motivation. Doch wenn ich es nur so weitertreiben würde, wäre es meiner und eurer unwürdig.« Die Antwort lautete zu meinem Erstaunen, »daß ich meinen Spielraum an Autonomie und Kampf dem Team gegenüber noch nicht voll ausgeschöpft hätte«.

Dies hing aber mit einer Mischung aus Hemmung und Loyalität zusammen, die ebenfalls eine Übertragungswiederholung enthielt: Angesichts von jüngeren und ängstlicheren Geschwistern durfte ich nicht den Familienfrieden durch Auflehnung stören, und ich wußte aus der Kerngruppe, wie bedrohlich es auf manche Mitpatienten wirkte, wenn ich Kritik an einer Maßnahme oder Regelung oder therapeutischen Intervention äußerte. Aber nicht rebellisch oder reformerisch oder revolutionär zu sein aus Rücksicht auf Jüngere oder den

Familienfrieden hat mich immer wieder begleitet, bis ich diese Rücksicht im Kampf um die Integration von Psychoanalyse und Körpertherapie schließlich fallenließ.

Zwei Gruppen-Therapieformen aus der Klinik sind noch erwähnenswert, von denen ich mit hoher Ambivalenz berichte: Als fortgeschrittener Sophienbadianer konnte man frühmorgens wählen zwischen Waldlauf und Dynamischer Meditation, ein dreiviertelstündiges Abenteuer mit dem eigenen Körper, der Stimme und dem Durchhaltevermögen. Etwa um sieben in der Früh gab es vor dem sogenannten Emo-Keller (Abkürzung für emotionale Arbeit) ein Gedränge. Der Keller ist gut ausgepolstert, auch an den Wänden, und kann weitgehend abgedunkelt werden. Die meisten Patienten ziehen sich Augenbinden um, damit sie durch keine Nebenmänner oder -frauen abgelenkt werden, sondern sich ganz auf den Schweiß, das Stampfen, das Hüpfen und das Schreien wie die Musik und dann die reglose Stille konzentrieren können.

Wenn sich die Tür öffnet, drängeln sich die Eifrigsten nach vorn, um Plätze entlang den Wänden zu ergattern, wo sie sich am sichersten fühlen. Nach ein paar Minuten setzt die charakteristische Musik ein, die in verschiedene Phasen eingeteilt ist, und je nach Phase hüpft man, schreit man, schweigt total in einer erstarrten Pose oder wiegt sich sanft zum Ausklang. Mir erschien das Ganze immer wie eine Riesenschinderei, wobei vor allem das absolute Stillstehen meist mit emporgereckten Armen am schwersten auszuhalten war, nicht ohne kleine unerlaubte Korrekturen, und damit war schon wieder der Kampf mit dem Überich und die Angst vor dem Überwachtwerden im Spiel. Die Frage war immer: Halte ich durch oder nicht, und wieviel Schummeln ist mit dabei. Diese »Oberflächengefühle« verhinderten bei mir das erwünschte Durchbrechen tieferer Affekte, es sei denn, man wolle das Schmerzgeschrei und das Toben gegen die Verursacher dieser Quälerei darunter subsumieren wollen. Aber ich weiß, daß es begeisterte Anhänger der »Dynamischen« gibt, die behaupten, sie verdankten ihr den Durchbruch zum Leben. Ich kann mich ja auch quälen auf bestimmte Ziele hin, beruflich oder mit manchen Büchern, aber körperliche Quälerei ist mir ein Greuel, zumal, wenn von ihr emotionale Wirkung erwartet wird. Das ist mir schon mit den bioenergetischen Streßübungen so gegangen. Die »Dynamische« habe ich also einige Wochen lang mitgelitten, aber in einer Protesthaltung, und das war nicht gut für ihren spezifischen therapeutischen Effekt. Das Duschen und Schwimmen hinterher war allerdings wunderbar, und auch das gemeinsame Dampfen im Schweiß konnte Ansätze von Solidarität erzeugen. Aber bei dieser Form der von Baghwan erfundenen Meditation ist der Einzelne sehr auf sich konzentriert, wobei es mir ein Rätsel bleibt, wie es dabei zu einer Abnahme des von ihm als westliche Verirrung angesehenen Ichs kommen soll.

Eine zweite Veranstaltung im Emo-Keller, bei der ebenfalls beim Eintritt um die besten Plätze gerangelt wurde, war das sogenannte Bonding. Das hat ein von hinter der Couch zur schweren Arbeit mit Süchtigen entlaufener New Yorker Analytiker namens Casriel »erfunden«. Sein Ziel: durch intensiven körperlichen Kontakt Regression und den Ausdruck von blockierten Gefühlen zu erlauben, die sonst schwer zugänglich sind. Das wird als Partnerübung von jeweils zwei Patienten durchgeführt nach vorausgehender Einführung durch Therapeuten. Der »Patient« legt sich auf den Rücken, der »Therapeut« kniet sich über ihn, schiebt ein Knie zwischen die Schenkel und stützt sich so auf die Ellbogen, daß er mit seinen Händen Schultern oder Kopf des Patienten halten kann. Dieser nun kann sich mit seinen Armen eng an der Brust des Haltenden anklammern: Idealvorbild wäre ein Baby, das sich in Angst oder Panik festhält, um am Körper der Mutter Schutz zu suchen. Die enge Berührung kann aber auch Ermutigung sein, Gefühle auszudrücken, die sonst nicht gewagt werden, weil dieser körperliche »Container« fehlt.

Das Problem ist, daß dieses Bonding in einer Gruppe von

40 bis 50 Personen ausgeführt wird (was unter günstigen Umständen stimulierend sein kann); aber nach kaum einer halben Stunde wird vom Bunkerchef abgebrochen, kurze Verständigung, fliegender Rollenwechsel. Dadurch erhält das Ganze einen starken Anstrich von Routine und Künstlichkeit, auch wenn es für einige Patienten einen wirklichen Zugang zu ihren Gefühlen ermöglicht. Die kurze Nachbesprechung in der Zweiergruppe kann fruchtbar sein, muß aber nicht. Der Nachbesprechung in der Großgruppe fehlt weitgehend das individuelle Moment. Wie bei der »Dynamischen« kommt auch beim Bonding ein Leistungsaspekt hinzu und eine Verführung, gegenüber dem diensthabenden Therapeuten von großen Gefühlen und fündigem Abtauchen in die Neurose zu berichten. Bei beiden Veranstaltungen habe ich viele hilflose, verlorene, trotzige oder verzweifelte Patienten gesehen oder auch solche, die sich eine gewisse Routine angeeignet hatten. Hier schien mir auch das Fehlen von Einzelgesprächen am schädlichsten, weil eine Reihe von Patienten zwangsläufig durch das Raster der Gruppen fallen. Aber es ist natürlich fast unvermeidlich, daß manche Menschen mit der groben Harke der Gruppenverfahren nicht erreicht werden, die mit einer größeren Zahl von Einzelstunden mit der dann möglichen Bindung und dem Schutz noch erreicht würden. Aber dies ist ganz direkt eine Frage von Tagessatz und Personalschlüssel.

Der Abschied

Für mich ganz besonders hervorzuheben ist die dreiwöchige Phase des *Abschieds.* »Einer ist im Abschied« bedeutet eine besondere Hervorhebung: Er bereitet sich gewissenhaft auf die Rückkehr zur Außenwelt vor. Er lebt in neuen Aufenthaltsräumen, versorgt sich mit der Gruppe weitgehend selbst mit den Naturalien, die die Klinik noch liefert; er geht in themenbezogene Gruppen mit neuen Therapeuten, erprobt neue Formen der Solidarität, tauscht sich mit Mitpatienten aus über die praktischen Lebensperspektiven draußen, über die Ängste und Hoffnungen und ersten anstehenden konkreten Schritte. Diese drei Wochen waren ein reines Geschenk: Der Beruf noch weit weg wie vor einem langen Urlaub; die Gespräche realitätshaltiger und stärker der Auswahl nach Sympathie und ähnlicher Lebenslage zugewandt; die Wehmut durchsetzt mit der Freude, sich draußen wieder zu erproben. Hinzu kam, daß ich wußte, ich hatte auch manches für meinen Beruf gewonnen. Denn der Aufenthalt war ein Blättern im Buch des Lebens, auch in meinem eigenen; viele Krankheitsbilder und Verhaltensstörungen hätte ich sonst nie zu Gesicht bekommen, auch nicht meine Reaktionen auf sie; meine Toleranz war gewachsen, auch die Neugier auf meine Patienten und meine leicht veränderten, wie ich meine großzügigeren Antworten auf sie.

Zum Abschied, den jeweils etwa sechs bis zehn Patienten zusammen nahmen, gaben »jüngere« Patienten uns ein Fest, das wir einige Wochen früher auch den vor uns Scheidenden bereitet hatten. Jeder lud am Vorabend der Trennung »seine« Freunde ein, es wurde getanzt und Rückschau gehalten, und die Hausordnung ließ sogar eine spätere Sperrstunde zu. Am andern Morgen war es ein Losreißen und Umarmen. Es galt, gute Wünsche und Dank zu verteilen und die in den Kreativgruppen entstandenen Kunstwerke in die Autos zu packen.

Die Heimkehr

Die anstrengenden morgendlichen Waldläufe mit den hübschen Praktikantinnen, mit denen ich, als Zeichen der Gesundung, schon wieder zu flirten versuchte, hatten zuletzt durch den verschneiten Wald zum grandiosen Alpenpanorama geführt, hinter dem triumphierend die Sonne aufging. Der Aufenthalt auf diesem anderen Psychostern ging zu Ende, und ich kehrte nach Freiburg zurück, neugierig, wie ich mich dort wieder zurechtfände nach einer Praxis- und Geselligkeitspause von fast fünf Monaten. Denn die Depression hatte mich schon zu Beginn der Sommerferien lahmgelegt, so daß ich Mitte September gar nicht erst wieder mit der Praxis begann. Um aller Verlegenheit und Scham zuvorzukommen, vielleicht auch der Peinlichkeit oder Befangenheit bei Freunden und Kollegen, bereitete ich nach meiner Rückkehr eine größere Einladung vor mit einem über einstündigen Bericht über die Klinik, dem man meine Dankbarkeit und Wertschätzung von Sophienbad und seinen Mitarbeitern anmerkte. Ich hatte mit den meisten Aspekten Glück gehabt und viel profitiert, so wie zahlreiche Mitpatienten auch, wiewohl ich wußte, wieviel therapeutisches Elend sich bei einigen anderen Mitpatienten vollzogen hatte. Mein Bericht kam gut an, für manche Kollegen war es der erste authentische Bericht aus einer solchen nicht-analytischen und doch indirekt tiefenpsychologisch fundierten Klinik, und sie schienen mir für meine Offenheit dankbar. Ich hatte zum ersten Mal das Gefühl – das mich freilich immer wieder verlassen konnte –, daß eine Depression mit gelegentlichen schweren Phasen, die eine Hospitalisierung notwendig machten, eine halbwegs honorige, wenn auch rätselhafte und ein wenig gruselige Sache war. Die meisten von ihnen kannten vermutlich auch leichtere Formen von Depression und hatten mit Sicherheit schon eine Reihe von solchen Störungen, soweit sie Psychiater waren, in ihrer klinischen Ausbildung und später ambulant behandelt.

Die einstündige Therapie bei Dr. A. lief wieder an, ich habe aber nicht mehr viele Erinnerungen an ihren weiteren Verlauf und ihr gleichsam ausplätscherndes Ende. Aber ein wichtiges Ergebnis, das ich ungeheuer dankbar mitnahm, war der kollegiale Respekt dieses älteren klassischen Analytikers für meinen ganz anderen Weg, der mich schließlich aus der Psychoanalytischen Vereinigung wegführte. Er zeigte, natürlich streng diszipliniert, ein für mich wohltuendes Interesse an anderen Behandlungstechniken als den Bastardabkömmlingen der Analyse, die ich ja gerade wieder mit der Psychoanalyse zu versöhnen versuchte. Er hielt mir nicht vor, wie viele andere Kollegen, die Analyse zu verraten oder überhaupt nicht mehr analytisch zu arbeiten, sondern vertraute meinem Versuch, meine zwei oder mehreren Identitäten (die schriftstellerische eingeschlossen) zu einer neuen Identität zu vereinen. Dies dürfte ihm zunächst um so schwerer gefallen sein, als ein früherer begabter Analysand von ihm und späterer Lehranalytiker, dem ich die ersten Hinweise und Einladungen zu Wochenenden der humanistischen Psychologie verdankte, nach einigen Jahren des experimentierenden Umgangs mit diesen Neuerungen ganz aus dem therapeutischen Betrieb ausschied und für die Analytiker nur noch Spott und Häme übrig hatte.

Der ursprüngliche fokale Hauptzweck meiner Therapie bei ihm war also dadurch erfüllt, daß ich zwar enttäuscht, aber nicht in zu großem Groll aus der Vereinigung ausschied, weil ich keine Chance sah, dort meine Ideen und behandlungstechnischen Neuerungen vorzutragen und zur Diskussion anzubieten. Und das geschah so: Ich machte einen letzten Versuch, wenigstens in einem Seminar auf einem Kongreß der Vereinigung, die ich meistens gerne besucht hatte, über die Körperarbeit in der Psychoanalyse vortragen zu dürfen, was aber mit einem geringschätzigen und abwertenden Kommentar abgelehnt wurde. Der Ton des Briefes gab den Anstoß für den Austritt. Viel später bedeutete mir ein mir gut bekannter Lehranalytiker, ich hätte doch wahrhaftig therapeutisch tun und lassen können, was immer ich wollte (von schädlichen und kriminellen Dingen abgesehen), wenn ich nur nicht den Segen der Vereinigung hätte haben wollen. Aber die Heimlichkeit, zu der so viele Kollegen Zuflucht nehmen, wenn sie ein wenig vom genormten Weg abweichen, wollte ich nicht. Heimlichkeit lag zu sehr über Kindheit und Jugend und war schon dadurch Zeichen der Schwäche oder der Unehrenhaftigkeit des Handelns im verborgenen. Da war mir ein kleiner Skandal schon lieber, und er bedeutete die Schwelle zur Freiheit, ohne daß ich die Dankbarkeit und die tiefe Identifikation mit Krankheitslehre, Entwicklungspsychologie und Teilen der Behandlungslehre der Psychoanalyse hätte preisgeben müssen.

Veränderungen im Leben

So lebte und arbeitete ich einige Zeit in relativem Frieden, vertiefte die Kontakte zu ähnlich arbeitenden Kollegen, schrieb und publizierte die körperpsychotherapeutischen Fallgeschichten, richtete Fortbildungsseminare für Kollegen ein, trug in Lindau und auf den Kongressen des psychoanalytischen Dachverbandes vor, in dem die verschiedenen tiefenpsychologischen Schulen sich zusammengeschlossen haben. Das Echo war erfreulich, wenn auch nicht bei meinen freudianischen Kollegen, und einige Zeit litt ich darunter, daß die Zustimmung nicht von ihnen kam. Ich war in Gefahr, etwas entwertend vom Beifall von der falschen Seite zu sprechen, bis ich merkte, daß die tiefenpsychologisch orientierten Therapeuten, die nicht eine vieljährige analytische Ausbildung absolviert hatten, also nicht im gleichen Maß indoktriniert waren, offener wurden für das, was in komplizierten Fällen der Heilung diente. Bei den reinen Analytikern war es zum Teil noch verpönt, der Heilung im Gegensatz zur erlangten Einsicht allzuviel Gewicht beizumessen. Heilung war sozusagen ein Nebenprodukt der Forschung wie der strukturierten Erfassung der Neurose, und ich wäre mit meiner Zentrierung auf Heilung sicher des sogenannten furor sanandi, also der Heilungswut verdächtigt oder bezichtigt worden.

Da ich von all meinen psychotherapeutischen Erfahrungen

berichten will, muß ich einige der äußeren Lebensumstände andeuten, die mich, neben den inneren, immer wieder in ein Stück Therapie geführt haben. Da ist einmal die Geburt eines Sohnes mit den notwendigen Veränderungen, und es erschienen Patienten, die an religiösen Themen und an NS-Traumen litten.

Der dunkle Untergrund aus der NS-Zeit

Seit einiger Zeit beherrschte das Thema der seelischen Spätfolgen der NS-Zeit mein berufliches und theoretisches Interesse. Wie es dazu kam, weiß ich nicht mehr: Lektüre, Tagungen, Einblicke in meine Familiengeschichte, vor allem aber die Patienten, bei denen sich durch die vielen Jahrestage der schrecklichen Zeit der Familienuntergrund und -abgrund auftat. Da ich mich in Vorträgen, Zeitungen und Rundfunk zu einigen Aspekten geäußert hatte, kamen Patienten gezielt zu mir mit diesem Thema, nicht ohne darauf hinzuweisen, daß trotz erheblicher familiärer Verstrickungen in früheren Therapien kaum von der NS-Zeit die Rede gewesen sei.

Die neue »themenzentrierte« Arbeit faszinierte mich, und ich fühlte mich einige Jahre kreativ. Doch dann verlor ich, ohne es recht zu merken, die Fähigkeit zur Dosierung: Ich versank in schrecklichen Biographien, ertrank in der mich zunehmend fesselnden Informationsflut, in Filmen und Büchern wie in meiner eigenen Faszination vor der Gewalt, dem Schrekken, der Unmenschlichkeit, aber auch den Kräften des phantasierten Widerstandes. Ich erinnerte mich, daß ich mich schon während der Korrespondentenarbeit beim Frankfurter Auschwitz-Prozeß in Träumen auf beiden Seiten der Rampe befunden hatte, und diese gegensätzlichen Kräfte, neben dem oft Unheimlichen in den Familiengeschichten, verzehrten mehr Energie und Lebensmut, als ich vermutet hatte oder allmählich gewahr wurde. Ich merkte es daran, daß Erschöpfung und Depression sich wieder meldeten. Es zeigten sich alle Anzeichen des »burn-out-Syndroms«. Aber da die Einladungen zu Vorträgen und Seminaren sich häuften, konnte ich nicht wiederstehen und bürdete mir mehr auf, als ich verkraften konnte. Ich erkrankte erneut.

Der Weg ins Schlaflabor

Nach einigen schwierigen Monaten führte mich der »Zufall« auf einen neuen Weg, der meinem eingefleischten Analytikerherzen lange verstellt geblieben war. Denn die pharmakologische Medikation in und nach der Klinik in Basel betrachtete ich, schon wegen ihrer geringen Dauer, als zeitlich begrenzte Notfallmaßnahme.

Ich lernte bei einer Einladung einen Arzt aus der Freiburger Universitäts-Psychiatrie kennen, der sowohl pharmakologisch wie analytisch versiert schien und der mir vom dortigen Schlaflabor erzählte und den Möglichkeiten, Genaueres über Ausmaß und Tiefe und vielleicht biologischen Hintergrund oder Unterbau einer Depression zu erfahren. Ich wurde nach seiner Vermittlung wohlwollend empfangen. Der Chefarzt gab mir zu verstehen, daß er sich freue, dem Autor der »Lehrjahre« etwas zurückgeben zu können, denn das Buch habe ihm während seiner eigenen Lehranalyse viel bedeutet und eine kreative Wendung in einer schwierigen Phase ermöglicht. Mein Vertrauen wuchs nach dieser so persönlichen Einführung, so daß ich nur wenig aufgeregt war, als mich ein Arzt und Hüter des wissenschaftlich erforschten Schlafes an einem der nächsten Abende geduldig wie eine Mama an vielen Stellen einsalbte und verkabelte und mir nebenbei die Funktionen erklärte und den Klingelknopf zeigte für den Fall, daß irgendeine Störung einträte. So beruhigt bin ich selten eingeschlafen.

Am anderen Morgen waren bereits zwei Kilo Computerschlafpapier aufgelaufen, und ich konnte darüber staunen, daß mein Schlaf so ereignisreich und in diesem Ausmaß aufzeichnenswert war. Die nächste Nacht verlief ähnlich, nur daß sich der erneut diensttuende Verkabler inzwischen schon eher wie ein männlicher Schutzengel anfühlte, zu dem ich nahe daran war eine vertrauensvolle Retterübertragung aufzubauen.

Wenige Tage später hielt der Chef mit mir neben dem kleinen Turm von Computerausscheidungen diagnostische und therapeutische Nachlese. Für ihn ganz eindeutig war die Depression von einer Tiefe, die er sonst, obwohl auch analytisch gebildet, biologisch oder endogen nennen würde, aber er enthalte sich eines Urteils, da er auch meine eher psychogenen Theorien kenne. Auch psychische Belastungen könnten bei langer Dauer zu solchen zerebralen Engrammen führen. Erstaunlicherweise reagierte ich erleichtert auf diese gravierende Diagnose, vermutlich, weil das lange quälende Gespenst nun einen quasi amtlichen oder vom Computer bestätigten Namen hatte; weil ich mir selbst offensichtlich nichts vormachte; vielleicht auch, weil ich meinen einsamen Kampf aufgeben und mir eine neue Form der Hilfe suchen durfte. Dem Geburtstrauma messe er weniger monokausalen Wert bei, aber ursächlich könne die Depression durchaus auf der Schwelle zwischen endogen und psychogen liegen. Es werde unmodern, sagte der Chef, hier klare Grenzlinien zu ziehen, man dürfe vielleicht von einem Mischungsverhältnis sprechen. Mein Schlaf sei extrem unruhig, ich hätte 35 Beinahe-Wachzustände durchlaufen; es fehle mir an erholsamem Tiefschlaf wie an den entsprechenden REM-Bewegungen der Augen.

Er kannte oder ahnte meine gesammelten Ambivalenzen gegen chemische Eingriffe ins Seelenleben. In den ersten zehn Analytikerjahren wäre ich bereit gewesen, mit der Fahne der Psychogenese öffentlich zu demonstrieren gegen die psychologische Stumpfheit mancher biologischen Psychiater. Er ging behutsam mit meinen Ambivalenzen um, lobte meine Tapferkeit in dem nun fünfundzwanzigjährigen psychotherapeutischen Kampf gegen das Ungeheuer und empfahl mir, wenigstens probehalber eine neue Waffe zu versuchen; die psychopharmakologische Wissenschaft habe in diesen langen Jahren nicht haltgemacht, sondern auch die Nebenwirkungen ihrer Substanzen zu mildern oder zu bekämpfen gelernt und deren Zielgenauigkeit erhöht, und schließlich schlössen sich die Waffengattungen ja gar nicht aus, sondern es ließen sich, und hier zitierte er auf das geschickteste Sigmund Freud, kausale Ergänzungsreihen denken und also auch therapeutische Kombinationsverfahren. Und so empfehle er mir, da ich gerade in einem psychotherapiefreien Intervall lebte, einmal die Wirkung von Equilibrin auf meine Seele zu erproben und nicht zu erschrecken, wenn sich neben einem trockenen Mund, leichten Störungen beim Wasserlassen und möglichen Potenzminderungen ebenjenes bereits erwähnte Helmgefühl einstelle. Tat es auch. Ich fühlte mich wie ein archaischer Krieger, aber nicht auf dem Gipfel der Tapferkeit, sondern eher bereit zu desertieren wegen eines falsch eingepaßten Helms. Ob die Potenz gemindert war, konnte ich überhaupt nicht feststellen, weil schon der Drang, sie zu erproben, in sich zusammenfiel. Korrekterweise müßte man also von einer Minderung der Libido sprechen, also dem Drang, Paarungsverhalten überhaupt ins Auge zu fassen. Selbst Phantasien in jene Richtung waren zeitweise abgeschaltet.

Das Leben ging mit Equilibrin als Antidepressivum und Truxal zum Durchschlafen allmählich wieder einen ruhigeren Gang. Ich nahm mir Zeit für meinen inzwischen vierjährigen Sohn, ging regelmäßig schwimmen, bequemte mich so oft wie möglich mit dem Rad in die Praxis, erlaubte mir (mit einiger Anstrengung!) faul zu sein, schrieb an nicht mehr als einem Buch gleichzeitig, pflegte Beziehungen, besuchte Tagungen, und vertiefte mich erneut in die Spätfolgen der NS-Zeit, besonders um die fünzigsten Jahrestage von Daten des Krieges wie des Holocaust herum, die sich häuften in den Medien und auf Kongressen wie in den Seelen der Patienten. Es kann natürlich sein, daß die biologische oder die frühe lebensgeschichtliche Basis der Depression nur darauf lauerte, bis eine Überarbeitung oder eine Schwächung der Abwehr oder ein aktualisierter Konflikt, vielleicht auch eine Kränkung, die Schleusen wieder öffnete für ein erneutes Einströmen der schwarzen Lauge. Oft genug war es unklar, ob eine andrängende Woge der Depression zu einer Trennung oder eine Unsicherheit in einer Beziehung zu einem Anschwellen der Depression führten. Auf jeden Fall bestand ein Zusammenhang zwischen der Melancholie und der Instabilität von Beziehungen, bei der erstere sehr lange Zeit die Oberhand behielt.

Eine neue Erfahrung: Gestalttherapie

Da ich mich Mitte der neunziger Jahre erneut bedroht fühlte, wandte ich mich an einen Gestalttherapeuten, den ich kannte und schätzte. Auch hier war ich anfangs der Meinung, es werde sich um eine kurze Etappe der Begleitung handeln, zu der der Anlaß mein bedrohliches Versinken in der NS-Thematik sei. Aber dieses Thema war nach wenigen Monaten durchschritten, ich redete im Rollenspiel mit meinem christlichen SA-Vater, den eine schwere Krankheit vor Kriegsbeginn daran hinderte, Schlimmeres zu tun und zu erleiden. Ich stieß, wie viele Patienten dieser Generation, auf das Rätsel der politischen Einstellung der Mutter in der Ehe mit einem Mitläufer oder Täter. Es wurde zunehmend deutlich, daß es nicht eine Familienschuld war, die ich zu ergründen oder abzubüßen hatte; es war mehr ein Interesse daran, wie die Eltern unter der Dikatur gelebt hatten, über die sie nie sprachen; also ein Suchen nach ihrer emotionalen Herkunft, Verstrickung, Einfärbung; nach der Verbindung ihrer christlichen Herkunft (Pfarrerskinder beide) mit den abenteuerlichen Verheißungen des Führers; nach dem vermutbaren Bruch nach Kriegsende. Ich mußte respektieren lernen, daß ich darüber nie mehr etwas erfahren würde, sondern daß ich ganz auf das angelesene, angeschaute und von den Patienten erworbene Wissen angewiesen war. Eine Schicht von Trauer kam zum Vorschein über die ängstlichen Ausblendungen, die die NS-Zeit in ihrem Umgang mit uns Kindern hinterlassen hatten. Und unmerklich ging diese sozusagen themenbezogene Trauer über in eine viel allgemeinere: Daß wir einander nicht kannten und nicht gelernt hatten, uns miteinander zu verständigen.

Aber hier griff die Gestalt-Therapie (wie orthodox sie gehandhabt wurde, weiß ich nicht; aber ich habe erlebt, daß es auch hier Reinheitsfanatiker gibt, die Anleihen beim Psychodrama oder beim Rollenspiel oder gar der Arbeit mit der Übertragung nicht dulden wollen) auf ganz bemerkenswerte Weise ein: Ich erhielt dramaturgische Unterstützung bei dem Versuch, mich mit den wichtigsten Personen meiner ferneren und näheren Vergangenheit in direkte Beziehung zu setzen. Natürlich waren sie nicht real anwesend, sondern symbolisch präsent gemacht als ihre inneren Repräsentanzen von mir, also die Bilder, die ich mir im Lauf der Zeit, wie verzerrt auch immer, konstruiert hatte, verbunden mit all den bewußten und vor allem unbewußten Affekten, die sich mit diesen Bildern verbanden. Die Begegnung kann ganz meditativ sein, ein staunendes Gewahrwerden, was an Gefühlen an diese Bilder gebunden ist. Es kann aber auch eine stürmische Auseinandersetzung sein: Angst, Wut, Sehnsucht, Trauer, Mißtrauen, Verehrung, Verachtung, Identifikation und Abgrenzung, alles was das Herz in sich trägt und allmächlich, auch gegen Widerstände, preisgibt. Das Talent, die Intuition, die Erfahrung kamen dem Therapeuten zu Hilfe, wenn der Prozeß stockte, und Herr K. konnte sehr diskret, vorschlagend, anbietend vorgehen, indem er fragte, ob der Affekt etwa in folgende Richtung gehe oder ob etwa diese oder jene Äußerung brauchbar sei. Es half ihm die behutsame Beobachtung meiner Stimme, meiner körperlichen Ausdruckszeichen, die gestisch angedeuteten Beziehungsfragmente. Denn ebenso wirksam wie die Übertragung auf den unsichtbaren Analytiker kann die direkte Konfrontation mit den nach außen gestellten inneren Figuren sein, vorausgesetzt, das Setting, das Vertrauen und die innere Bereitschaft fördern den Prozeß. Genauso wie es Ausweichbewegungen gegenüber der Übertragung gibt, können sich Ausweichbewegungen gegenüber der vollen Entfaltung der konflikthaften Emotionen im Rollenspiel einstellen. Ich habe manchmal gesagt: »Jetzt kann ich nicht mehr«, wenn zu viel einströmte; dann gab es ein berechtigtes Pausieren, das zu erlauben mir mit den eigenen Patienten selbstverständlich ist. Manchmal braucht es auch nur eine kurze Atempause, die es dann erlaubt, zu den aufgewühlten Affekten zurückzukehren.

Der erste Übergang von der NS-Geschichte zu einem anderen innerseelischen Feld führte zur Religion. Ein Gefühl der Andacht drängte immer stärker in den Vordergrund, das ich als Angehöriger der zweiten Generation nicht auf Hitler schieben konnte, obwohl ich in Seminaren (ähnlich den entlehnten Schuldgefühlen) durchaus auf eine (meist von den Eltern) entlehnte Andacht, ja Verehrung für Hitler, direkt neben späterem Haß und Verachtung, gestoßen bin. Soweit die Andacht nicht eine genuin kindliche war, ließe sich auch von einer entlehnten Andacht gegenüber Gott sprechen, so wie ich sie in der »Gottesvergiftung« am Bild der betenden Eltern beschrieben habe. Es war ja eine Art Gottesbeweis für das Kind gewesen, wie die Begegnung mit Gott Haltung, Stimme und Gemütslage der Eltern verändert hatte.

Im Behandlungszimmer hing ein großer, abstrakter Wandteppich, den man sich sowohl als Meditations- wie als Andachtsteppich vorstellen konnte. Vor ihn setzte ich mich, vor ihm stand ich, vor ihm kniete ich und wurde mir lange vergessener Gottesbeziehungen bewußt. Ich spürte das Eindringen des schlechten Gewissens, der Angst, der raschen Nähe von Verurteilungen; aber auch die versunkenen Hoffnungen auf liebevolles Gesehen-Werden; ich spürte die mit Flehen verbrachten Jahre; die Bereitschaft, mich in den Staub zu werfen, wenn es nur Gnade brächte; aber auch den wachsenden Zorn, die Enttäuschung, die aufsteigende Leere, das Gefühl, verrückt zu sein vor diesem symbolischen Teppich Gottes, der früher so viel Erlösung verheißen hatte. Und ich konnte zu ihm sprechen, in mehreren Tonarten, je nach der Schicht der ursprünglichen und neu evozierten Gottesbeziehungen, die rasch wechselten. Noch immer stark war die kindliche Hoffnung, gesegnet und gestützt zu werden. Da kam ein flehender Ton in die Stimme, aber es war ein Ton der Erinnerung, er trug nicht mehr, war eher peinlich, ein Zeugnis vergeblichen Glaubens. Natürlich, sagen die Theologen, habe man kein Recht darauf, gehört zu werden; ein Recht auf Antwort schon gar nicht, denn er sei ein deus absconditus, ein verborgener, schweigender, unerreichbarer Gott, gleichgültig oder experimentierend, geduldig oder sadistisch wartend, auf jeden Fall mich überfordernd, falls es ihn gab. Aber ich will nicht mehr überfordert werden, ungenügend sein im Beten, in der Angst leben, ob für mich Gnade vorgesehen ist oder nicht. War ich denn schuld an meinem Mißtrauen, meiner Unfähigkeit zu glauben? Ist es gerecht, mich in der Panik zittern zu lassen? Doch ich wollte ihn nicht mehr interviewen, ich sagte ihm meine Gefühle zu all den Verheißungen und Drohungen, mit denen ich aufgewachsen war, und es war eine Erleichterung, ihm dies von Angesicht zu Angesicht zu sagen: »Ein Angesicht, das Du nie zeigst. Eine Zeitlang dachte ich noch, früher, das alles sei Prüfung von Dir, und ich sei schon als Prüfling geadelt, denn viele schienen mir ungeprüft zu glauben; ich sage Dir, ich war auf die Botschaft von Hiob hereingefallen, wurde freilich nicht durch leibliche Wunden und durch den Verlust der Herden bestraft, sondern schon als Kind und Jugendlicher durch die Depression und durch die Angst vor Deinem Zorn. Ich genieße es, stehend zu Dir zu sprechen und zu wissen: Du wirst nicht antworten, aber ich sage Dir meine Wahrheiten und meine Trauer, meinen Zorn und meine vergeblichen Hoffnungen, und es wird leichter in meiner Brust. Im Sprechen zu Dir spüre ich, daß Du mich nicht mehr schreckst, es ist ein Abschied, nicht nur in schriftlichem Zorn wie in der ›Gottesvergiftung‹, sondern mündlich ruhig und vor einem Zeugen, der Dir noch anhängt und mir trotzdem meine Wahrheit läßt.«

Mit Jesus konnte ich mich nie anfreunden, er war ein Rivale, und die Bilder, die ich von ihm sah, führten zu nah an homoerotischen Abscheu und dahinter verborgene Wünsche. Ich war zu neidisch auf ihn und fand sein späteres Schicksal zu schrecklich – vom eigenen Vater über ihn verhängt! und angeblich wegen meiner Schlechtigkeit; und allein von seiner Gnade sollte ich dann abhängen, und niemand, also auch ich nicht, sollte noch zu Gott finden »außer denn durch mich«. Das fand ich so anmaßend, daß ich nie direkt zu ihm gebetet habe und auch jetzt nicht zu ihm reden wollte. Nennt es ruhig Verstocktheit und betet für mich. »Was ist das für ein Gott, dem seine Schöpfung so mißlingt, daß er seinen Sohn opfern muß, um das Schlimmste zu verhüten. Ja, Gott, Du darfst erschrecken über Deine Schöpfung. Ich kann Deine Gebote nicht halten, Du hast mich, falls es Dich gibt, falsch konstruiert, aber deshalb will ich mich nicht mein Leben lang ängstigen, ob Du mich trotzdem liebst, trotz der Unerfüllbarkeit Deines theologisch-pädagogischen Experiments. Es war Dein und mein Pech, daß Du Dich vorwiegend im prüfenden und verurteilenden Überich eingenistet hast, so daß weder Du noch ich eine Chance hatten zur Liebe. Ich weiß aber, daß ich das schiefgegangene Beziehungsexperiment mit Dir nicht mehr revidieren will und schon gar nicht mit dem wichtigtuerischen Mittler Jesus, der dauernd mit seinem Vater angibt und droht und den Frommen das Himmelreich verspricht und den Unfrommen mit Heulen und Zähneklappern und der Hölle droht.«

Und dann nahm ich den im Psychodrama und in der Gestalttherapie üblichen Rollenwechsel vor, stieg auf einen Stuhl vor dem geheimnisvollen Vorhang und versuchte mich in Gott zu versetzen, der meine Abschiedsstatements gehört hatte. Natürlich weiß ich, daß ich nicht wirklich als Gott reden kann, aber doch als der, der sich in mir eingenistet hatte, dort gewachsen und geformt worden war und der, wie sich zeigte, noch die Kraft zu Wandlung hatte.

Denn er sagte aus mir heraus: »Es tut mir weh und leid, Dich so reden zu hören. Wir haben uns verfehlt. Ich verstehe, daß Du Dich abgewandt hast. Es hat mich geschmerzt, wie Du mich einseitig gebildet hast als den großen Überwacher und Strafandroher; daß Du nicht meinen auch liebevollen Blick gespürt hast; doch ich konnte nicht eingreifen, Dir keine klareren Zeichen geben. Soll ich sagen, ich war zu beschäftigt? Soll ich eingestehen, daß ich gar nichts bewirken kann, selbst wenn ich wollte? Wie sehr die Menschen mich gern wirkend sähen, kannst Du doch daran ermessen, wie sie nach Zeichen und Wundern gieren. Ich habe, wenn sich eine Seele geformt hat, keinen Einfluß mehr auf sie, und auch dabei muß ich mich auf die Eltern und Priester verlassen. Deine Anklagen beschämen mich. Ich gebe zu, ich habe Dir nicht mehr geholfen, als ich Dich in der dunklen Mühle der Angst sah. Deine Kräfte haben Dich einen anderen Weg geführt als zu mir. Es ist besser, daß Du Deine Depression nicht mehr mit meinem Wirken in Verbindung bringst, obwohl sie in Dein Bild von mir paßte. Es fällt mir schwer, es zu gestehen: Ich habe Dich, anders als es Dein Kinderglaube Dir eingab, gar nicht gesehen und beobachtet, behütet und geleitet. Du bist hinter mein Geheimnis gekommen: Ich bin ohnmächtig, sogar so ohnmächtig, Dich vor mir zu schützen. Ich bin ein anderer, als Du es vernommen hast. Ich bin noch immer da und bereit zu einer Beziehung, die in Dir wachsen müßte. Aber ich achte

Deinen Abschied von mir als eine freie Tat aus freiem Entschluß. Theologen könnten Dich noch immer diagnostizieren als abtrünnig, verworfen, hochmütig und vom Teufel geritten, verblendet und höllenwärts ziehend, von der Sünde wider den Heiligen Geist befallen und in einen Abgrund von Unglauben taumelnd: lauter zünftig drohende Urteile, die jahrhundertelang gewirkt haben. Aber ich mag nicht mehr drohen, in meinem Namen ist zuviel gedroht worden. Es gibt mich auch ohne diese Theologie von Schuld und Gnade, Sünde und Erlösung. Es gibt mich, denn ich spüre, wie ich hier stehe und zu Dir spreche. Aber Du hast nicht die Pflicht, Dich um mich zu kümmern, und ich habe kein Recht, Mitleid zu erbitten. Du bist frei.«

Manches von alldem war starker Tobak für den Gestalt-Therapeuten mit gottesgelahrtem Hintergrund. Aber er achtete meinen »Prozeß«, war nur versucht, mir Christus nicht als Figur, sondern als Prinzip der Liebe, des Verzeihens, der Annahme des Lebens verständlich zu machen. Er ließ auch durchblicken, daß er aus diesem Prinzip Kraft schöpfe für seinen Beruf, eine Kraft, die aber nichts mehr mit der Theologie von Sünde und Schuld zu tun habe. Er ertrug es, daß ich von alldem als christlichem Prinzip nichts wissen wollte, mich aber von ähnlichen Kräften getragen fühlte bei meiner Arbeit, jedenfalls spürte ich eine starke Verwandtschaft mit ihm in der warmherzigen professionellen Haltung.

Frühe Begegnungen

In der Lehranalyse war auf schmerzliche Weise ein Versuch fehlgeschlagen, der uns möglicherweise aus der unauflöslichen Übertragungsverstrickung befreit hätte:

Nach einem Psychodrama-Seminar bat ich den Analytiker, meine Mutter auf einen leeren Stuhl setzen zu dürfen, anstatt sie in schwierigen und oft unkenntlichen, verzerrten und verfolgerischen Fragmenten auf ihn zu projizieren oder gar zu versuchen, ihn in sie zu verwandeln. Er stimmte widerwillig zu, fühlte sich aber aus der Rolle und dem Halt, den selbst eine negative Übertragung bietet, herausgedrängt und fragte schließlich unwillig: »Und wo bleibe ich?« Ich wiederhole diese Szene hier noch einmal verkürzt, weil ich sonst die Struktur und die Möglichkeiten des neuen Settings weniger gut darstellen kann. Ich ging nämlich mit seiner, des Gestalt-Theologen Hilfe, auch früheste Beziehungen noch einmal durch und meine, daß ich Verstrickungen aus früher Zeit auf diese Weise umfassender lösen konnte. Vorsicht, sage ich mir jetzt, du neigst zu Idealisierungen, mußt später wieder manches revidieren – und ich gebe es gleich zu: Die schwere Depression hat mich noch einmal ereilt, nach gut zwei Jahren der Arbeit mit ihm. Aber sie spricht nicht gegen das, was sich in den frühen Dialogen bewegt hat. Eher sehe ich ein Zusammenspiel von vielen Faktoren, die einen erneuten Ausbruch herbeigeführt haben. Aber der liegt jetzt noch zwei Jahre voraus, wenn er auch in dumpfem Vorausgrollen immer wieder auf sich aufmerksam gemacht hat. Übrigens war schon nach einem Jahr die Leitidee dieser Therapie nicht mehr, die Depression zu heilen, sondern mit ihr umgehen zu lernen. Er sprach gelegentlich von meinem Haß auf sie, meiner Besserungswut, meinem angestrengten diagnostischen Denken und meinem Druck auf ihn, Heilung herbeizuführen. Er wünschte, ich könnte mich anfreunden mit diesem dunklen Lebensbegleiter, nicht gerade freudig, versteht sich, aber eben so, als sei mir etwas beigesellt, mit dem ich nicht dauernd zu ringen hätte, um es zu besiegen, sondern mit dem ich mich zu arrangieren hätte. Natürlich übte die Depression Druck auf uns beide aus, es war oft schwer auszuhalten, wenn der Lebensmut für lange Wochen verschwand und die tiefe Resignation sich wieder ausbreiten wollte. Es lag nahe, daß ich mich wieder als Versager fühlte und mich bitter in seiner Entwertung weidete.

Er zeigte mir Formen der Meditation im Morgen-Grauen, Atemtechniken zu dessen Linderung; wollte mich lehren, den Alb vor der Dämmerung wie einen Vertrauten zu begrüßen; gab mir ein Blatt mit heilsamen Gymnastikritualen, beglückwünschte mich, wenn ich mich im Morgengrauen überwand, zum Schwimmen zu gehen, ja schon, wenn ich das Aufstehen geschafft hatte. Da war er fast mehr Freund als Therapeut, und ich habe es ihm gedankt, weil es oft nur um Ermutigung, Mitgefühl und Durchhaltewillen ging.

Aber dazwischen gab es gute Phasen wiederkehrender Lebensfreude, und in diesen Phasen war ich frei und mutig zur Arbeit an den frühen Beziehungen. Fangen wir mit der schwierigsten an, der zur Mutter. Ich hebe nur besonders wichtige Stufen hervor, über viele habe ich an anderen Stellen geschrieben. Neu war zum Beispiel, daß ich mich erneut in vorgeburtliche und dann in perinatale Zustände hinabsinken ließ, wie ich sie in vorwiegend schrecklichen Erfahrungen bereits erlebt hatte. Allerdings ist zu unterscheiden zwischen der intrauterinen Ruhe und dem Sturm der Geburt. Neu war: Ich sprach zu meiner Mutter aus ihrem Innern, zusammengekrümmt und im Schutz seiner Gegenwart. Es waren Monologe von einer Intimität, die mich scheu macht, davon zu berichten. »Du hast mich empfangen und getragen«, sagte ich, »und ich spüre Deine Wärme und Zuneigung. Ich höre, wenn Du zu mir sprichst und wenn Du nach mir tastest. Ich ahne, daß ich Dein Glück bin, und also bist Du meines. Zusammen seid ihr Eltern manchmal ausgelassen, manchmal andächtig, und ihr fühlt Euch gesegnet mit mir. Viele Zweifel fallen von Euch ab über Euren Wert. Aber da gibt es eine Bangigkeit vor dem Tag der Niederkunft, über deren Ausmaß Du selbst mit Deinem Mann nicht sprichst. Du bist damit völlig allein, denn ich weiß nicht, ob Du Dich traust, darüber mit Gott zu reden. Ich fürchte, er ist Dir zu männlich und zu streng für Deine Formen der Angst, oder Du schämst Dich zu sehr, auch vor ihm.«

Ich lerne Einfühlung in sie; es ist ein ganz neues Erleben,

ein wenig atemberaubend, berauschend, ein nie angesprochenes Du, so daß manchmal die bange Frage auftaucht: Darf ich das, sie so ansprechen, in ihre Geheimnisse eindringen? Aber ich bin es ja, dem diese Sätze einfallen, und die Seele sagt: Ja, so stimmt es, für mich, und für meine Verbindung mit ihr. Ungeahnte Beziehungswelten tun sich auf, die zwar immer schon da waren, aber nie gefühlt, nie angesprochen, versunkene Schichten, die dennoch im guten hinaufwirkten in die oberen Stockwerke.

»Wir beide sind bang, sage ich, denn ich spüre Deine Ängste, sie schweben um mich herum, und sie bahnen sich ihren Weg durchs Blut. Eine Katastrophe wird uns auseinanderreißen, uns fremd machen, verfeinden, mit dem Tod bedrohen, und wir werden an unserer guten Verbindung zweifeln, vielleicht für immer. Es wäre schön, wenn wir die Katastrophe gemeinsam überstünden, durch schmerzliche Solidarität und Arbeit vereint. Ich glaube, schon das Herannahen der Katastrophe prägt mich. Dann tritt sie langsam ein, in Wellen, in Staus, in qualvollen Pausen, in denen wir von einer Klinik in die andere transportiert werden. Eine Blaulicht-Geburt. Und dann kommt die Zange. Ich werde ohnmächtig, und wie mir scheint, für lange, lange Zeit. Aber ich sage doch: Du bist bei mir, auch wenn Du mich zu töten scheinst. Du willst mich gebären und erdrückst mich. Ich kann heute, rückblickend, schon halb aus Dir draußen, Dein Leid spüren an meinem Körper. Ich verzeihe Dir, Du bist in Todesangst und so ausgeliefert wie noch nie, ohne jedes Tun am Ende, nur Qual und Ohnmacht und Wunsch, es möge vorbei sein. Ich kann Dir verzeihen, daß Du mich aufgegeben hast vor Schmerz, und ich bitte auch Dich um Verzeihung, weil ich Dich an einen Ort und in einen Zustand gebracht habe, der tiefer ist als alle bisherigen Mischungen aus Schmerz und Demütigung. Ich sehe Dich nicht mehr als mich quälende Täterin, sondern Deiner leiblichen Verkrampfung, und also Deiner Neurose elementarer hingegeben als meinem Lebenswillen. Es ist ein gottverdammter oder gottesverdammender Krampf, der uns beide heimsucht. In jenen Jahren ließ man Mutter und Kind erst nach langem Warten zusammenfinden, so, als müßte man sie voreinander schützen, und manche Forscher betonen, daß die daraus folgende frühe Entfremdung in der Hitler-Zeit und auch schon früher gewollt gewesen sei. Also finde ich Dich wieder nach dieser frühen mütterlichen Schande, fast sechs Jahrzehnte später, und kann die Vorwürfe in sich zusammensinken lassen, Du habest aus Lebensfeindlichkeit mich nicht freigeben wollen und die Zange habe gewaltsam ein fast tödliches Nein Deines Körpers korrigieren müssen. Der Schmerz hat Dich von mir weggerissen, nicht Dein Nein.« Und dann wechsle ich hinüber in deine Person, und wieder kommen unbekannte und doch wie selbstverständlich gefühlte Seiten zum Vorschein: »Es war schrecklich, so vom Schmerz überwältigt zu werden. Aber ich wollte Dich nicht lossein, ich wollte sterben. Ich wußte ja nicht, daß es Pein von diesem Ausmaß gibt. Ich hätte Dich mitgenommen in den Tod, ohne es noch aktiv wollen zu können. Ich unterschied nicht mehr zwischen mir und Dir im Schmerz, er hat uns beide verschlungen. Und daß ich Dich für ein halbes Jahr weggeben mußte, nachdem unser Band in Deinen ersten Lebensmonaten gerade wieder geknüpft war und ich an Deinem Gedeihen spüren konnte: Wir haben überlebt! Da kam die zweite Katastrophe in Gestalt der langsamen Verkrüppelung meines Mannes, deren Umstände Dich doch in die Ferne zwangen. Du hattest es zwar gut dort, aber es drohte wieder Fremdheit, und es war erneut ein unerträglicher Schmerz, als Du mich nicht mehr erkennen wolltest bei der Rückkehr. Da habe ich für einige Wochen mein Schicksal gehaßt, und vielleicht für Momente auch Dich.«

Und ich antworte: »Ich habe Dich immer wieder verloren, in vielen Stunden des Lebens, und mit vielen Menschen über Dich und uns gegrübelt, und Dich mit Haß und Vorwürfen überhäuft, Ersatz gesucht, mich in Sehnsucht verloren und unsere verqueren Beziehungsformen in andere Verbindungen hineingepreßt, bis sie in Fremdheit und Enttäuschung erstickten. Ich habe Dein Leid und was aus ihm für mich folgte, wie in einem gigantischen Irrtum oft so verstanden, als habest Du mir aus Bosheit vieles angetan. Das Schlimme ist, ich habe mich oft fast gewissenlos gerächt, als sei ich berechtigt dazu. Keiner konnte mir Dein Leid erklären, oder höchstens Bruchstücke davon, und oft wollte ich es nicht verstehen, aus Angst, in den Leidstrudel mit hinabgezogen zu werden. Aber da ich Dir dennoch nahe sein wollte, habe ich Gott und ein überstrenges Gewissen von Dir übernommen und hätte sie doch gegen eine Liebe eintauschen wollen, die wir nicht leben konnten.«

All dies tausche ich im Liegen mit ihr aus, ihr Bild vor Augen, und manchmal eine haltende oder ermutigende Hand des Begleiters auf meiner Schulter. Im Innern lösen sich Unverständnis und Vorwurf. So habe ich nie mit ihr geredet, schon gar nicht in den Übertragungs-Verstrickungen. Ich spüre, wie sich eine verdorbene Verbindung langsam löst und eine gelassene sich bildet, während sich die Gestalt der Mutter langsam entfernt, weil ich sie nicht mehr mit dem Stacheldraht des Hasses umgarne, sondern die Tränen der Zuneigung zulasse. Du bist wieder meine Mutter und nicht ein frühes frommes Katastrophentier, das mich später mühsam großgezogen hat, nicht immer mit frei fließender Zuneigung, sondern mit dem Instrumentarium eines strengen Christentums.

»Dein einziger Bruder, geliebt auch als jüngerer Rivale, weil erster Sohn nach drei Töchtern, wird mir gegenwärtig: Ich war vier, als er fiel; ich spüre zum ersten Mal Deine Trauer, die Du wohl unterdrücktest, denn noch hattet ihr zuversichtlich zu sein unter der Herrschaft des Führers, und noch wurden solche Heldentode ganz offiziell verklärt.«

Aber für den Großvater, und erst recht die Großmutter, war es ein tiefer Schlag, denn er hatte bereits den Tod seiner ersten Frau und seiner ersten Tochter zu betrauern, und nach diesen

Informationen und einer Familien-Aufstellung, die ich bei ihm machte, die mich dem Großvater so viel näher brachte, nahm Bert Hellinger an: Es könnten suizidale Energien in der Familie sitzen, die auf der Suche seien nach einer Person, die dafür empfänglich sei. Inzwischen hat sich tatsächlich ein nahes Familienmitglied umgebracht.

Ich sprach zu dem gefallenen Onkel und entdeckte, wie sehr er mich im Untergrund beschäftigt hatte, obwohl fast nie von ihm die Rede war, ich nehme an, weil es die Mutter zu traurig gestimmt hätte. Also mußte ich mir die Erlaubnis nehmen, ein latentes Verbot zu übertreten, die Mutter oder das Familiengleichgewicht zu bedrohen, um in den lange vermißten Dialog zu treten. Plötzlich gehörte der Onkel zu mir, und wir waren wirklich verwandt. Es ist merkwürdig, befremdend wie beglückend, Kontakt aufzunehmen mit quasi unbekannten Personen, die aber längst zu mir gehörten; oder mit bestimmten Seiten von Angehörigen, die draußen vor der Tür geblieben waren.

An seiner Stelle sagte ich: »Ich war zweiundzwanzig, als ich bei der Eroberung von Kreta fiel. Deine Mutter war meine Schwester, und mit Deinem Großvater habe ich erbittert über Hitler gestritten. Du kannst Dir denken, wie begeistert ich von ihm war. Er hat mir geholfen, mich aus dem Elternhaus zu lösen. Ich wäre ein stolzer Lokomotivenbauer für unsere Deutsche Reichsbahn geworden. Ich habe Dich oft auf dem Arm getragen und mich gefragt, ob es mir auch einmal vergönnt sein würde, einen Sohn zu haben. Als ich zum Abtransport nach Kreta einrücken mußte, wurde Familienrat gehalten, ob ich mich mit meiner Braut vereinigen dürfe, allen religiösen Gesetzen zum Trotz, weil es ja denkbar wäre, daß ich nicht heimkehrte. Ich kehrte nicht heim und habe keinen Sohn. Dein Bruder wurde gerade noch mein Patensohn, aber Du bist mein Probesohn in der bangen Jünglingsphantasie; denn ich war achtzehn, als Du geboren wurdest, und ich war dabei, als mein Vater Dich taufte.«

Ich sage zu ihm: »Du bist mein einziger naher Onkel und hast mich verlassen müssen; mir fehlte Dein Rat und aufmunternde Gespräche; Du hättest mir München gezeigt und den Teil der Welt gedeutet, der Dir zugänglich war, und der war größer als der, den der Vater kannte. Vielleicht wärst Du sogar imstande gewesen, mir rückschauend Hitler zu erklären, falls Du Dich nicht auch später noch trotzig verhärtet hättest, wie so viele, oder aus Scham geschwiegen hättest. Es gab außer Dir weit und breit keinen Mann, der zu tieferen Auskünften in der Lage war. Vielleicht sind mir deshalb die therapeutischen Lehrer so überaus wichtig geworden, weil mit ihnen zum ersten Mal ein informiertes Gespräch über Seele und Beziehungen möglich war.

Da ich Dir nun begegnet bin, hast Du mir noch ein wenig von Deiner so früh zerstörten Männlichkeit hinterlassen, wie ich überhaupt spüre, daß mir diese Dialoge, bei denen ich auch den Part der Angesprochenen übernehme, einen Bezug zu den Ahnen verschaffen, die ich nicht alle benenne. Du bist ein Verwandter geworden, anstelle eines unbelebten Bildes. Ich wollte von Euch sehr lange gar nichts wissen, weil Ihr eher Teile der Eltern wart, von denen ich über lange Zeit so wenig wie möglich übernehmen wollte. Aber ich gehöre doch zu Euch und will Euch nicht länger verleugnen, sondern Euch Raum geben in mir.«

Die aufwühlendsten Dialoge habe ich mit Tina, der jüngeren Schwester der Mutter, geführt, die mich im Münchner Exil im ersten Lebensjahr gepflegt hat. Sie war in den Analysen als bedeutsame Figur kaum vorgekommen, obwohl ich die »Grammatik der Gefühle« während des zweiten Teils der Lehranalyse schrieb. Wie sollte sie, die Fee der frühesten Zeit, auch in die Übertragung kommen bei einem Mann, der genug damit zu rudern hatte, daß ich ihn mit Mutterübertragungen wie mit giftigem Gespinst überzog. Und doch ist sie gerade wegen ihres Feencharakters, ihres unbewußten Märchenbildes in mir, so lebensprägend gewesen, was meine Fähigkeit betrifft, eine feste und familienbegründende Bindung einzugehen. Sie war in dieser Hinsicht fast so mächtig wie die Depression, und an gewichtigen Stellen überlappen sich die beiden sogar. Ich habe von den unzähligen Malen gesprochen, in denen ich mich verliebte, und oft gab es, wenn die Fee auftauchte und zu einer neuen Bindung verführte, beziehungszerstörende Ereignisse. In der »Grammatik« habe ich von den übereinandergelegten Bildern des Engels und der traurigen Madonna geschrieben, und meinte damit Tante und Mutter. In frühester Zeit wechselten sie alle paar Wochen, fast wie Sonnen- und Mondaufgänge und -untergänge, und die Seele gewöhnte sich an das Auf und Ab der Gezeiten, wenn auch unter Schmerzen. Die Helle war die Retterin vor der Dunklen, und die Dunkle versprach doch dauerhaftere Zugehörigkeit, mindestens später. Dafür verwandelte sich die helle Frau, weil sie von einem bestimmten Zeitpunkt an verblassen mußte und unerreichbar schien, in eine Fata Morgana, die ihr täuschendes Unwesen in meinem Inneren trieb und auf Gelegenheiten wartete, mir wieder außen zu erscheinen. Dann hätte ich, wie Odysseus bei den Sirenen, jemanden gebraucht, der mich warnte oder an den Mast des Schiffes band.

Einmal war der Analytiker nahe an der tieferen Wahrheit, aber die Weise, wie er sie mir mitteilte, erschreckte mich. Ich hatte mich in einer Weihnachtspause sehr blond verliebt, war hingerissen und hoffnungsvoll und schwärmte in hohen Tönen. Da sagte er ziemlich unwirsch:

»Sie sollen sich endlich in mich verlieben und nicht dauernd in blonde Mädchen!« Ich war platt und hielt ihn für ein bißchen verrückt, weil mir die beiden Personengruppen inkommensurabel erschienen und weil ich die Zuneigung in ihn weder mit diesem Ausdruck bezeichnet sehen wollte noch sie als austauschbar gelten lassen wollte, auch nicht für willentlich steuerbar. Ich war nicht gelassen genug, um zu fragen: »Wie meinen Sie das?« Außerdem spürte ich wohl, daß wir von einem wichtigen Teil der Wahrheit eben doch weit entfernt waren, nämlich vom Ursprung meiner erotischen Anfälligkeit, wie von den behandlungstechnischen Möglichkeiten des Umgangs mit dem Sonnen- und Mondzyklus in einem orthodoxen Setting. Ganz unerwähnt und nicht bewußt gefühlt blieb bislang das zwangsläufig mit dem plötzlichen Exil verbundene abrupte Abstillen, von einer Mutter, die in Gefahr war, in eine Depression zu versinken.

Ich sprach als Säugling oder Kleinkind zu Tina und spürte eine Woge träumerischer oder berauschter Zuneigung, wie ich sie in der »Grammatik« bereits ausphantasiert hatte. Die Worte waren eher ein Stammeln als ein artikuliertes Reden. Ich versank in ihrem blond umrahmten Gesicht, spürte aber auch das Zerbrechliche der Verbindung, die latente Angst vor den drohenden Abschieden, die weiten Reisen, das mich zerreißende Geschrei bei den seelischen Aufbrüchen, den Übergaben, den kurzen Tagen der Mutterbegegnung und dem Abreißen der Seele wie des Körpers von ihr. Ich sprach zu Tina: »Ich bin hingerissen von Dir und möchte bleiben, ausreißen vom düsteren Exil in der Stadt der Klinik, fliehen mit Dir und nie mehr zurückkehren. Du bist eine Leihmutter, und je besser Du als solche bist, desto tiefer die Schmerzen. Mein Fleisch zieht sich zusammen, wenn wieder eine Trennung droht. Und wenn wir wieder abreisen, schieben sich die Bilder der Mütter ineinander und zerren in den Eingeweiden. Ich eröffne einen inneren Zwei-Mütter-Raum und irre in dessen Winkeln herum, bald geblendet, bald auseinandergerissen, und wenn es zu schlimm wird, erstarre ich und bin unansprechbar. Dieses Erstarren wird mich bis heute begleiten, wenn mir Nähe zuviel wird. Nähe kann bedrohlich sein, weil sie die frühen Katastrophen in der Seele und im Körper heraufruft. Soll ich's ein Trauma nennen, ein schleichendes?

Doch will ich Dir danken, Du hast mich gerettet und doch nahe ans Zerstört-Sein herangeführt. Nie habe ich Dein Opfer bedacht, die Verschiebung des Studiums; ein unruhiges Leben; sogar Verdächtigungen, lustige und ernstere: Wo die junge Pfarrerstochter und Abiturientin plötzlich das Kind herhabe und ob da alles mit rechten Dingen zugegangen sei.

Ich liege und versuche zu Dir zu sprechen. Die ungewohnte Intimität läßt mich stammeln. Dann nehmen wir die Mutter hinzu, und schon sind wir in einem angespannten Dreieck, einem Ödipus ohne Vater, der liegt in seinem Dauerbad, und höchstens alle paar Wochen werde ich ihm kurz gezeigt, und er mir, aber mir wird nicht warm ums Herz, und er wird sich ein paar Tränen abwischen, denn noch ist nicht sicher, ob er überlebt.

Tina, ich muß mich von Dir trennen. Du überlebst in mir als leuchtendes Bild, bald Fee, bald blonde Hexe, bald himmlisches Gestirn mit der Verheißung, mich zu erlösen. Ich schaue Dich an und mache mich, fast sechs Jahrzehnte verspätet, an den Abschied. Beten könnte ich zu Dir, erregt werden, wie es auch kleine Kinder können, haßerfüllt die Fäuste ballen, und mir immer wieder sagen: Du hast mich gerettet, aber seither geisterst Du durch mein Unbewußtes, hast mich auch in die Irre gelockt; denn ich bin stehengeblieben mit Deinem Bild in mir und habe nach Dir gesucht und mich und viele Menschen durch die Macht der Verwechslung gequält.«

Der Abschied dauert lange, braucht Wiederholungen. Das innere Bild intensiviert in diesen Wochen seine Lockung, es will seine Macht nicht hergeben, oder ich lasse es zu, noch einmal verführbar zu werden. Du leuchtest aus vielen Gesichtern, und also fordert die Genesung viele Abschiede. Es ist, nach fast zwanzig Jahren Therapie, noch einmal elementare Arbeit.

»Und Du, blasses Gesicht der Mutter, ich weiß, daß ich zu Dir gehöre; daß die Zeit der Entfremdung und der Rache vorbei sein darf. Du warst die Dauer, die Verläßlichkeit, aber auch das Fremd-Sein. Es ist, als hätten wir nicht zusammengepaßt, und die Depression, die untergründig immer da war, hat es fast unmöglich gemacht, sich zu verständigen. Warum?

Ich kann es Dir endlich sagen: Wir waren eine Familie, die

sehr oft am Rande ihrer Kräfte lebte. Ich sage es heute ohne Groll: Ihr hättet meinen wirklichen Zustand nicht ertragen, das muß ich gespürt haben, deshalb habe ich ihn verschwiegen, um durch Loyalität ein wenig mitzutragen an Eurem Geschick. Ich habe Euch geschont, damit nicht alles aus dem mühsam aufrechterhaltenen Gleichgewicht gerät. Aber für diese Schonung habe ich mich durch Trotz und Verschlossenheit gerächt, so daß ich Dir fremd wurde. Es ist nur rätselhaft, wie lange es gedauert hat, bis ich wirklich auf eigenen Füßen stand. Rätselhaft auch, wie lange die mißglückten frühen Bindungen sich in alle weiteren Beziehungen und Milieus eingeschlichen haben, sie prägten und sie erneut zu entstellen versuchten.

Ich anerkenne, daß Du meine Mutter bist. Du hast es nicht leicht gehabt mit mir. Ich weiß nicht einmal, ob ich Dir viel Freude bereitet habe durch meine Existenz nach der Säuglingszeit.«

Ich kann mich nicht so tief verneigen, wie der Patriarch der Familien-Aufsteller es, fast routinemäßig, fordert, so daß sich manche Teilnehmer solcher Seminare auch wieder gedemütigt fühlen, weil sie sich vergewaltigen, wenn sie sich hinknien und auf den Boden legen und dazu noch nicht bereit sind; erst recht bei manchen Schülern, die die Sätze des Meisters ohne viel Bedenken ihren Klienten aufzwingen.

Aber der Gestalt-Therapeut hat mir geholfen bei diesem Annehmen des Wirklichen und bei den Stockungen in den Dialogen.

In der Rolle der Mutter sagte ich zu mir: »Das Wort und der Ausdruck von Liebe hat mir nie viel bedeutet, ich bin noch karger aufgewachsen als ihr, meine Kinder. Dich hat es vielleicht, als Ältesten, am meisten getroffen. Vielleicht war ich zudem beeinflußt von der Nazipädagogik, die offen gezeigte Gefühle zu den Kindern verpönte. Alles an Dir als Sohn war mir neu und fremd, sobald Du dem Säuglings- und Kleinkindalter entwachsen warst. Ich wußte gar nicht, daß es offen gezeigte Liebe zwischen Eltern und Kind geben darf. Unter der Fremdheit habe ich auch gelitten, aber ich wußte nicht, daß es etwas anderes gibt, und wie es sich hätte ändern lassen. Du hast Dich früh von mir innerlich verabschiedet; heute sehe ich, daß ich Dich immer wieder gekränkt habe. Damals habe ich es nicht gemerkt. Deine unerbittliche, latente Vorwurfshaltung hat mir manche Stunden verdüstert; dagegen mußte ich mich abschirmen, habe mich vielleicht ähnlich weit zurückgezogen wie Du. Es freut mich, daß Du in diesen Wochen mit mir sprichst; zögernd spreche ich es aus: Ich fühle mich geehrt durch Deine späten Besuche. Wenn Du mich so anschaust, spüre ich: Der Groll könnte enden und einer weicheren Nähe Platz machen. Ich will Dich nicht festhalten. Wenn Du mich so verstehend anschaust, kann ich mich entfernen und gut ertragen, wenn Du Dich entfernst. Wir entflechten unsere Seelen, und das tut gut.«

Prosaisch gesprochen könnte man von Aufräumarbeiten sprechen mit den inneren Objekten und Introjekten, mit denen es unerledigte, störende, quälende, aber auch auf Anerkennung und den Ausdruck der Zuneigung wartende Beziehungen gab. Die bisher beschriebene Abfolge wirkt sicher geläufiger, zügiger, kompakter, als sie in Wirklichkeit verlief: oft ruckweise, mit Zögern, mit Angst, auch mit der Gefahr, in dem Wunsch nach »Bewältigung« auch unausgegorene, falsche, phantasierte und zu glatte Gefühle auszudrücken. So wie jede Therapieform ihre Schwachstellen hat, so birgt vielleicht das Rollenspiel oder die Gestalt-Therapie die Gefahr, »gewußte« oder vermutete Gefühle für die affektive Wirklichkeit zu halten. Mein Therapeut hatte ein ganz gutes Gespür dafür. Und wenn ich im Gegenteil stockte, die Gefühle noch nicht kannte oder zögerte, in eine mir noch unbekannte oder peinliche Richtung zu gehen, so wählte er ein Mittel, das ich aus dem Psychodrama kannte, das »Doppeln«: Er stellte sich hinter mich und sprach aus seiner Erfahrung heraus Sätze, die ich prüfen und übernehmen oder variieren konnte, und er überschritt für mich zuerst die Schwelle zur nächsten emotionalen Tür.

Auch war die Dialog-Arbeit immer wieder unterbrochen durch Phasen der Depression, wo es ums Überleben ging und wo er mir nur half, über die Runden zu kommen, mit viel haltender Berührung. Wenn ich den Bericht über diese Phase noch verschiebe, soll das nicht den Eindruck erwecken, die »Aufräumarbeiten« seien ein kontinuierlicher und geordneter Prozeß gewesen mit einer langsamen Spirale nach oben. Ich hatte zwar das Gefühl, an neurotischen oder neurotogenen Themen zu arbeiten, aber es handelte sich dabei oft um Arbeit in den höher gelegenen Stockwerken eben der Neurose, während von tief unten immer wieder das Trauma heraufdrang, sich mit den psychischen Themen verschränkte. Aber es war nie wirklich auszumachen, bis in welche dunklen Tiefen die Dialogarbeit hinabreichte oder bis in welche höheren Stockwerke die Depression hinaufdrang und gerade Erarbeitetes wieder verschlang. Diese »Untergänge« oder die Gefühle »Land unter« trugen immer wieder zu Phasen der Verzweiflung bei, weil alles verstehbare Bemühen von der Flut weggeschwemmt werden konnte. Ich habe in meiner Ausbildung über dieses Phänomen nichts gehört und seither auch wenig darüber gelesen. Doch scheint es einen Zusammenhang zu einer erweiterten Borderline-Struktur zu geben, bei der nach unberechenbaren Rhythmen jeweils unterschiedliche Persönlichkeitsanteile und -schichten die Oberhand gewinnen, die untereinander in einem destruktiven Verhältnis stehen können.

Die Begegnung mit dem Vater

Es fehlt noch der Vater im Museum der inneren Bilder. Ich weinte manchmal, sobald ich seiner ansichtig wurde, und sagte zu ihm: »Das stärkste Gefühl zu Dir ist die Zuneigung, aber sie ist bedroht, unterhöhlt, angegriffen durch scheuen Abstand, eine Portion Widerwillen, Mitleid und Geringschätzung. Also ist von der Zuneigung nichts Lebbares geblieben, was wir hätten austauschen und genießen können. Du warst warmherzig und reich an Gefühlen, was ich im Bunde mit der Mutter arrogant als Sentimentalität bezeichnet habe, ja gar als Kitsch. Ich wollte über Dich hinausgelangen und fürchtete, Dir zu gleichen. Deinen Humor habe ich, mit den Ohren der Mutter, als Sprüche-Klopfen gehört. Heute zehre ich von Deinem feinen Gespür für komische Situationen und baue es aus. Die Angst vor warmherzigen Gefühlen schwindet. Sie erscheinen mir als ein Wert, der mich mit Dir verbindet. Ich bin froh, Dich ansprechen zu können. Ich habe kaum je das Wort an Dich gerichtet. Du scheinst verwundert, daß ich nach Dir suche. Mir scheint, Du hattest resigniert, was unsere Beziehung anging: Der älteste Sohn interessiert sich eben nicht sehr für den Vater, sie leben nebeneinander her. Mein Hochmut muß Dich verletzt und Deine Scheu, Deinen Rückzug verstärkt haben.

Fast unerkannt warst Du in der langen Analyse präsent, am stärksten in dem Band der Geringschätzung, aber das kann ja nur ein Band sein, wenn verletzte Zuneigung ihr Fundament bildet. Ich verdanke Dir die Beziehung zur Natur. Dort waren wir, wenn auch schweigend, miteinander verbunden. Du konntest unsere Beziehung dann nicht halten zu Hause. Ich auch nicht. Sie fiel in sich zusammen in Gegenwart der Mutter. Ich hätte Dich stärker gebraucht. Mit der Enttäuschung konnte ich nicht umgehen. Andere Menschen haben Dich mehr geachtet als ich. In Bruchstücken habe ich andere Väter gefunden, als Lehrer. Ich weiß, daß Du sie mir gegönnt hast. Aus Scheu hast Du es viel früher aufgegeben, mich über die Welt zu unterrichten, als es Deiner Kompetenz entsprach. Wir haben viel versäumt miteinander. Ich trauere um Dich. Manche Deiner sehnsuchtsvollen Blicke kann ich heute besser deuten als damals. Die Vielfalt der Gefühle und Gesten und

Gedanken, die zwischen meinem Sohn und mir hin und her gehen, macht mir deutlich, was uns entgangen ist. Ich möchte aber, daß Du meinen liebevollen Blick auf Dir ruhen fühlst, der gleichzeitig um Verzeihung bittet für meine gebrochene Zuneigung.

Gegen die Übernahme Deiner Rolle oder Deiner Gefühle spüre ich die größten Widerstände. Ich will das Leben nicht aus Deiner Perspektive sehen. Ich will nicht so verwandt sein mit Dir, daß ich erahnen könnte, wie es in Dir aussieht. Ein groteskes Sträuben, das mir nur das Ausmaß unserer Seelenferne anzeigt. Und dennoch ist die Nähe ja da, nur verschüttet, abgelehnt, unter verleugneter Sehnsucht vergraben. Ich bin mit Dir nahe verwandt. Ich sehe Dein Gesicht mit Liebe, und diese Liebe schwächt mich nicht mehr oder bringt mich in Konflikt mit der Mutter, der ja nicht offen zutage liegt, sondern nur an leichten Schatten wahrzunehmen ist, die über ihr Gesicht huschen. Aber nicht immer. Es gibt auch die großen Augenblicke, wo es sie erfreut, wenn ›wir Männer‹ etwas planen und uns einig sind. Meistens hat es mit Ausflügen zu tun, mit Wald und Pilzen und dem nahen See, mit Burgruinen und Alpenblick, auch mit Einkehr bei Bekannten, die Dich schätzen und von denen ich erst Jahrzehnte später erfahre, daß es Kameraden aus Deiner frühen dörflichen SA-Zeit sind. Deine Erkrankung nach meiner Geburt, die steifen Beine und die vielen Narben haben Dich vielleicht davor bewahrt, ein Täter zu werden. Ich bin froh, daß ich nicht richten muß und will über Dich, die Versuchung wäre groß gewesen bei stärkerer Beteiligung am Nationalsozialismus. Nichts mehr war spürbar nach Kriegsende. Du hast vollkommen aufgehört, über Politik zu sprechen. Du hast getreulich die Liberalen gewählt, weil Du wußtest: Dort ist ein Unterschlupf für diejenigen, die unter Verdacht oder Anklage stehen oder sie fürchten und die wieder ›erhobenen Hauptes‹ ausschreiten wollen. Kein Wörtchen fiel am Mittagstisch, und ich hörte später erstaunt, daß es in manchen Familien, ja sogar bei der Riesenfigur Luther, von der man aber nicht viel Konkretes wußte, Tischgespräche gab, wo man Meinung gegen Meinung stellte und versucht hat, die Welt zu enträtseln. Ein Hauch von Vorwurf kommt jetzt doch in meine Rede, den will ich nicht leugnen, das Ausmaß des Nicht-Wissens, des Nicht-Austauschs erschreckt mich. Es gibt nur ausgewählte Anekdoten von Dir. Nie hättest Du, um ein weiter zurückliegendes Thema zu erwähnen, ein Wort verloren über Deinen Vater, den früh verstorbenen Pfarrer, von dem ich nur viel später hörte, daß er seelisch karg, streng und unzugänglich für Dich war.

Der Therapeut weiß, daß ich nur ein einziges Mal, auf einem Psychodramaseminar vor mindestens zwanzig Jahren, zu Dir gesprochen habe, und zwar an Deinem Kranken- und Sterbebett. Das hat den Strom der Versöhnung eingeleitet. Dort gelang es mir, in Deine Rolle zu gehen, es war eine Abschiedssituation, und Du hast mich in mein eigenes Leben entlassen, ja, mich gesegnet. Nun staune ich, daß wir doch noch so viel zu reden haben, der fast abstrakte Abschied von damals erhält auf einmal vielfarbige Inhalte. Ich lasse verschiedene Lebensstationen und Gefühlsebenen anklingen, und vermutlich hilft mir die Erfahrung des Therapeuten mit seinem eigenen Vater und vielen solchen späten seelischen Begegnungen in seiner Praxis, den Blick nicht abzuwenden von manchen offengebliebenen Fragmenten unserer schwierigen Zusammengehörigkeit und nur halb sichtbaren und halb versunkenen Bindung.

Ich sehe Dich vor mir sitzen in dem Sessel, den ich Dir hingestellt habe, und lange sage ich nichts – wir sind ja nie so voreinander gesessen –, um zu spüren, was uns verbindet und was uns trennt. Deshalb ist es nicht falsch, dieses Schweigen andächtig zu nennen oder erstaunt. Es breitet sich im Schweigen das pure Verwandtsein aus, das Wissen und Fühlen, daß ich von Dir abstamme; ein Geschenk und eine Last, aber ich will es auf einmal nicht mehr anders, das Rütteln am aufgezwungenen Schicksal läßt nach. Natürlich haben schon viele Lebensereignisse und therapeutische Erfahrungen dies eingeleitet, vertieft und verfestigt, und doch ist diese Form des Gegenübersitzens ein neues, unerwartetes Erlebnis. Ich kann nicht unterscheiden, ob sie Neues erschließt oder nur Latentes und bereits Erarbeitetes dokumentiert und noch einmal in eine affektiv klare Gestalt bringt. Es ist mir auch egal, ich nehme diese emotionalen Ereignisse als ein Geschenk, obwohl sie auf schwieriger Seelenarbeit beruhen.

Doch warum zögere ich es hinaus, Dich zu Wort kommen zu lassen? Neben den bereits erwähnten Dingen fürchte ich Deine untergründige Traurigkeit, in der ich selbst versinken könnte. Der Strom der vereinigten Melancholien könnte uns wegtragen, unrettbar. Denn vor dem Zusammenfluß hat jeder noch seinen eigenen Halt, seine inneren Regeln, mit der Schwärze umzugehen oder ihr Wirken nach außen zu verbergen. Natürlich wäre es die absolute Utopie, wir könnten zusammen weinen, aber das sage ich heute. Damals wäre es mir als eine Art Untergang erschienen, Ich hätte Dich vielleicht sogar geschlagen vor Scham und Wut oder wäre weggerannt. Ich sage, in Deiner von mir erfühlbaren Rolle, auf Deinem Sessel zu mir selbst:

Du brauchst keine Angst vor mir zu haben. Ich werde Dich nicht überschwemmen. Meine Depression überfällt mich nur nachts, in Alpträumen, die mir ein so tiefes Stöhnen entlokken, daß die Mutter aufsteht und flieht oder mich weckt. Ich spreche aber nicht darüber. Sie weiß nur, daß es mich heimsucht, nicht immer, aber unregelmäßig regelmäßig.

Meine Beziehung zu Dir ist ein stiller Stolz, und Sorge. Ich ahne, wie unruhig, zerrissen und überschattet Dein Leben ist. Aber über so etwas spricht man nicht. Du kämpfst mit Sport gegen die dunkle Flut, so daß wir alle vergessen, daß es ein Kampf ist, mehr als die spontane Freude am Körper. Doch ich staune, was Dir da gelingt. Ich nehme nicht sehr intensiv Anteil, weil mir meine körperliche Behinderung sonst zu schmerzlich bewußt wird. Aber daß ich Dir, trotz meiner steifen Beine, noch die Liebe zum Skiwandern nahebringen konnte, macht mich glücklich. Es ist eine stille Freude, wenn Du etwas von mir gebrauchen kannst. Viel ist es ja nicht. Mir scheint, Du hast meine stille Liebe oft gar nicht bemerkt. So kam es, daß ich andernorts über Dich sprach, und Verwandte und Freunde staunten über die Stärke meiner Zuneigung, die man von außen nicht sah. Ich habe sie geheimgehalten und doch heimlich gewünscht, Du könntest sie hören und spüren. Deshalb schuldest Du mir nichts. Offen gelebte Liebe kannte ich nur zu meiner Mutter, vielleicht zur Schwester.

Zu Dir und Euch war ich ein Spezialist der heimlichen Liebe, und es war zwar anstrengend, aber keine Last, für Euch zu sorgen. Du hast mich spät, im Studium und danach, einige Male mit dem Auto mitgenommen, zu Ausflügen und einmal sogar zu einer Ferienwoche. Das waren große Geschenke. Das Reden haben wir eingestellt, als es einige Mal mißglückte oder die beunruhigte Mutter auf den Plan rief. Dieser freiwillige Verzicht auf ein Reden, das die Seele berührte, hat unsere Beziehung ärmer sein lassen, doch ihr, wie ich jetzt spüre, nicht endgültig geschadet; aber ich verstehe, daß der Verzicht Dich schmerzte.

Unsere Augen ruhten, symbolisch gesprochen, immer wieder ineinander, unterbrochen durch scheues Wegschauen, und ich sagte schließlich: »Ich weiß, daß Dein Glasauge auch für Dich lebenslang ein Symbol war; Du warst als Jugendlicher an einer Schranke von einem Zug angefahren worden, weil ihr nicht mit dem unsichtbaren Gegenzug gerechnet hattet. Von da an wurdest Du enger bewacht im Elternhaus und außerhalb. Aber ich wage es jetzt, Dich auch ohne das frühere Schaudern anzuschauen. Ich hätte Dich ja einmal fragen können: Wie geschah der Unfall und wie bist Du mit seinen Folgen fertig geworden? Die Frage blieb aus wie die von Parsifal nach Amfortas' Wunde, und da ich sie auch später nicht stellte, blieb eben Fremdheit.«

Über die Seele spricht man nicht, allenfalls über ein paar

Alltagsgefühle! Als wäre die Seele etwas ähnlich Unanständiges wie der Körper. Und nun rede ich von Berufs wegen über Gefühle, als könnte ich nicht genug davon bekommen, und schreibe Bücher über sie. In den ersten Praxisjahren hatte ich manchmal den unbehaglichen Eindruck, ich hätte mich auf einen voyeuristischen Beobachterposten gesetzt, mit der Lizenz, Seelen und ihre emotionalen Inhalte zu besichtigen, ohne etwas von meiner preiszugeben. In die Mutter hineinschauen, in den Vater hineinschauen, in die Geschwister hineinschauen, in die Lehrer hineinschauen, die Nachbarn, die Tanten, in all die undurchdringlichen Personen, endlich meinem meist wohlwollenden Blick zugänglich! Viele heimliche Übertragungen, hinter der Gegenübertragung. Gott müßte eigentlich auch dabeigewesen sein als Objekt meiner Neugierde. Aber er ist nie persönlich vorbeigekommen, und ich brauchte zwanzig Jahre, um festzustellen, wie oft er mich in der Form der Übertragung eines Patienten schon besucht hatte, ohne daß ich ihn begrüßte, willkommen hieß und untersuchte. Gott muß man an der Atmosphäre erkennen, an der Andacht im Raum, am Gesichtsausdruck des Patienten, wenn er mitteilen und ausbreiten möchte, was als zusammengepreßte heilige Knolle in ihm ruhte, während er den Fundort vielleicht längst vergessen hatte.

Für die Neurose waren diese Monologe und Dialoge sehr heilsam. Für die Borderline-Etage sicher auch, indem sie dazu beitrugen, die Spaltungen in den Introjekten und die Spaltungen in den Gefühlen langsam zu überwinden. Darunter lag, soweit man sich das räumlich vorstellen mag, die Depression, die sicher einen wuchtigen psychogenen Anteil enthielt und also von Psychotherapie profitierte, und darunter mutmaßlich das Trauma und noch einmal darunter die erblichen Anteile der Depression, die ich mir als schwarzen Dreck in den Zellen vorstellte, der periodisch, aber unberechenbar die Seele vergiftete und alle Psychoarbeit zunichte zu machen schien.

Während der drei Jahre dieser Gestalttherapie, für die ich sehr dankbar bin, wälzte sich die Depression immer wieder im Untergrund herum, trat aber auch phasenweise zutage und schien wieder einmal alles ins Hoffnungslose zu verkehren. Sie lauerte sozusagen auf psychische Anlässe, Kränkungen, Schwächungen, um die Schleusen zu öffnen. Ihre Gegenwart war oft so bedrückend, daß wir uns umstellten: Sie nicht mehr heilen zu wollen, sondern einen brauchbaren Umgang mit ihr einzuüben. Sie fühlte sich dadurch geachtet und war weniger kämpferisch, klebrig oder rachsüchtig.

Aber um meine morgendliche Verzweiflung zu mindern, meine Verlorenheit aushaltbar zu machen und um elementare tröstliche Nähe zu signalisieren, schenkte er mir eine Fülle von haltgebenden Berührungen. Ich war ja immer noch ehrgeizig als Patient und wollte Fortschritte machen. Also schämte ich mich sehr oft, wenn ich ohne benennbare Konflikte, ohne seelischen Arbeitswillen, ohne deutbares Material in die Stunde kam, nur erschöpft, niedergeschlagen und oft von Scham überwältigt. Seine einfachste und häufigste Geste, wenn ich lag und kaum noch reden konnte oder wollte: Er legte mir die Hand auf die Brust und ließ sie dort liegen. Meist strömte von ihr aus Ruhe in den Körper, verbunden mit dem Gefühl, ja, ich muß es so sagen, die frühe Mutter oder der frühe Vater wäre anwesend bei einer Verzweiflung, die keine Zukunft mehr kennt. Dadurch kommt ja dieses Kinder- ja Kleinkindgefühl zustande, wenn die erwachsenen Formen der Zuversicht, des Zeitverständnisses, der Sicherheit, daß auch andere Gefühle zurückkehren werden, ausfallen. Die Depression demütigt zusätzlich durch Infantilisierung, Verlust von Kompetenz, Wegfall der Selbsthilfe, des Vertrauens, daß Hilfe überhaupt Sinn macht, weil sie ja doch nur die Qual zu verlängern scheint.

Wenn die Seele offen ist, strömen die Tränen bei dieser Geste; sonst, wenn noch Erstarrung herrscht, spricht sie einfach von Anwesenheit, Gelassenheit, Mitgefühl; das ist wichtig, denn die Brust gleicht manchmal einem Brett, durch das nichts durchgeht, oder einer Schicht von Styropor, die die eine Seele von der anderen trennt, man mag es Abwehr nennen, aber es ist mehr, eine Mauer, die ausdrückt: Ich bitte nicht mehr, wiederbelebt zu werden, es bringt doch nur Schmerz und die ewige Wiederholung.

Die Hand, an der mein Körper, an der meine Seele hängt, hat aber eine herausgehobene Fähigkeit: Sie vermag einen unmerklichen Austauschvorgang einzuleiten, der in doppelter Richtung verläuft: Gegenläufig tritt Verzweiflung aus, und Beruhigung und Kräftigung tritt ein. Das Geheimnis des Mutter- oder Vaterkörpers – wenn ich es einmal auf die Kinderebene zurückprojiziere, dann ist es leichter zu erklären – ist dies: Er oder sie wird nicht erschöpft dadurch, daß sie Seelenelend über den Körper in sich aufnehmen. Das scheint bei der rein verbalen Psychotherapie mit der Depression anders: Da ist in den Fallgeschichten immer wieder vom Aussaugen die Rede, von Ansteckung, Erschöpfung und Entleerung des Therapeuten. Anders in der Körpertherapie: Auch noch das verzweifelte Kind oder der depressive Patient vermag der haltenden Person etwas zurückzugeben, was sie nährt, ermutigt, bestätigt, vor Auszehrung schützt. Natürlich gilt dies nur in weiten Grenzen, weil eine gewisse seelische Arbeit ja bleibt. Vor allem aber ist es wichtig, daß die haltende Hand allmählich zu einer verinnerlichten Hand wird, zu einem Introjekt, verbunden mit der haltenden Person. In Zeiten der traurigen Schlaflosigkeit habe ich mir oft diese beruhigende, schützende Hand vorgestellt und konnte das Gefühl der Berührung hervorrufen und wieder einschlafen.

Wenn ich mit verkrampftem Kiefer aus der Nacht kam, hat er mir oft mit beiden Handflächen das Gesicht gehalten, oder er legte mir eine Hand auf die Stirn, die andere unter den

Hinterkopf, und ich staunte oft, wie lange er das aushielt. Ich fragte gelegentlich nach, weil es mir wichtig war, daß er bequem saß, aber er meinte nur, das möge ich ihm überlassen. Ich durfte bitten, wie er mich berührte. Oft streckte ich ihm nur stumm die Hand hin, und auch so kam es zu diesem Austausch von positiven und negativen Strömungen. Gezaubert wird nicht, auch nicht in den körpertherapeutischen Breiten. Immer wieder ging es nur um das Aushalten des Zustandes, um fast animalischen Beistand; aber die damit einhergehende Kräftigung erlaubte dann auch wieder ein Stück Arbeit am psychischen Teil der Depression, ja sogar an Konflikten, die die schwarze Überflutung lahmgelegt hatte.

Der Absturz zur Weihnachtszeit

In einer trüben Spätherbst- und Vorweihnachtszeit entstand, wiederum in Verbindung mit einer Trennung, die ihrerseits wieder Symptom, Anlaß oder Auslöser oder Folge einer sich verschärfenden Depression war, eine Situation, in der ich nach der Weihnachtspause plötzlich nicht mehr arbeiten konnte. Zuvor hatte ich noch versucht, mich bei Freunden unterzubringen, aber es half nichts mehr. Die Lähmung war so stark, daß ich nach zwei Tagen allen Patienten absagen mußte. Ein paar Tage saß ich noch zu Hause herum, im Kampf gegen einen erneuten Klinikaufenthalt, ließ mich von Freunden versorgen und halten, aber es half nichts, ich bekam Angst vor unkontrollierten Handlungen, vielleicht auch Angst vor dem Verrücktwerden, einer unaufhörlichen Steigerung der Verzweiflung. Ich bemühte mich um einen Platz in der Psychiatrie. Der wurde mir zugesagt, vom gleichen Arzt, der mich vor Jahren im Schlaflabor betreut hatte. Ich kämpfte und kämpfte, verhandelte jeden Tag mit ihm, ob das Bett noch frei wäre, nervte ihn auch mit meiner Unentschlossenheit, hoffte auf Besserung, die ein Einrücken doch noch überflüssig machen könnte, aber dann ging es nicht mehr. Ich kam auf eine Station mit jungen Borderline-Patienten, die sich seit längerem kannten, eine geschlossene Therapie-Gruppe bildeten und mich wie einen merkwürdigen Eindringling betrachteten, der so irrsinnige Wünsche anmeldete wie den, daß das plärrende Radio in der Küche gegenüber meinem Zimmer gelegentlich leiser gestellt würde. Aber ich hatte die Freiheit, Spaziergänge zu machen und Freunde zu besuchen. Die Klinik, für deren Bereitschaft, mich kurzfristig aufzunehmen ich dankbar war, blieb ein Ort vorläufiger Sicherheit, wenn auch nicht der Geborgenheit. Dort wurde die Depression wieder zur anerkannten Krankheit, morgens und abends holte man die Medikamente im Schwesternzimmer ab und schluckte sie in deren Gegenwart. Ausgänge nach draußen wurden eingetragen, die Heimkehr ebenfalls. Mit der verständnisvollen Stationsärztin hätte ich gern stundenlang geredet oder einfach in ihrer beruhigenden Gegenwart die Zeit verbracht. Die Realität ließ das nicht zu. Ein erfahrener Psychiatriepfleger führte wohltuende Gespräche mit mir, ich bewunderte seine Gelassenheit und seine zugewandte Ruhe. Ich machte ihm Komplimente und erfuhr, daß er seit zwölf Jahren in der Psychiatrie arbeite, das machte es verständlich und wahrscheinlich, daß er es schon oft mit akademischen oder industriellen oder politischen oder geistlichen Klienten zu tun hatte. Er fand einen Ton, der das Befremdliche und Beschämende der Situation milderte und die Depression vom vermuteten Zustand eines seelischen Versagens hinüberhob in eine ohne weitere Schuld eingetretene Behinderung, bei deren Behebung man eben Medikamente und verständnisvollen Zuspruch brauchte.

Der Aufbruch nach Seligental

Der freundliche Arzt hätte mich gerne zur weiteren Ausheilung in eine analytisch geführte Klinik überwiesen, mit der die Psychiatrie zusammenarbeitete, aber es war dort kein Platz frei. Ich hatte mich aber bereits kapriziert auf die Klinik Seligental im Fränkischen, so daß ich dem nicht frei gewordenen Bett nicht nachtrauerte. Die Klinik war dem Arzt nicht bekannt, und die Therapeuten wunderten sich über meinen Eifer, mit dem ich um die Überweisung dorthin bat, bis ich ihnen einen Prospekt vorweisen konnte, in dem lauter schöne Dinge standen. Es ist ja merkwürdig, wie sehr man in meinem Zustand verlockende oder verheißungsvolle Phantasien braucht und sie sucht. Durch sie entsteht wieder ein Stück Hoffnung und Zukunft. Für mich war wichtig, daß ich den Direktor von Seligental vor einigen Jahren auf einem Kongreß kennengelernt hatte, bei dem wir beide einen Vortrag gehalten hatten. Damals war ich nur latent depressiv und fragte mich während des gemeinsamen Essens, ob er das wohl bemerkte, weil ich ja einerseits eine kollegiale Diskussion mit ihm führte, andererseits aber auch die Ohren spitzte, ob seine Klinik für mich geeignet sein könnte, wenn es wieder Zeit wäre zu fürchten. »Will Satan mich verschlingen, so laß die Englein singen, dies Kind soll unverletzet sein.« Ich weiß nicht, woher ich den Seligentaler Prospekt hatte, mag sein, daß er mir in die Praxis geflattert kam, viele psychotherapeutische Kliniken verschikken Werbeprospekte, weil sie um ihre Belegung fürchten. Er pries zunächst das Übliche an: Landschaft, Lage, Zimmer, Verpflegung, Schwimmbad, die Fülle der Therapieformen, die wunderbaren Mal- und Meditationsräume und so weiter, und dann das mich Lockende: Gruppen für ausgebrannte Therapeuten, Gruppen als Hilfe beim Übergang in den dritten Lebensabschnitt, auf dessen Schwelle ich zögernd verharrte, und Gruppen mit transpersonalem Einschlag (in denen es vielleicht mal nicht nur um die Schwierigkeiten mit der neurotogenen Herkunftsfamilie ging) und Hilfe bei spirituellen Krisen. Ich war begeistert und drängte dorthin, habe es auch nicht bereut, obwohl alles ganz anders kam als erhofft. Die Stationsärztin, obwohl nicht überzeugt von dem spirituell duftenden Hausprospekt, bemühte sich mit großem Engagement um die Genehmigung beim Medizinischen Dienst der Krankenkassen und telefonierte ausgiebig mit dem für Aufnahmen zuständigen Arzt in Seligental. Ich war froh, an diesen Verhandlungen gar nicht teilnehmen zu müssen, hielt sie für eine gute Fürbitterin in meiner Angst, nicht ins Gelobte Land zu gelangen – in der Tat mußte meine Aufnahme auch dort in der Konferenz besprochen werden. Ich brauchte also meine Nöte nicht selbst schildern und nicht für mich Reklame machen und war erleichtert, als von Kasse und Klinik das Plazet kam.

Aber zunächst ging es um den Transport dorthin. Ich wollte natürlich mit meinem Auto fahren, aber da ich unter einer kräftigen Dosierung von Equilibrin stand, wurde mir vom eigenen Chauffieren dringendst abgeraten. Eine befreundete Kollegin packte mich in ihren Wagen, vier Stunden Fahrt bei strahlendem Wetter, und mir war so wohl und heiter, daß mir der Anlaß der Fahrt fast aus dem Bewußtsein entschwand. Die Klinik glänzte in der Nachmittagssonne an einem Wochenende, die Sonne schien sogar in mein privilegiertes Einzelzimmer, um das normale Patienten, wie im Sophienbad, viele Wochen kämpfen und bangen müssen. Die Empfangsschwester war reizend, ich galt als eine Art Privatpatient, meine Kollegin sagte: »Hier kann ich Dich gut lassen«, und entschwand zu ihrem weiteren Reiseziel.

Über Seligental zu schreiben fällt mir von allen therapeutischen Stationen bisher am schwersten, weil es noch am wenigsten »Geschichte« ist; weil sich Dankbarkeit und Zorn, Erstaunen und Befremden, Zuneigung und Verwunderung noch stark mischen, auch weil der therapeutische »Erfolg« sich ganz andere Wege gesucht hat, als ich sie anfangs erwartet hatte.

Daß es all die für mich so erstrebenswerten Dinge nicht gab, die ich oben benannt habe und wegen denen ich vor allem um einen Aufenthalt dort gekämpft hatte, fand eine einfache Erklärung: Es handelte sich bei den verteilten Broschüren um noch reichlich vorhandene Überreste eines Prospekts vom vorvorigen Jahr, als diese Dinge wirklich angeboten wurden. Aber es fanden sich einerseits zu wenig ausgebrannte oder überholungsbedürftige Therapeuten ein, um eine ständige Gruppe zu rechtfertigen; andererseits schien sich auch das Thema des Umgangs mit dem Eintritt in die dritte Lebensphase nicht zu bewähren, so daß man keine Monokulturen mehr züchten, sondern lieber den Dialog zwischen den Generationen pflegen wollte. Und was das transpersonale Paradigma der Therapie angeht, so war es gerade in heftiger Umstrukturierung begriffen, und es war noch nicht ganz klar, in wessen Kompetenz die Gruppe fallen sollte.

Die Folge war, daß ich in eine im Umbau begriffene, innerlich zerrissene Borderline-Gruppe kam, die gerade einen intensiven Wochenendmarathon hinter sich hatte und diesen heftig nachverdaute, samt den dort entandenen passageren Solidaritäten und Feindschaften. Einige Teilnehmer gifteten mich als neuen Störenfried und Aufmerksamkeitsverbraucher kräftig an, und ohne meinen »Paten«, der mich in meinen ersten Klinikwochen freundlich betreute, wäre es mir noch sehr viel schlechter gegangen. Ich fiel nach diesem Empfang so sehr in mich zusammen, daß ich erst einmal von meinem Sessel auf den Boden sank und dort leidend lag. Dies entsprach meinem »echt« gefühlten Zustand und war gleichzeitig mein Beitrag im Kampf um therapeutische Zuwendung. In der hilflosen Regression war mir, als sei ich bei den Hottentotten gelandet, und die nächsten Wochen brachte ich, ähnlich wie im Sophienbad, mit dem Rest meines Überlebenswillens damit zu, einen Gruppenwechsel erreichen zu wollen, der mir aber nicht gelang.

Daß ich in dieser Gruppe landete, die allgemein als am Rande des Wahnsinns segelnd galt, hatte folgenden Grund: Ihr Haupttherapeut, Dr. B., ein sehr kompetenter, warmherziger und mit vielen Wassern gewaschener Arzt, erklärte sich, wie ich allmählich herausfand, auf der Patienten-Verteilungskonferenz bereit, mich zu nehmen, nachdem sich andere in Frage kommende Heiler sehr bedeckt hielten. Er halte sich mir gegenüber nicht für befangen – so das von mir aufgeschnappte Gerücht oder eine späte Information des Direktors –, weil er noch nichts von mir gelesen habe oder wenig oder es wieder vergessen hatte oder weil ihn das nicht sonderlich beeindruckt habe. Ein Teil von mir, der depressive Normalbürger, war dessen sehr zufrieden und sah die Chance darin, ein gewöhnlicher Patient zu sein; das narzißtische Fragment, das unter der Asche noch glühte, war empört über so viel literarische Unbildung.

Es gelang der Gruppe leicht – angesichts einiger Patienten auch zu leicht, weil sie sich auf einem einfacheren Niveau wohler fühlten –, das Bücherschreiben als ein befremdliches, ja bizarres Symptom anzusehen, das zugunsten einer gesünderen Lebensweise enträtselt werden mußte. Einer der Erfolge von Seligental war denn auch, daß ich zwei Jahre lang ohne größere Beschwerden abstinent blieb und mich mehr dem Leben zuwandte, bis sich der Stoff dieses Buches immer stärker aufdrängte. Neu ist auch, daß es mir gelang, den frischen Text einige Jahre »abhängen« zu lassen.

Neben dem leicht patriarchalisch oder gelegentlich guruhaft angehauchten männlichen Therapeuten, der neben aller seelenheilkundlichen Kompetenz seine viel Autorität und Beruhigung ausstrahlende Körperfülle als therapeutischen Wirkstoff einsetzen konnte, amtierte noch eine weibliche Therapeutin, die es mitunter schwer hatte, an seiner Seite zu voller Geltung zu kommen. Aber da sie nun einmal ein Therapeutenpaar bildeten, zogen sie natürlich alle Elternübertragungen auf sich, von der Erlösungshoffnung bis hin zu den Rivalitätsphantasien und den Versuchen, sie gegeneinander auszuspielen. Der Kampf um die Aufmerksamkeit der beiden und um die Reihenfolge der Anhörung bzw. des »Arbeitens« war offen oder verdeckt mörderisch, allerdings auch unterbrochen von Schüben der Solidarität und des Beistands. Die Kampfmittel reichten von Protest, Weinkrämpfen, Rausrennen, Türenschlagen, Losschreien, sich unter einer Decke Verbergen, sich demonstrativ Abwenden bis hin zu Nicht-Erscheinen, worauf der- oder diejenige mit Sorge oder Zorn von einem der Therapeuten gesucht werden mußte.

Wenn ich meine Hottentotten-Übertragung ein wenig präzisiere, so verstand ich allmählich, daß es meine therapeutische Aufgabe war, diese Gruppe einfach zu überleben, weil sie eine karrikaturhafte Verzerrung meiner ursprünglichen Familiensituation darstellte. Bis ich das verstand und annehmen konnte, dauerte es aber einige Wochen, in denen es mir sehr schlecht ging und ich das Gefühl hatte, den Boden unter den Füßen ganz zu verlieren.

Es gab zwar immer wieder kurze Fragmente des solidarischen Zusammenlebens, wenn es um kleine gemeinsame Aufgaben ging. Denn eine schwache Utopie menschlichen Auskommens miteinander war bei den meisten noch vorhanden, und wenn ich oder ein anderer spürbar etwas dazu beitragen konnte, ließ sich ein vorsichtiges Glücksgefühl erkennen. Aber nach meiner Wahrnehmung überwog zunächst das Gefühl der in Rivalität versinkenden Bodenlosigkeit, was auch dazu führte, daß sich eine behandlungstechnische Spaltung einstellte: Die Einzelgespräche bei den Therapeuten, die ein bis zwei Mal wöchentlich für eine halbe Stunde stattfanden, galten schließlich uns allen als die höhere Form der Therapie und der eigentliche Ort der Geborgenheit und des Vertrauens, während in der Gruppe verdeckt der Dschungelkampf der Borderliner stattfand, der aber geschönt wurde durch eine Reihe kleiner Rituale, die über den Gräben eine höhere Form der Gemeinschaft suggerierten, zuweilen aber auch erzeugen konnten. Es gab jeweils die für das Schmücken des Raumes Verantwortlichen; die Kerzenanzünder und Blumengruppierer; diejenigen, die eine stimmungsvolle Musik auszusuchen hatten; dann gab es den anfänglichen und abschließenden »Energiekreis«, bei dem man sich an den Händen hielt und in die übergeordnete Gemeinschaft einzutauchen versucht. An diesem Punkt bin ich sicher ein wenig ungerecht, weil ich ohne Zweifel eine leicht mobilisierbare Gereiztheit gegen religiöse Rituale mit mir herumtrage, die um so deutlicher wurde, als es mir schien, als seien die kleinen Zeremonien die letzte Klammer oder der letzte Versuch, die Gruppe vor dem Zerfall zu retten.

Denn es war klar, und das machte mich immer wieder wütend über den Preis, den ich für die Aufnahme bei »meinen« Therapeuten bezahlte, den ich voll akzeptieren mußte: nämlich eine extrem schwierige Patientenschar als meine Lebenswelt zu akzeptieren, in der ich nur Bruchstücke meiner Identität einbringen oder wiederfinden konnte.

Ich beneidete andere Gruppen, die mit ihren Therapeuten Inseln des Zusammenlebens bildeten, in denen benennbare Konflikte verhandelt wurden; in denen das Sich-Mitteilen Sinn machte; die sich auch in den Zwischen-Zeiten trafen zu gemeinsamen Unternehmungen; die sich füreinander verantwortlich zeigten und mit Mißstimmungen, sicher nach längerem Anlauf, konstruktiv umgehen konnten. Ich dagegen lebte in einer »Familie«, die, verstärkt durch meine eigene Übertragung, eine Karrikatur von Zusammenleben bot; deren Mitglieder sich außerhalb der Gruppe weitgehend mieden oder nur hilflose Versuche machten, sich im verabredeten Zweiergespräch anzunähern.

Dazu diente ein anderes, uns angeratenes Ritual, nämlich das »Counseling«. Verkürzt gesagt hält es sich an den folgenden Ablauf: Man verabredet sich mit einem Gruppenmitglied (aber auch mit Nicht-Gruppenmitgliedern), sucht sich einen ruhigen Raum, und dann spricht erst der eine, dann der andere zehn Minuten über Dinge, die ihn bewegen oder bedrücken, ohne daß der schweigende, aber ermutigende Partner sich einmischt oder Kommentare abgibt. Diese Wechselrede kann man ein bis mehrere Male wiederholen. Der Sinn ist, einen Zeugen zu haben bei dem Versuch, mit sich ins reine zu kommen oder Dinge auszusprechen, die man sonst nicht leicht einer anderen Person mitteilt. Einige Male ist mir, oder uns, wenn ich die Zweier-Konstellation anspreche, das Counseling gut gelungen, brachte Entlastung, ein Stück Vertrauen, eine Minderung der Einsamkeit. Bei anderen Malen ist es auch schiefgegangen, als wir das Gefühl hatten, zwar ein Ritual erfüllt, aber kein Gespür für Nähe und Einfühlung erreicht zu haben. Da »meine Gruppe« erheblich beziehungsgestört war und es schwer hatte, überhaupt einen gruppenbezogenen Arbeitsstil zu finden, lag ein gewisser Druck auf uns, wenigstens im Counseling kleine Erfolge des therapeutisch kreativen Zusammenlebens zu verbuchen, und tatsächlich gelang das einige Male, wobei wir uns dann sofort nach der Verabschiedung oft wieder fremd wurden, bis auf einige Kontakte, die sich vertieften.

Ich muß wieder staunend betonen, wie umfassend die Übertragungen sich in einem so geschlossenen Milieu entfalten, wenn die Außenbeziehungen wegfallen. Die frühe Familie gestaltet ihre ursprünglichen Trieb- und Konfliktkräfte und sucht sich Felder und Themen für eine erneute Inszenierung, natürlich auch in der Hoffnung auf eine neue Lösung. Es gab einige Patienten, die in der mittelgroßen Stadt, an deren Rand die Klinik lag, oder in der Umgebung zu Hause waren und die wochenends verschwanden und sozusagen als Seelenpendler am Sonntag abend wiederkamen. Sie waren nicht in gleicher Weise Patient wie wir Radikal-Einwohner, für die die Wochenenden oft quälende Geduldsproben waren, mit erheblichen Abstürzen in die Lebens-Unfähigkeit ohne den Halt eines umrissenen Tagesprogramms. Man übte »Verabredung«, brach zu Wanderungen auf, und für viele stand der mehrstündige halboffizielle »Spaziergang« am Sonntag, den ein eigenes Komitee anhand von Wanderkarten vorbereitete, im Mittelpunkt.

Dreimal habe ich selbst an Wochenenden die Flucht angetreten zu Freund oder Freundin; das mußte, versteht sich, begründet und genehmigt werden, und in der Tat war es schön und merkwürdig zugleich, aus dem geschlossenen Kosmos zu verschwinden und auf »normal« zu machen, das Klinikleben im Erzählen plötzlich von außen zu sehen. Freund und Freundin waren analytisch-psychiatrische Kollegen und insofern verständnisvoll und sachverständig, und neben der leichten Unterbrechung des therapeutischen Prozesses brachten die Unterhaltungen doch auch einen besseren Einblick in meine Schwierigkeiten mit der Klinik und vor allem der Gruppe, so daß ich erleichtert und ermutigt wieder einrückte. Auch entdeckte ich in den Gesprächen die Vorzüge meiner regressiven Auszeit in Seligental, die Ziele, die ich mir stecken konnte, und die Mauern, gegen die ich vergeblich anrannte und die es vielleicht auch zu umgehen galt, falls ich mir einiges an Reifung noch zutraute. Es war diesmal schwieriger für mich als in Sophienbad, meine therapeutische Kompetenz in der Gruppe zu vergessen. Ich fühlte mich oft zweigeteilt, spürte aber auch, daß bei der schwierigen Arbeit von Dr. B. mit einem Gruppenmitglied, das mir auf die Nerven ging, der Rückzug auf beobachtende Kompetenz eine Abwehr war, und zwar vor dem eigentlich längst fälligen Wutausbruch aufgrund schwer erträglicher Verhaltensweisen. Die Therapeuten ermutigten mich, meine Gefühle nicht in selbstschädigender Weise hinunterzuschlucken, aber ich hatte Angst vor der Wirkung meines Zorns. Damit war ich natürlich wieder im Zentrum von wiederbelebten Familiengefühlen, bei denen mich die jüngeren Geschwister und vor allem ein spät hinzugekommener, extrem schwieriger Pflegebruder gelegentlich in hilflosen, mit großer Kraftanstrengung zurückgehaltenen Jähzorn versetzten. Es war besonders ein jüngeres Mitglied, mit dem ich in folgende seelische Zwickmühle geriet: Entweder kann sie hier gedeihen oder ich, aber es ist nicht Platz für beide. Sie war aber schon viel länger in der Gruppe, und die Therapeuten fühlten sich ihr, angesichts eines traumatischen Lebensschicksals, das durch meine Ankunft aufgrund plötzlich neu aufschießender Übertragungen sich noch einmal zuspitzte, in einem laufenden Therapieprozeß besonders verbunden. Sie verstand es auch, diesen ihr gewährten Spielraum zu nutzen. Einmal platzte ich unkontrolliert mit meinem Zorn heraus, und siehe da, die Katastrophe war weniger groß, als ich befürchtet hatte. Doch funktionierte die Gruppe nicht so, daß solche Affekte gemeinsam verarbeitet werden konnten; sondern, was sicher unvermeidlich war: Einzelarbeiten standen oft im Vordergrund. Mit meiner Wut auf den Therapeuten als einer »ungerechten Mutter«, die mich nicht beachtete, ist der Therapeut in einer Weise umgegangen, die ich tief dankbar in Erinnerung behalte. Er hielt sich eine dicke Matratze vor den mächtigen Leib, und ich konnte ungehemmt meinen vitalen, körperlich-seelischen Zorn, meine tiefe Kränkung handelnd ausdrücken, die in symbolischere Formen zu verwandeln nicht viel gebracht hätte. Es gibt einfach Affekte, die zuviel an Substanz verlieren oder zu entfremdet wirken, wenn man ihnen ausschließlich die rein verbale Gestalt aufzwingen will, wie sie manche Settings definitv vorschreiben. Rückblickend könnte ich ihm zurufen: »Du hast mich verzweifelt tobend ausgehalten und gehalten, und das bleibt mir als heilsames Erinnerungsbild.« Mit meinem Zorn und seiner therapeutischen Antwort war eine wichtige Dimension meiner Gefühle in die Gruppe eingebracht, und ich hatte nicht mehr das gleiche schmerzliche Gefühl eines vielleicht unaufhaltsamen Identitätsverlustes. Natürlich besteht meine Identität nicht hauptsächlich aus bodenloser Wut; aber wenn ein so elementarer Affekt in einer Gruppe eine sichtbare und spürbare Daseinsberechtigung hat, ist ein Teil meines Selbst nicht mehr ausgeklammert und nur durch dauernden Kraftverbrauch niederzuhalten. Ein so ursprünglicher Ausdruck eines Gefühls wirkt auf die andern ansteckend und belebend; die Gruppe atmete hörbar auf, nach anfänglichem Schrecken und Äußerungen von Angst; aber am Ende gab es erleichterten Beifall für den Therapeuten, der eine neue Dimension von Kompetenz und Mut gezeigt hatte, und für mich als den Kämpfer, der sich in ein Getümmel gestürzt hatte, dessen Ausgang zunächst ganz ungewiß war.

Die Übertragungen auf den »hauptamtlichen« Gruppentherapeuten wurden in Seligental (aber so ist es in vielen psychotherapeutischen Kliniken) noch dadurch verstärkt, daß er Herr über die vielfältigsten Gebote, Verbote und Genehmigungen war: Ausgang, Veränderungen im Reglement, Diät, Schonung, Gutachten, Verlängerung, Disziplinierung, Zimmerverteilung, therapeutische Auflagen, Medikamente, »Haftverschonung« und Dispensierung von einzelnen Programmpunkten und Einteilungen der Kreativgruppen. Das brachte es mit sich, daß wir, wenn wir »Anliegen« hatten, am Ende der Gruppensitzungen im gleichen Raum oder vor seinem Besprechungszimmer antichambrierten, was gelegentlich leicht orientalische Züge annahm, aber vielleicht nicht zu ändern war. Ich bin ja vor allem auf der Spur der zusätzlich angeheizten Übertragungen, die durch reale Abhängigkeiten ein verstärktes Gewicht erhalten. Ich selbst bin mit seiner Macht konfrontiert worden durch das Bitten um Wochenendbeurlaubungen, dann aber vor allem durch Änderungen in der Medikation, wo ich mich ganz auf sein psychiatrisch-psychotherapeutisches Urteil verlassen mußte. Dabei kam es gegen Ende meiner Zeit zu einer schmerzlichen Entgleisung des Befindens. Doch das gehört schon zum großen Thema »Abschied«.

Der liegt jetzt noch weit weg, und ich bleibe noch bei einigen psychischen Reichtümern im Erleben der Gruppe.

Die Gruppe und das Therapeutenpaar

Dr. B. war ein leidenschaftlicher und kompetenter Therapeut und hatte es nicht ganz leicht, andere Götter, und seien sie weiblicher Gestalt, neben sich gelten zu lassen, obwohl er sich spürbar und ruckartig immer wieder darum bemühte. So kam es, daß über Frau K., die zudem nicht über die gleichen akademischen und therapeutischen Grade verfügte, immer wieder ein leichter Schatten fiel. Eine Gruppe, die sich mit einem therapeutischen »Elternpaar« konfrontiert sieht, entwickelt ein manchmal dämonisches Gespür für die Bruchlinien in der elterlichen Beziehung. Natürlich waren die beiden solidarisch, manchmal angestrengt solidarisch, und die menschlichen und therapeutischen Qualitäten von Frau K. waren unbestreitbar, auch wenn sie hin und wieder geprägt waren von dem begreiflichen Bedürfnis nach Ebenbürtigkeit und Profilierung. Allein diese Konstellation führte, via Projektion und projektiver Identifikation, die schon andernorts als wichtige Mechanismen aufgefallen sind, zur Verschärfung einiger seelischer Reaktionen und einer verzerrenden Vergrößerung latenter Konflikte. Wer mit unbewußten Familienspannungen herumläuft, über die nie gesprochen werden durfte oder die früher auch destruktiv ausagiert wurden, für den sind Gruppenszenen mit Therapeutenpaaren ein gefundenes Fressen. Ich stand also für mich vor folgendem Arrangement: Natürlich war ich hellwach für die Vorgänge zwischen den beiden, wie für die Schwingungen zwischen der Gruppe oder Einzelnen auf diese denkwürdige Paarsituation. Da Dr. B. der absolute Sonnenkönig war, von dem zudem alle reale Macht ausging, waren manche hin- und hergerissen zwischen ihrer Sehnsucht nach Mütterlichkeit und dem Sich-gut-Stellen mit der väterlichen Macht und der Hoffnung auf sie, sei es durch Gehorsam oder durch Rebellion. Was nun das Ungerechte war: Die frühen Enttäuschungen an der Mutter wurden zum Teil erbarmungslos gegen die Therapeutin gekehrt, in Form von Kritik und Entwertung und negativer Projektion. Und nach den Gesetzen der »projektiven Identifikation« nimmt die unter den Beschuß projizierender Patienten Geratene einiges von dem Projizierten in sich auf und ist geneigt, sich manchmal so zu verhalten, wie die Patienten das phantasieren oder befürchten. Dann kommt ein böser Zirkel in Gang, und so ist es einige Male geschehen. Vermutlich hat sie aber Zugang zu hilfreichen Kraftquellen gefunden, denn sie ist mit und für uns auch gewachsen, und meine Achtung für sie hat zugenommen. Und dies, obwohl der böse Teil in mir sich am liebsten auch in dieser heimzahlenden Geringschätzung der Mutter gesuhlt und mit den anderen mitgelästert hätte. Meine Abwehrbewegung, die aber auch reife Elemente enthält, war die: »Die Mutter ist in Not, jetzt mußt du ritterlich und solidarisch sein.« Der Mechanismus setzt auch kreative Kräfte frei, für die Betroffene wie für den Ritter. Um so dankbarer war ich, als inmitten dieses Gewoges tatsächlich menschliche Qualitäten an Frau K. sichtbar wurden, die mit formell nachprüfbarer und amtlich beglaubigter Kompetenz gar nichts zu tun hatten. Nur ist die Verlockung eben sehr groß, dem Mächtigeren nachzufolgen, wenn er zudem selbstbewußte Kompetenz, Warmherzigkeit und raumfüllende Ausstrahlung so sehr auf sich vereinigt, daß eine weibliche Ergänzung gar nicht mehr nötig erscheint. Der therapeutische Vater tritt dann in die verkorksten Familien ein wie ein kraftvoller Erlöser, und man kann es der Mutter, von der man doch abhängig geblieben ist trotz all ihrer Mängel, endlich einmal heimzahlen, ohne daß man befürchten muß, man lande in einem Erziehungsheim. Der Vorteil in Seligental war ja der: Wir waren schon im Heim.

Die Gruppe stand – wie schon gesagt – im Prozeß der angestrebten Verwandlung aus einer Borderline- in eine sogenannte transpersonale Gruppe. Damit scheint gemeint eine Sammlung aus Menschen, die an existentiellen, spirituellen oder religiösen Lebenskrisen leiden, was immer das heißt. In den letzten vier Wochen meines Aufenthaltes wurden die frei werdenden Plätze denn auch besetzt mit Personen, die in der Tat religiöse Traumata in sich trugen, so ein früheres weibliches Mitglied einer äußerst autoritären und kontrollierenden Sekte, die sich mit ihren Geboten, Lebensverboten und Auserwähltheitsvorstellungen tief in ihr Überich eingenistet hatte und mit Strafängsten und Verworfenheitsvorwürfen bei jedem Befreiungsversuch reagierte. Aber immerhin verstand sie ihre Schädigung als behandlungsbedürftiges Problem und suchte menschlichen Anschluß. Eine andere Mitpatientin, tief in Moral und Überlegenheitsgefühl verpackt, verdächtigte Therapeuten und Gruppe, ihr den Glauben wegnehmen zu wollen, und verbarrikadierte sich in vorwurfsvoller Zurückhaltung. Dadurch trat tatsächlich ein, was sie befürchtete: Wir suchten nach Breschen in ihrem geschlossenen Panzer der Erwählung, in der Männer eine schändliche Rolle spielten. Sie lebte die Wochenenden an einem zweiten, außerklinischen Pol in der nahen größeren Stadt, in der ein offensichtlich begnadeter Wallfahrtspriester und heiligmäßiger Gruppendynamiker die wahren Werte predigte, die, übertrieben ausgedrückt, in einem solchen Psychosumpf nur in den Schmutz gezogen werden konnten. Wenn sie einmal weinte und ihr tiefer Schmerz spürbar wurde, schmolzen unsere Herzen sofort, und wir hofften wieder auf gedeihliches Zusammenleben. Was in mir wiederbelebt wurde, waren diffuse Erinnerungen an missionarischen Druck durch einen frühen Pfarrer, die sich mit dem Gefühl der Verworfenheit verbunden hatten. Eine solche Selbstgewißheit in Verbindung mit einer höheren Wahrheit ist mir nie zuteil geworden; sie enthielt aber immer eine verborgene Lockung und auf der anderen Seite die Drohung mit der Verdammnis, wenn man der angebotenen Erwählung nicht gewachsen oder nicht würdig war. Am ehesten kam diesem Gefühl, wenn auch in einiger Verdünnung, die Anhebung des Selbstwerts nahe, als ich der analytischen Ausbildung für würdig befunden worden war und in den ersten

Jahren als publizistischer Missionar Aufsätze über ihre Geisteshelden und Schmähschriften wider ihre Gegner für alle möglichen Zeitungen schrieb.

Der Patientin gelang es sogar, sonntags kleine Wallfahrtsgrüppchen zusammenzustellen, wenn der besagte Pater predigte, und mir schien es manchmal angesichts ihres unbedingten und eindrucksvollen Eifers, als versäumte ich bei dieser allerletzten Gelegenheit, die sich mir bieten würde, das Wort Gottes aus reinster Quelle zu vernehmen.

Also gab es auch hier ein Stück Durcharbeiten oder wenigstens ein Anreißen von latenten Themen, auf die man in der Regel im Alltagsleben kaum stößt oder die man auf freier Lebenswildbahn unmerklich vermeiden kann. Trotzdem schlummern sie in einem und drängen sich in dafür gar nicht geeigneten Situationen auf und schaffen Unmut und Fremdheit und führen zu irrationalen Entscheidungen. Schon von daher bedaure ich die beiden Klinikaufenthalte nicht, auch wenn sich die ursprünglichen Erwartungen nicht oder nur zum Teil erfüllten. Der Mensch denkt, das Unbewußte lenkt oder auch die zufällig vorgefundene Realität, an der sich alte Konflikte entzünden. Solange ich dort war, kam es mit einigen wenigen frommen Patienten, so auch mit der Religiösen, nicht zu einer tragfähigen Beziehung im Gespräch, obwohl ich um sie fast wie um eine frühere Verwandte warb. Aber das heißt natürlich nicht, daß sie nicht mit anderen Menschen oder mit anderen Medien hilfreiche Erfahrungen gemacht hat. Denn das ist auch ein Vorzug der Klinik: Die Vielfalt des Angebots kann verwirrend sein oder durch Spaltungen manche Probleme vertiefen; aber sie gewährt auch Entfaltungs- und Verarbeitungsräume, die noch Halt bieten, wenn etwa die »Hauptübertragung« auf die Kerngruppe oder auf den verantwortlichen Therapeuten nicht tragend oder hilfreich wird.

In einem sehr beruhigenden und schönen Meditationsraum fanden regelmäßige Sitzungen statt, manchmal auch am Wochenende, zu denen viele Patienten strömten, auch Gäste von außerhalb. Beim Eingang gab es oft ein Gedränge um die Kissen und die Decken, und dann, wenn auch unmerklich, um die besten Plätze im Raum. Soweit ich sehen konnte, kamen Menschen, denen die Meditation Kraft und Gelassenheit gab. Manche, darunter ich, waren angestrengt bemüht, an das verheißene »Eigentliche« zu kommen, was mir aber nie gelang. Ich mußte denken und konnte es nicht abstellen; schlimmer noch: grübeln; oder ich nickte ein und haderte danach mit meiner mangelnden Begabung zur Versenkung. Es gab besonders beliebte Meditationslehrer oder -anleiter, die als öffentlicher Geheimtip galten, weil sie nicht so viel Andacht verbreiteten und doch Seele spüren ließen. Nach meiner Wahrnehmung gab es auch Patienten, ähnlich mir in manchen Phasen, die sich im Vorfeld des Als-ob abmühten, in der Vermutung, daß sichtbar gutes Meditieren den Rang im Haus oder das Ansehen bei den Therapeuten verbessern könnte. Und es gab die fast süchtigen Meditierer, die um jeden Preis zu hoffen schienen, entweder der Wahrheit noch teilhaftig zu werden oder aber wenigstens einen tiefen Schmerz bekämpfen oder besiegen zu können. Die Lehrer waren reich an Hinweisen, wie man sich tiefer versenken könne: »Die Gedanken begrüßen, aber vorüberziehen lassen. Hallo, Freund Grübel, da bist du ja wieder, ich sehe dich und lasse dich ziehen.« Aber mein Freund Grübel verzog sich eben nicht, und es stellte sich kein kräftigendes Nichts ein. Immerhin gelang es mir im Lauf der Zeit, mein Versagensgefühl zu mildern und wohlwollend zu mir zu sagen: Meditation ist nicht mein Weg. Das frühe Wiederholungsgefühl, schlimm genug und noch einmal zu verdauen: Mir liebe Menschen ziehen unter Glockengeläut und mit erwartungsvollen Gesichtern in das Gotteshaus, die Kerzen brennen, das Harmonium oder die Orgel stimmt eine sanfte Einleitungsmelodie an, und in mir flüstert eine innere Stimme, die ich früher natürlich mit dem Satan verknüpft habe: »Du gehörst nicht dazu, du bist nicht in der Gnade, du kennst nicht die richtige Andacht, du steckst voll unfrommer

Gedanken.« Und schon war der Sonntag verdorben, und in die lieben und anscheinend gottseligen Gesichter hätte ich am liebsten dreingeschlagen.

Mir ging es lange Wochen sehr schlecht, und zunächst wagte ich es kaum, von mir aus Mitpatienten anzusprechen, hatte aber das Glück, daß ich angesprochen wurde von wenigen Menschen, die mich kannten, etwa von Vorträgen her. So bildeten sich einzelne wohltuende Spaziergangs-Beziehungen, die sich fortsetzten in den kleinen Verabredungen zum Stadtgang oder in den winzigen, aber liebevollen Handreichungen beim Essen-Fassen: »Bringst du mir Obst, dann schau ich, ob ich einen zweiten Pudding für dich organisieren kann.« Oder das kleine abendliche Meeting beim beruhigenden Instant-Kaffee, bevor man sich an das Abfassen des Wochenberichtes machte, dessen Redaktion oft bis zuletzt aufgeschoben und gemeinsam bestöhnt wurde. Der kaufmännische Teil des Badestädtchens hatte sich, neben den Kurpatienten und den wohlhabenderen Badegästen, auch auf die Seligentaler Klientel eingestellt, besonders exklusiv eine Buchhandlung, die das breiteste Sortiment an Esoterik-Literatur führte, das ich je gesehen habe, neben heilenden Steinen, Kräutern, Salben, Meditationskleidung und Musikkassetten. Topschlager waren Bücher, die das »innere Kind« im Titel trugen. Und da so intensiv von diesen Entdeckungsreisen zum kleinen Jungen in mir geschwärmt wurde, habe ich mir auch eines besorgt.

Zu den Schwellenerlebnissen in der Klinik gehörte das Angebot einer mich herzlich willkommen heißenden Mitpatientin, mir zu zeigen, welche Wonnen und therapeutischen Möglichkeiten das körperwarme Schwimmbecken bot. Sie war Mitglied in der sogenannten Wassergruppe, einem Spezialangebot für zu früh oder wie ich, malträtiert geborene Kinder im Patienten, in die zu kommen mir aber nicht gelang: Ich wurde von ihr auf beiden Armen so schwebend im Wasser gehalten, daß ich sozusagen ausgesorgt hatte und mich dem warmen Fließen überlassen konnte, das sie durch sanftes Umhergehen und Drehen ihres Körpers erzeugte. Dieses vorgeburtliche Wohlbefinden war so schön, daß ich alle paar Minuten fragen mußte, ob sie es noch gerne mache, was sie verwunderte, denn sie machte es gerne. Deshalb geht man ja ein paar Wochen in diese Gruppe, weil solche Unsicherheitskrisen in der Geborgenheit zum therapeutischen Thema gehören, und von einer guten Freundin in der Klinik, die in einer solchen Gruppe war, hörte ich denn auch, wie tief die prä- und perinatalen Krisen sein können, die hinter diesem Angebot an passivem Wohlbefinden lauern können. Aber wenn die überstanden sind, dann gilt der Zugewinn an Lebensmut als phänomenal.

Ich selbst wurde einer zwei- bis dreimal wöchentlich zusammenströmenden Groß-Gruppe zugeteilt, die eine bestimmte, sehr ritualisierte afrikanische Tanzform ausübte, bei der man die von den Therapeuten gespielten exotischen Instrumente mit eigenem Singsang und einer bestimmten Schrittfolge so begleitete, daß sich der große Kreis in langsamem Tempo drehte. Da viele Patienten sich durch diese Übung »zentriert« fühlten und ich wußte, daß manche Therapeuten zum Teil von weit her sich zu Wochenendseminaren über diese Tanzform in der Klinik einfanden, war ich wieder einmal höchst zerrissen: Zwischen den dringenden Empfehlungen der Therapeuten einschließlich des Chefs und dem hohen Ansehen der Tanzform und meinen eigenen Empfindungen wie denen anderer Mitpatienten, die ein ähnliches Grausen vor dem monotonen Singsang an den Tag legten. Der Gedanke, mich dorthin zu schicken, war therapeutisch sicher sinnvoll und freundlich ausgedacht, etwa im Sinne meines Konfirmationsspruchs, nach dem ich nicht allzu sehr auf meinen Verstand bauen, sondern eher auf den Herrn vertrauen sollte. Mir war aber nicht klar, wie sehr mich der Verzicht auf meinen Verstand während der langsamen Drehungen im rhythischen Singsang bedrohte und mich für einen halben Tag tief auf meine Wut und Depression zurückwarf. Da die Gruppe sehr groß und die kurze Nachbesprechung nicht sehr individualisierend war – es gab viele Voten, von denen man die Hälfte als kurze Dank- und Ergebenheitsadressen bezeichnen könnte –, machte ich von meinem imaginären Status Gebrauch und weigerte mich, weiter hinzugehen. Das führte beim Vorübergehen und beim Begrüßen der betroffenen Therapeuten im Haus zu leichten Spannungen, die ich erst in den letzten Tagen versöhnlich anzusprechen wagte. Es war deutlich genug, daß ich auf ein seelisches Phänomen stieß, das mit einer Angst vor dem afrikanischen Auslöschen meiner Person zu tun hatte, und bei entsprechender individueller Begleitung hätte sich daraus sicher therapeutischer Honig gewinnen lassen. Es gab aber keinen Ort, an dem ich diese sich langsam in Depression wandelnde Wut und Panik ruhig hätte besprechen können, und deshalb erschien mir der Austritt aus dieser Veranstaltung nicht als Flucht, sondern als durch die Umstände gerechtfertigter Selbstschutz, obwohl die latente oder offene Deutung als Flucht und Ungehorsam und Mißbrauch meines Status spürbar in der Luft hing.

Es gab zwar eine individualisierende Form der Nachbesprechung dieser Gruppenerlebnisse, die der Therapeut anbot. Man konnte in seine Wochensprechstunde kommen, aber die Umstände waren für mich infantilisierend und unwürdig, den regredierten Mitpatienten aber vertraut, dadurch daß es einfach so üblich war: Die zahlreichen Ratsuchenden setzten sich in dem engen dunklen Flur, auf dem reger Durchlaufverkehr herrschte, auf den Boden, sprachen sich ab über die Reihenfolge, und entsprechend der großen Zahl kamen natürlich nur kurze Besprechungszeiten zustande.

Dies könnte so klingen, als sei meine Absicht Kritik, während ich hauptsächlich versuche, meine Übertragungsgeschichte deutlich zu machen und das therapeutisch Wirksame des Hauses für mich herauszufiltern. In diesem Fall war es der Ungehorsam oder das Achten auf meine Gefühle, der Durchgang durch die Angst, mich zu isolieren oder unbeliebt zu machen, der sich als der stärkste und stärkende Nachhall erwiesen hat. Natürlich bin ich nicht gerade stolz darauf, daß ich solche Muterlebnisse im reiferen Alter in einer Klinik nachholte. Aber meine Störung hat mit dazu beigetragen, daß ich mich nie in Rollen und Ämter gewagt habe, die mit täglicher Kooperation und täglichem Konfliktpotential verbunden waren. Als Freunde von mir Abteilungsleiter oder Dekane wurden, habe ich sie beneidet und bewundert, weil sie ihre Mutproben an Konferenztischen und in Entscheidungskomitees zu absolvieren hatten. Meine Mutproben hatten bisher fast nur in schriftlichen Verlautbarungen und theoretischen Meinungsäußerungen bestanden. Gewiß würde ich mich nicht feige nennen. Aber mir fehlten Mut- und Bewährungsproben in Gruppen und Institutionen, von Angesicht zu Angesicht und unter dem Druck gegnerischer Meinungen, Strategien oder auch Intrigen, denen es standzuhalten galt. An feindselige oder auch verleumderische Stellungnahmen zu meiner Arbeit habe ich mich fast gewöhnt, aber ich lese sie am Schreibtisch, und sie werden an Schreibtischen verfaßt. Deshalb bot mir die Klinik einige wenige, aber nachhaltige Situationen, wo ich zu meinen Gefühlen stehen konnte, selbst wenn sie auf Unverständnis oder Ablehnung stießen.

Am Beispiel der Tanzgruppe muß ich sogar einräumen, daß der Austritt nicht als offener Konflikt mit den Bewegungstherapeuten erfolgte, sondern als halbe Intrige nach mildem Kampf mit dem Chef und dem Gruppentherapeuten. Der Chef übrigens war es, der mein Ausscheiden bedauerte und, zu Recht, mit wichtigen Konflikten in mir in Zusammenhang brachte; er war auch bereit, ausführlich mit mir darüber zu sprechen, aber ich wollte von meiner Haßübertragung auf das afrikanisierende Gestampfe nicht mehr weg, habe es wohl auch nicht verstanden, bin deshalb entsprechend ungerecht und bitte bei den betroffenen therapeutischen Vortänzern um Nachsicht. Bei meiner Lebensgeschichte ist das Zurückweisen von mir unbekömmlichen Dingen das wirkliche Therapeutikum. Es gibt eben Übertragungen, die zu ihrer Auflösung entsprechend intensiver Hilfestellung bedürfen. Ich nehme an, daß der Ritualtanz, von einer sehr großen und nicht mehr leicht als aus Individuen gebildet wahrnehmbaren Gruppe ausgeführt, vielleicht sogar für mich Anklänge an das Trauma der Geburt bot, in dem Sinne, daß sich ein Gefühl gefährlicher Unentrinnbarkeit einstellte, mit der Angst vor einem sich langsam steigernden Stumpfsinn, der das Seelenleben zum Erliegen brachte.

Privattermine beim Chef

Es sprach sich natürlich herum, durch Äußerungen in der Gruppe oder wenn ich auf der Wartebank vor dem Direktionszimmer gesehen wurde, daß ich einmal wöchentlich Termin beim Chef hatte, und also mindestens Privatpatient oder mehr sein mußte. Es gibt unter den Patienten, neben der Hoffnung und dem wachsenden Vertrauen in ihre Therapeuten, einen unglaublichen Zynismus als Gegenbild zu den Erwartungen auf Hilfe. Es ist eine Bitterkeit und ein Zynismus, der meist schon aus der Familie stammt und der sich bei vielen von ihnen durch weitere Erlebnisse mit Bürokratie, Chefs, Ärzten oder Kliniken steigern kann zum Weltbild einer abgefeimten Ausbeutergesellschaft, deren Opfer man immer sein wird. Dieses Weltbild besteht oft vollkommen parallel zu einer kitschigen Erlösungshoffnung, die zu erfüllen schwierig ist und deren eine Folge eine erhöhte Enttäuschbarkeit sein kann. Meine »Extrawurst« provozierte mehrere Male ein solches Weltbild, und ich war in den Augen einiger abgründig desillusionierter Patienten der schamlose Profiteur einer solchen Organisation unserer Welt. Also lernte ich auch, mit offenem oder verdecktem Neid umzugehen, so wie ich selbst die Mitglieder von Gruppen mit glücklicherer Struktur und Zusammensetzung beneidete, die ein kreatives soziales Leben aufwiesen. Ich hatte Freunde und Freundinnen, die von ihren Gruppen schwärmten, während ich zu meiner Reifung wieder einmal durchs Fegefeuer gehen mußte. Der eigenen Opferidentität gelang es spielend, sich bei vielen Gelegenheiten in den Vordergrund zu drängen; dann mußte ich eben wieder mehr von den ausgezeichneten Produkten der Küche essen und kam mit entsprechendem Mehrgewicht zurück nach Hause.

Der Gruppentherapeut Dr. B. war entschieden gegen die Sonderrolle, in die ich durch die regelmäßigen Therapiestunden beim Chef geriet. Ich konnte ihn gut verstehen, und wenn er mir die möglichen Folgen für sein für mich gefundenes Therapiekonzept nur eine Spur düsterer ausgemalt hätte, wäre ich schwach geworden und hätte verzichtet. So ging es also schon wieder darum, die eigenen Gefühle als Richtschnur zu nehmen bei einer Entscheidung, die ihn verletzen oder, noch schlimmer, sein therapeutisches Engagement für mich verringern konnte. Dies war nicht der Fall, und ich behielt die Sicherheit, die nicht selbstverständlich ist, daß die beiden sich zu meinem Wohle über meinen Therapieplan, die Diagnose und die Gefahren einer möglichen Entgleisung des Aufenthaltes unterhielten. Daß mir bei diesem Vertrauen die Erfahrung mit den zwei Basler Therapeuten zugute kam, ist offensichtlich. Ich war weniger paranoid, als es die Situation in früheren Lebensphasen heraufbeschworen hätte.

Aber in diesem Zusammenhang wird mir eine innere Verbindung mit dieser Doppelpoligkeit deutlich: »mein« Therapeut, als solchen sehe ich durchaus Dr. B., schlug mir, als es mir nach acht Wochen deutlich besserging, eine drastische Verringerung der Medikation vor, was mir ein wenig unheimlich war, mich aber auch freute, weil ich es als ein Zeichen seines therapeutischen Optimismus, ja seines Ehrgeizes empfand, die Medikamente nur als Hilfsmaßnahmen für die gravierenderen Phasen der Depression zu sehen und dem, was in der Gruppe psychotherapeutisch bereits passiert war, große

Bedeutung beizumessen. Also wurde die Dosis halbiert. Nach zwei Tagen hatte ich einen schweren Rückfall, verbunden mit der Angst, ich käme nie mehr heraus, der Aufenhalt sei vergeblich gewesen, die Besserung nur oberflächlich. Ich fühlte mich wie in den ersten Tagen in der Klinik, verlor das Vertrauen, hielt Psychotherapie entweder für Quatsch oder mich nicht für geeignet. Und ich wußte, daß der Chef »vorsichtiger« gewesen wäre in der Reduzierung, aber da Dr. B. mich besser kenne, werde er sich dessen Vorschlag anschließen, sagte er. Mir scheint, da er Dr. B. in der Frage der Einzelstunden sozusagen überstimmt hatte, war er nun geneigt, diesem nicht noch einmal ins Ruder zu greifen, und mußte mich meinem Absturz überlassen. Diese schmerzliche Episode, für die sich Dr. B. entschuldigte, führte nun zu einer weiteren Vertiefung meiner Sonderrolle.

Mein »Abschied« war ursprünglich nach etwa zehn Wochen vorgesehen, jetzt aber, im Aufschwung, geplant schon nach neun Wochen, weil es mir wieder gutging und ich ganz zuversichtlich in die Zukunft sah. Der Abschied wurde auch vorbereitet, ich selbst »eingeteilt« auch für die Abfolge der Rituale in der Vollversammlung, in der jeder Scheidende einen kurzen Abriß seines Aufenthalts geben kann oder eine Geschichte erzählt oder ein Musikstück darbietet oder ein eigenes Gemälde deutet, seinen Dank abstattet, den Therapeuten Rosen oder sonstige Geschenke überreicht und deren Dank, aufmunternde Worte und Umarmungen entgegennimmt. Dieser Auftritt wird, ähnlich wie in Sophienbad, in großer Aufregung absolviert, als handle es sich um eine Reifeprüfung, und in gewissem Sinne ist er es auch: Öffentlich sprechen, sich zeigen, Bilanz ziehen, Gutes und weniger Gutes abwägen, verbunden mit der Versuchung, das Gute ein wenig zu übertreiben, damit für einen selbst und das Team der Aufenthalt als geglückt erscheint. Aber es gibt für manche auch die gegenteilige Versuchung, über die viel diskutiert wird: Bei einem nur bescheidenen Erfolg oder gar dem Gefühl des Mißglückens die Bitterkeit und die Wut ungefiltert vor vielen Zeugen herauszulassen, um endlich einmal auf die Pauke zu hauen. Manche entschließen sich dann doch noch, trotz gegenteiligem Gefühl, kurz vor der Trennung ein Lob des Aufenthalts zu singen, weil sie die Außenseiterrolle, in die sie mit Kritik gerieten, und die irrationale Angst vor Rache nicht auszuhalten glauben. Aber da die Form des Zusammenlebens und der Grad der therapeutischen Betreuung für die meisten doch ein tragendes und auch verblüffendes Erlebnis darstellen, bilden diese vielleicht unvermeidlichen Fehlformen eines erfolgreichen Abschieds doch die Minderheit.

Mein Rückfall erfolgte einige Tage vor meinem ersten Abschied, und ich bekam eine unbändige Angst vor dem Verlassen der Klinik. Dr. B. war selbst überrascht über dessen Stärke; ich saß ihm gegenüber in seinem Sprechzimmer und kriegte kaum noch Worte heraus. Er war bereit, mich länger dazubehalten, obwohl für meinen Gruppenplatz bereits jemand Neues einbestellt war. Außerdem mußte in dringlichen Telefonaten und Briefen bei der Kasse die Genehmigung erbeten werden, für die allerdings eine mir bekannte Ärztin zuständig war. Da die Genehmigung zum Zeitpunkt des Abschiedsplenums aber noch nicht da war, wurde beschlossen, mich die Zeremonie wie ursprünglich vorgesehen durchlaufen zu lassen. Und dies in einem Augenblick größter Bitterkeit und Enttäuschung an der Therapie in der Klinik. Andererseits wußte ich, wie sehr sich Dr. B. und der Chef bemühten, eine Verlängerung zu erhalten. Ich war also hin- und hergerissen zwischen fast zynischer Anklage und einem Funken Hoffnung, daß die zunächst beantragte Zusatzwoche noch einen Fortschritt brächte. Der seelische Horizont schrumpft in dieser nahezu »totalen«, also geschlossenen Institution, die Regression tut ein übriges, und dann noch die Angst vor der Entlassung in einem Zustand weitgehender Hilflosigkeit. Ich hätte es nie für möglich gehalten, wie man sich plötzlich vor dem »Draußen« fürchten kann, wußte es natürlich aus meiner frühen Arbeit im Jugendstrafvollzug und hörte und las es immer wieder von Patienten nach längeren Aufenthalten in der Psychiatrie oder in einer psychotherapeutischen Klinik.

Daß ich »durch den Abschied« ging, während ein Notantrag auf Verlängerung lief, verbreitete sich bei einer Reihe von Patienten; es gab teils besorgte, teils neidische Anfragen, Spott und Kopfschütteln, weil der ganze Vorgang befremdlich war. Es gelang mir, bei der nun beinahe getürkten Abschiedsvorstellung weitgehend der Wahrheit zu folgen: daß ich nämlich einem schlimmen Absturz erlegen sei und auf Verlängerung hoffte, weil ich buchstäblich den Boden unter den Füßen verloren hätte; daß dieser Abschied vielleicht gar nicht endgültig sei und ich auch bittere und enttäuschte Gefühle in mir trug. Dieses Sich-Verabschieden mit der Möglichkeit, doch noch zu bleiben, wurde nun von einigen Meinungsmachern unter den Patienten als das Letzte an Bevorzugung, Starallüren und Prominentenfaxen angesehen; von anderen aber auch als eine hilfreiche und angemessene Vergünstigung angesichts des starken Rückfalls. Ein oder zwei Tage später kam die Genehmigung, und ich blieb.

In einer solchen Klinik bilden sich mehrere ineinandergreifende Ranghierarchien, an denen aber nicht alle teilnehmen. Es gibt das geduldige Fußvolk, das sich gar nicht um Führungsrollen bemüht, sondern eher nach ein oder zwei Freunden oder solidarischen Bekannten sucht, ähnlich wie in der sozialen Wirklichkeit, um besser über die wahrlich anstrengenden Runden zu kommen. Aber an den einzelnen Speisetischen gibt es vernehmlich laute Tonangeber; sie versuchen auch, mit Hilfe des Sitzplans und des obersten Platzverteilungsverantwortlichen, zu ihnen passende oder ihnen genehme Tischgenossen um sich zu versammeln. Das funktioniert, längst bevor das Fußvolk die Mechanismen dieser Gesellung durchschaut hat. Ich selbst habe es nie zu einer für mich angenehmen Artusrunde gebracht, was aber auch daran lag, daß die Fähigkeit zu lebhafter Unterhaltung mir immer wieder deutlich fehlte.

Wenn man sich in einem Essenskreis nicht mehr wohl fühlt und den Tisch wechseln will, muß man erstens die bisherigen Tischgenossen vor den Kopf stoßen, weil man ja geht; andererseits ist dieser Weggang nur möglich, wenn man einen neuen Kreis an einem anderen Tisch gefunden hat. Es wandern oder irren also, vor allem an den Tagen der Neuankünfte, immer eine Reihe von Patienten herum, klopfen an nach Plätzen oder studieren den ausgehängten Tischverteilungsplan; oder sie müssen mit anderen Patienten an ihrem Wunschtisch so kungeln, daß ein oder zwei Neuzugänge wieder ausgeladen werden, weil ein »Irrtum« in der Verteilung vorliege. So ist die »Gemeinschaft« eine Mischung aus liebevoller Fürsorglichkeit in kleinen Gruppen und Dschungelfragmenten im Großen.

Doch zu lernen gibt es viel, und wenn man sich erst einmal, nachdem der Gong einen zu früh in einen grausam erscheinenden Morgen geweckt hat, zur Morgengymnastik geschleppt hat, dann staunt man, wie sehr ein flottes Bewegungsprogramm, verbunden mit aufmunternder Musik, die angeschlagene Befindlichkeit verändern kann. Voraussetzung ist aber, daß die junge Praktikantin eigenen Schwung, Sympathie und Einfühlung mitbringt. Dann erntet sie Beifall und Dankbarkeit, und man ist wieder einmal froh, daß man sich nicht mehr joggend durch den Stadtpark quält, was wiederum anderen als die reine Lust und ein Medium zur erfolgreichen Lebensbewährung erscheint.

Den therapeutischen Gesprächen mit dem Chef nähere ich mich zum Schluß nur zögernd, weil die Eindrücke so vielfältig waren. Da ist einerseits die Dankbarkeit für das Privileg dieser Stunden; andererseits war ich an den späten Nachmittagen oft so niedergeschlagen, daß das Reden mir schwerfiel; ich hatte manchmal seiner Lebendigkeit wenig entgegenzusetzen; dann schämte ich mich und wollte mich festhalten an der Idee, die ja nicht abwegig war: daß ich unter glücklicheren Umständen in diesem Haus auch Supervision hätte anbieten können, also die Beratung der therapeutischen Kollegen im Umgang mit ihren Patienten, wie ich es ja in meiner Praxis und in Seminaren seit vielen Jahren machte. Da half mir aber Dr. G., ohne daß ich ihm diese spezielle Variante der Selbstquälerei offenbart hatte, indem er mich ermunterte, mir wirklich diese Auszeit zu gönnen, weil ich doch sehr erschöpft wirke, mich nicht zu Leistungen zwingen zu wollen, die im Augenblick nicht möglich seien, und mir die Depression nicht übelzunehmen.

Zweimal während meiner Zeit in Seligental war Supervisionstag für das Team, wo es nur ein verkürztes Gruppenprogramm für die Patienten gab. Dem Supervisor, den ich nicht persönlich kannte, aber von dem ich viel Gutes gehört hatte, fühlte ich mich schon deshalb verbunden, weil er sich seit Jahren ebenfalls den seelischen Nachwirkungen der NS-Zeit gewidmet hatte. Es gab also einerseits ein kollegiales Gefühl von Solidarität und Verwandtschaft ihm gegenüber, und andererseits, in der laufenden Krankheit und Regression, ein staunendes Aufblicken, weil mein Gruppentherapeut, soweit ihm das möglich war, wiederum zu ihm aufschaute, so daß ich unter der Spannung einer Doppelbeziehung zu diesem Supervisor litt und mehrfach scheu an meinem Fenster hinter der Gardine stand und andächtig hinunterschaute, wenn er den Hof überquerte. Am liebsten wäre ich hinuntergerannt und hätte ihn freundlich oder gar stürmisch begrüßt wie einen lieben und größeren Verwandten.

Zurück zu den Gesprächen mit dem Chef, die, wie ich jetzt deutlicher spüre, ebenjenen Zwiespalt vertieften, den ich am Beispiel des Supervisors gerade geschildert habe. Ich wurde durch sie herausgehoben, quasi geehrt, und dennoch schmerzlich an meinen beschämenden Zustand erinnert, weil wir ja auch Kollegen waren. Diese inneren Spannungen sind überhaupt nicht wegzudeuten, sollen sie auch nicht. Die ganze Kunst lag im Umgang mit ihnen, und das hat er sehr gut gemacht, er war es sicher auch gewohnt, hin und wieder Patienten aus dem gleichen Metier zu haben und vielleicht auch solche, die aus einer sonst unbezweifelten Kompetenz herausgefallen waren. Auf jeden Fall konnte ich mit ihm oder er mit mir sehr hilfreich die Übertragungsvorgänge herausarbeiten, die mich in der Gruppe, aus der ich so dringend herauswollte, immer wieder überrollten. Er sagte mir ungefähr: »Natürlich könnte ich Ihnen aus der Gruppe heraushelfen, aber was würde das bedeuten? Durch welche früheren Verzweiflungen im Umgang mit den Mitpatienten, von denen ich einige kenne, gehen sie? Wie könnten Sie dafür sorgen, daß Ihre Identität nicht in diesem Ausmaß bedroht wird? Ist es nicht eine Chance, schlummernde Schrecken aus Ihrer Ursprungsfamilie noch einmal anzuschauen, auch wenn Sie dachten, Sie hätten das längst hinter sich? Gibt es nicht Formen der Abgrenzung oder der Gegenwehr, die Sie am Leben lassen, ohne die anderen zu zerstören?« Und dann die schmerzhafteren Fragen: »Was spiegeln Ihnen einzelne Mitglieder an eigenen Aspekten? Wäre es nicht hilfreich, den ›Feinden‹ offen mitzuteilen, wo die Ähnlichkeiten liegen? Ich glaube, Dr. B. könnte Ihnen dabei helfen.«

Gruppe und Gruppen

In der Tat, der Umgang mit der Gruppe wurde zwar nicht weniger anstrengend, aber doch fruchtbarer. Und da ich meine latente Feindseligkeit und Verachtung langsam aufgeben konnte, wurde auch mir gegenüber das Klima freundlicher. Der Schwierigste, der bisher jede Annäherung brüsk zurückgewiesen hatte, konnte sagen: »Ich sehe dein Interesse an mir, ich finde dich sympathisch, ich wünschte, ich könnte darauf eingehen, aber ich kann es noch nicht. Ich habe Angst vor der Nähe und vor meiner aufkommenden Sympathie.« Das war Entkrampfung und Balsam zugleich. Man könnte sich ja sagen: Es gibt in dem Riesenhaufen an Patienten doch sicher andere, die deinem Wunsch nach Annäherung leichter entgegenkommen. Sicher, gab es auch. Aber wenn die Übertragungen einmal eingerastet sind, verdichten sich die Beziehungen in der Gruppe, dazu ist sie ja da, und Dr. B. war recht geduldig mit seinen Hinweisen auf meine Aha-Erlebnisse wie meine Ausweichmanöver. Ich lernte ihn sehr schätzen als einen mit vielen Gruppenwassern gewaschenen Therapeuten.

Ebenso hilfreich war er beim Thema Ehrgeiz, Selbstannahme und Lebensqualität. Obwohl das Thema in der Gruppe oder in den wenigen Partnergesprächen ebenfalls eine Rolle spielte, konnte ich seine Dimensionen besser entfalten in den Einzelstunden mit ihm. Es war in der Gruppe allmählich bekannt, daß ich Bücher geschrieben hatte, aber ich wollte partout nicht preisgeben wie viele, weil die Zahl mir an diesem Ort wie ein beschämendes Symptom vorkam, aber ich war auch getragen von heimlichem Stolz, der mir wiederum vorkam wie ein Hindernis auf dem Weg einer Genesung. Denn mir war längst klar, daß das Schreiben zu gewissen Zeiten auch ein Medikament gegen die Depression war und ein Vehikel, um mir meine Lebensberechtigung zu erarbeiten. Ich paßte zwar mit dem Thema der instabilen Lebensberechtigung sehr gut in die Gruppe, und jeder hatte seine eigenen Krücken gebastelt, die er immer wieder einmal probeweise loszulassen versuchte in der Klinik. Aber auf der intellektuellen Ebene war das Thema Schreiben den anderen fremd oder bedrohlich. Nur ein sehr in sich gekehrtes Mitglied mit stark schizoider Struktur und psychotischen Episoden, dessen Mutter Psychotherapeutin war, meinte, sie habe ihm gesagt, ich hätte ein interessantes Buch geschrieben, nämlich die »Lehrjahre«. Ich konnte dadurch, daß ich mit Dr. B. einige Male allein sprechen konnte, mich in der Gruppe leichter vom Thema Schreiben und dem damit verbundenen Leid wie den ursprünglich bedrohlichen Größenphantasien lösen und mich allgemeiner auf das Thema Krücken und Lebensberechtigung einlassen, das uns alle anging. Dr. B. verdanke ich es, daß ich nach der

Entlassung ohne größere Probleme eine Schreibpause von fast zwei Jahren einhalten konnte, die ich mit diesem Text beende.

Hilfreich, spannend und meist ergiebig war die von Patienten selbst organisierte Männergruppe, die regelmäßig tagte, sowie eine Selbsthilfegruppe über Probleme des Älter-Werdens und der Lebensbilanz, die ich über einige Wochen leitete, um die Enttäuschung zu mildern, daß es diese auf dem Prospekt verheißene Gruppe unter therapeutischer Anleitung nicht gab. Für ältere Menschen ist es ein enormes Problem, sich in einer Klinik zurechtzufinden, in der das Durchschnittsalter vielleicht die Hälte ihres Lebensalters ausmacht, und von Therapeuten behandelt zu werden, die im Durchschnitt ebenfalls erheblich jünger sind. Dies ist besonders dann gravierend, wenn den Therapeuten aus eigenem Erleben oder aus ihren Lehrtherapien die seelischen Nachwirkungen von Krieg und NS-Zeit nicht vertraut sind. Diesen Eindruck gewann ich in der Selbsthilfegruppe, in der von den älteren Mitpatienten Themen angeschnitten wurden, die sie sich in den Therapiegruppen mit den vielen jüngeren Patienten nicht anzusprechen trauten.

Nach der zweiten Eilverlängerung meines Aufenthaltes nahte nun der definitive »Abschied«, den ich also zum zweiten Mal durchlief. Die neue Medikation mit zusätzlichem Fluktin hatte sich bewährt, ich spürte auch wieder Arbeitsfreude und konnte mit weitaus geringeren Ängsten an die Heimkehr denken. Mit nachlassender Depression fühlte ich mich wieder offener für die therapeutischen Angebote, hatte allerdings einige Tage vor dem Ende noch einmal einen starken Rückfall nach einem sogenannten Marathontag, den wir, etwa dreißig »Fortgeschrittene«, mit verbundenen Augen als einen Tag der inneren Einkehr oder besser der Selbstkonfrontation zuzubringen hatten. Jeder saß oder lag dicht an dicht auf seiner Matratze, mit gelegentlicher Musik oder kurzen Unterweisungen, viel Schweigen und liebevoller Verköstigung. Ich spürte, wie die Depression erneut in mich hineinkroch, machte viel

Gymnastik, gehorchte einem rückblickend gesehen idiotischen Ehrgeiz und vermeintlichem Konformitätsdruck und hielt durch, anstatt aufzustehen, die Binde abzunehmen und zu gehen. Ich wollte nicht als feige, unkooperativ und überkritisch erscheinen, denn, so dachte ich, nach dem Ausscheiden aus dem Ritualtanz würde dies wieder als launisch oder arrogant erscheinen. Auch wagte ich es nicht, meine Empfindungen, ja meinen von Stunde zu Stunde düsterer werdenden Zustand dem sicher durchdachten therapeutischen Konzept entgegenzustellen. Mein sozialer Mut war aufgebraucht. Die meisten Patienten berichteten zu meiner neidvollen Betrübnis in der Nachbesprechung, an die sich zur Belohnung der Strapazen ein lukullisches Fest anschloß, von wichtigen Erlebnissen, Schwebezuständen, Einsichten, gar Reifungsschüben, und überschlugen sich an Dankbarkeits- und Ergebenheitsadressen, die ich, weil dieser höheren Zustände nicht teilhaftig geworden, nur mit moralischem Abscheu hören konnte. Dies allerdings brachte einige späte Erkenntnisse: Wie sehr ich trotz aller auf manchen Gebieten gewonnenen, vielleicht sogar trotzigen Autonomie in anderen Bereichen doch wieder sehr auf Zustimmung, Einklang, ja durchaus Konformität angewiesen war oder sie ersehnte. Wenn ich sie nicht teilen konnte, geriet ich in Gefahr, mit der Keule von Moral und Entwertung zu arbeiten. Kurz, es war scheußlich, durch das Raster dieser Veranstaltung zu fallen, was über ihren therapeutischen Wert gar nichts aussagte, und mich am Schluß als einsamer Versager zu fühlen. Gott sei Dank erspähte ich inmitten der das Marathon rühmenden Festgesellschaft einige blasse und verquälte Gesichter, denen ich anzusehen glaubte, daß auch sie etwas ramponiert auf der Walstatt zurückblieben, von denen wiederum einige wenige es wagten, über ihren »bösen Trip« zu berichten. Ich vergaß zu erwähnen, daß immer zwei Therapeuten und zwei Praktikanten anwesend waren, die man in seelischer Not durch ein Handzeichen herbeirufen konnte. Ich versuchte dies einmal, und es kam eine Person, der ich meinen Zustand zu schildern versuchte; ich vermute aber, daß es sich um einen jungen Praktikanten handelte, der sich nicht traute, darauf einzugehen, sondern sich bald wieder entfernte.

Großes Gewicht, und das ist ein schöner Brauch, wird in Seligental auf freies Tanzen gelegt; viele Vollversammlungen und Meetings klingen aus in ausgelassenem Tanz, dem man sich überlassen kann, solange man will. Ich komme drauf, weil auch das Marathonfest in einen Tanz ausklang, dem ich aber nicht folgen konnte, weil mir von einem bestimmten Grad der seelischen Betrübnis an Tanz nur noch als eine lächerliche Groteske erscheint, die für immer verboten gehört.

Aber oft hat mich der Tanz auch gestärkt oder aus mittleren Verstimmungen herausgeholt. Allerdings konnte ich nur selten den inneren, phantasierten beobachtenden Blick loswerden, den ich manchmal kritisch, manchmal zustimmend auf mir ruhen fühlte, und den eigenen, auf die anderen gerichteten Beobachterblick, der die vielen Ausdrucks- und Bewegungsformen um ihn herum wahrnahm. Ich brauchte lange, um mich nicht durch die Sorge, betrachtet zu werden, lähmen zu lassen. Die Vielfalt der Stadien zwischen freiem, ja unbekümmertem, sogar erotisch provokantem, werbendem oder auch selbstverliebtem Tanz und dem scheuen Geschiebe, dem man Befangenheit, Scham, Unbeholfenheit, ja mangelndes körperliches Lebensrecht von weitem anmerkt, ist verblüffend. Auch hier läge ein guter Einstieg für ein therapeutisches Durchsprechen, aber der Tanz war weitgehend selbsttherapeutisches Gelände ohne, soweit ich es beobachten konnte, individuelle Aufarbeitungsmöglichkeiten.

Der zweite Abschied

Und nun zum zweiten Abschied: Je mehr man dem Ende der Klinikzeit entgegengeht, desto mehr fremde Gesichter füllen das Haus, Tische und Gruppen und Spazierwege. Man merkt, daß man nicht mehr zu allen eine Beziehung aufnehmen kann und möchte. Man muß sich von vielen trennen, die eine oder mehrere Wochen früher gehen. Auf einmal ist die Welt voll Abschied. Man wird eingeladen zu den vielen Keks- und Fanta-Festen, und es schwelt wieder der untergründige Wettbewerb, zu wessen Abschiedsfest, von denen ja immer mehrere parallel laufen, wie viele und wie beliebte oder prominente Gäste kommen. Es herrschen von vielen Kerzen erleuchtete Stimmungen zwischen Traum und Wirklichkeit, von gleichzeitiger Annäherung und Entfernung oder, um es mit einem groben Vergleich zu deuten, psychisches Brackwasser, gemischt aus Trennung und Anklammerung, das mir nicht immer bekam, weil die meisten Worte und Sätze nicht mehr ganz stimmten. Aus den vertrauten »Kreativ-Gruppen« wurde man abrupt herausgerissen, weil die »Abschiedsgruppe«, wieder in einer neuen Zusammensetzung, obligatorisch war, um den Übergang nach draußen vorauszuphantasieren oder einzuüben. Etwa drei Monate nach der Heimkehr erhielt ich einen Brief, den ich, mit den andern zusammen in der Abschiedsgruppe, an mich geschrieben hatten, um mir die Einsichten der Klinik noch einmal ans Herz zu legen. Ich habe ihn mit spitzen Fingern gelesen, mußte dem Schreiber aber in einigen wichtigen Punkten zustimmen und war dankbar für diese wie von ferne herüberklingende Ermunterung und Ermahnung.

Noch eine wichtige Gruppe, die mir viel bedeutete: der Tanzkurs, den eine fast professionelle Mitpatientin mit viel Geschick und didaktischem Schwung leitete. Der Kurs war mir der liebste Abend der Woche, und ein Teil meiner Befangenheit fiel von mir ab. Sie leitete an einem anderen Abend auch noch den Chor und verstand es, dort ernste Arbeit mit einer ausreichenden Portion von fröhlichem Blödsinn so zu mischen, daß wir ganz aufgekratzt an den spätabendlichen Stammtisch beim Caro-Kaffee oder Pfefferminztee gingen. Also, noch immer kein Abschied, sondern lauter Nachträge, die mir in der Rückschau deutlich machen, daß in Seligental ein wichtiges Stück Leben für mich stattfand, von dem ich mich in der Vollversammlung nur in einem Weinkrampf lösen konnte. Und das kam so:

Aus dem großen Saal drang abends gelegentlich Klavierspiel, mit einer Mischung aus Brillanz und abgehackter Unbeholfenheit. Als ich eines Tages nachschaute, ohne den Spieler dort noch anzutreffen, fand ich einen chaotischen Haufen einzeln fotokopierter Seiten aus einen Klassikeralbum auf dem Piano. Der unbekannte Musiker spielte also jeweils nur eine herausgerissene Seite, etwa aus einer Sonate, und mußte dann zum nächsten Fragment übergehen, ohne den Versuch einer Ordnung zu machen. Durch Nachfrage lernte ich eine sehr scheue junge Frau kennen, die mir auch bald erzählte, daß sie zum zweiten Mal hier sei und das Gefühl habe, an der Klinik erneut zu scheitern, weil sie in ihrer Gruppe in eine absolute Außenseiterrolle geraten sei. Ihre Verzweiflung war tief. Doch meiner Neigung, nun eine Rettungsaktion zu starten und bei den Therapeuten zu intervenieren, konnte ich widerstehen, ich versuchte nur, sie immer wieder zu ermutigen, einige Schritte zu unternehmen, um den Rückweg in die Gemeinschaft zu finden. Das scheint ihr auch etwas geholfen zu haben. Wir verabredeten uns zum Vierhändigspielen, ich kaufte Noten, war nach jeweils einer halben Stunde noch längst nicht müde, während sie regelmäßig sagte: »Jetzt ist es genug, es regt mich zu sehr auf.« Manche Termine sagte sie kurzfristig ab oder erschien gar nicht, meinte dann nur, sie habe sich in der Stadt verspätet. Es entwickelte sich aber doch eine zwar distante, aber achtungsvolle Beziehung, und manchmal hatten wir Zuhörer, die sich in den Saal schlichen und auf die Sitzbänke legten. Sie willigte ein, daß wir einen langsamen Satz aus einer Mozart-Sonate einübten für meine letzte Vollversammung, und am Tag des Abschieds kündigte ich das Musikstück, als ich an der Reihe war, mit Herzklopfen an. Es gelang uns auch ganz gut, das Plenum schien fast atemlos zuzuhören und beschenkte uns am Ende mit langem Beifall. Nun hatte ich den ganzen Saal zu durchqueren, um zu meinem Platz und zu meiner Unterstützergruppe zu gelangen. Doch schon nach drei Schritten begann mich ein Weinkrampf so zu schütteln, daß ich kaum eines Wortes fähig war. Die erste Silbe, die mir wieder über die Lippen kam, war der Name meines Therapeuten, und am erstickten Klang seines Namens merkte ich, wie tief die Beziehung zu ihm geworden war während der Schreckenszeit der Depression, die auch noch während des Rückfalls anhielt, der doch zum Teil auf seine voreilige Reduktion der Medikamente zurückging. Er war trotz aller Ambivalenz zu einem Halt geworden, und neben vielen emotionalen Beimengungen während des Spiels – das Problem des Sich-Zeigens, Erinnerungen an Schülervorspiele, die Befangenheit, die leicht klammen Finger – drängte sich eine unerwartete Bedeutung auf, die mir aber erst nachträglich beim Schreiben bewußt wird: Das Spiel war mein Dank an ihn wie an die Klinik, aber auch die Rückkehr zu etwas Erwachsenem inmitten der Regression, die sich bei den meisten Patienten um den Abschied herum noch einmal steigert, neben allen mutigen oder ängstlichen Bewegungen auf eine neue Bewährung im erwachsenen Leben hin. Denn dieses Abschiedsplenum repräsentiert in seiner affektiven Verdichtung gleichzeitig die tragende wie die bedrohliche Welt, und nur Zyniker oder Menschen, die virtuos spalten können, vermögen sich diesen tiefen emotionalen Einflüssen zu entziehen. Man könnte diesen Abschied mit einer seelischen Äquatortaufe vergleichen, bevor dann die individuellen Verabschiedungen beginnen und der über das Zimmer verstreute Kleinhausrat in die Koffer verstaut wird, einschließlich der vielen

Gemälde, die im Lauf von drei Monaten entstanden sind und auf denen sich die verschiedenen Stadien von Not und Verwandlung auch noch zu Hause werden ablesen lassen.

An einem der legalen, das heißt nach einem kurzen Interview genehmigten Ausflugswochenenden hatte ich mein Auto nach Seligental mitgebracht und füllte es nun mit den Habseligkeiten für die Heimkehr.

Heimkehr und Weiterleben

Ich hatte weder nach der Klinik Sophienbad noch nach Seligental das Bedürfnis, zu den jährlichen Ehemaligentreffen zu reisen. Dafür war ich jeweils zu sehr in meine Erwachsenenwelt, meinen Beruf, zu den Freunden zurückgekehrt. Vielleicht fürchtete ich sogar den erneuten Sog der Regression oder auch: noch einmal festgelegt zu werden auf die Zustände, die mich dorthin geführt hatten. Wenn dies jemand als mangelnde Souveränität bezeichnen würde, könnte ich ihm nicht widersprechen. Doch ich trug das Schwere und das Gute der Aufenthalte in mir und verspürte keinerlei nostalgischen Zug, es aufzufrischen oder durch erneutes Würzen besser zu konservieren.

Die Zeit, die ich seither überblicke: zwei Jahre, bin ich frei geblieben von gravierenderen Anfällen der Schwermut. Hilfreich waren eine craniosakrale Therapie gegen die nächtlichen Verkrampfungen und mit Sicherheit das leider erst spät entdeckte Lithium, das ohne jede Nebenwirkungen ganz offensichtlich eine sehr gute prophylaktische Wirkung erzielt. Allerdings bin ich im Umgang mit der Depression auch flexibler und verantwortungsvoller geworden, dosiere meine Arbeit besser, bewege mich viel, habe mehr Zeit für andere Menschen.

Es war eine große Herausforderung, mit den Patienten über

mein plötzliches Verschwinden in einer Klinik zu sprechen. Für zwei von ihnen, die ich sehr schätzte, war der Schock meiner Depression zu groß, sie verabschiedeten sich enttäuscht. Für andere rückten Geschichten der Erkrankung von Elternfiguren in den Vordergrund. Andere wichtige Themen waren Schonung und Parentifizierung und natürlich die Angst, meine Erkrankung mitverschuldet zu haben, weil sie zu schwierig, zu fordernd, zu aggressiv gewesen waren. Für wieder andere brachte meine Erkrankung, über die ich nicht ungefragt sprach, gravierende Familiengeheimnisse zum Vorschein, über die man nicht redete, ja, nach denen man nicht einmal fragen durfte. Und dann tauchte immer wieder die Frage auf: »Was nutzt denn schon Therapie, wenn Sie, sicher kreuz und quer durchanalysiert, wieder in dieser Heftigkeit erkranken?« Eine tiefe Resignation in bezug auf die Leistungsfähigkeit von Psychotherapie wurde spürbar; andererseits auch wieder eine Ermutigung zum Durchhalten: Wenn es gar nicht mehr weitergeht, kann ich ja eine hilfreiche Auszeit in einer Klinik nehmen, und wenn sich mein Therapeut nicht geniert, eine solche Hilfe zu suchen, dann brauche ich es erst recht nicht.

Am unangenehmsten war die trotz allem spürbare heimliche Beobachtung in den ersten Wochen nach der Rückkehr durch einige Patienten. Wenn ich einmal blaß oder unausgeschlafen aussah, konnte dies leicht zu einem Alarmzeichen werden, über das aber wiederum gar nicht oder nur höchst verschämt gesprochen werden durfte, sondern das als erneutes Zeichen permanenter Lebenssorge mitgenommen wurde, bis es eines Tages doch zur Sprache kam. Aber manche waren auch mutig im sofortigen Ansprechen der beunruhigenden Zeichen.

In aller Regel ging der Besorgnis wie der versteckten Wut eine Geschichte heimlicher Beobachtung und Überwachung eines oder beider Elternteile voraus, die dafür allen Anlaß boten. Dabei war es wichtig, sowohl den Übertragungsanteil zu beachten wie die konkrete Sorge zu würdigen, die nach einem solchen vorübergehenden Bruch in der Beziehung nur zu berechtigt war.

Anhang 1

Zwei oder drei Jahre nach dem Aufenthalt in Seligental erwischte mich noch einmal eine mittelschwere Depression, die ein halbes Jahr dauerte. Das Schmerzliche am Umgang mit Psychopharmaka ist, daß sich bei Antidepressiva erst nach drei bis vier Wochen herausstellt, ob sie greifen. Vier von ihnen griffen nicht, erst ein relativ neues Medikament, Trevilor, besiegte den dunklen Schatten. Seitdem fühle ich mich gut, obwohl ich es seit einigen Monaten abgesetzt habe.

Anhang 2

Sehr berührt hat mich bei der nachträglichen Lektüre die Arbeit des englischen Analytikers Harry Guntrip über seine zwei Analysen bei Fairbairn und Winnicott aus dem Jahr 1975. Er war, über einen Zeitraum von zwanzig Jahren hinweg, von seinem neunundvierzigsten Jahr an 1000 Stunden bei dem ersten und später 150 Stunden beim zweiten Analytiker in Therapie. Es ging um den schwierigen Zugang zu und die Aufarbeitung eines frühen Traumas, der in beiden Analysen allerdings nur vorbereitet wurde.

So schreibt er über die Arbeit mit Fairbairn: »Ich spürte in meiner Analyse, daß ich auf die Ebene des schweren Kindheitstraumas regredieren mußte, und empfand zu meiner Überraschung bei ihm einen Rückschritt zum ›klassischen Analytiker‹ mit einer ›Deutungstechnik‹«. Diese war zudem weitgehend ödipal konzipiert, während ihm Winnicott eines Tages sagte: »Sie scheinen nie einen Ödipuskomplex gehabt zu haben«, sondern es gehe um die tiefe frühe Einsamkeit und Leere angesichts einer in ihrer Beziehungsfähigkeit gestörten Mutter. Heilsam war dann die Aufnahme eines empathischen

Kontakts durch Winnicott mit einem beinahe abgestorbenen oder verlorenen lebendigen Selbst, das nur außerhalb der Familie überlebt hatte.

Das in sich schizoide Analyse-Setting bei Fairbairn mit der entsprechenden »furchtbar dominierenden« Mutterübertragung wurde dadurch in seiner möglicherweise retraumatisierenden Wirkung abgemildert, daß die beiden nach der Stunde jeweils im Sitzen theoretische Gespräche führten, bei denen in der Übertragung der warmherzige Vater zum Vorschein kam. Dies als kleiner Hinweis zum Thema: »Wenn ein Patient mehrere Therapeuten braucht«, und sei es in einer einzigen Person. Fairbairn besteht aber darauf, daß es zweier real getrennter Personen bedurfte, um an das Trauma heranzukommen.

»Damals hatte ich das Gefühl, daß Winnicott und Fairbairn ihre Kräfte gemeinsam einsetzten, um meine frühesten traumatischen Jahre zu neutralisieren.« Fairbairn hatte Guntrip sogar den Weg zu Winnicott geebnet. Von daher auch die innere Utopie einer kooperativen Analyse, auch wenn sie zeitversetzt stattfand.

Guntrip entnimmt den Deutungen Winnicotts das später von André Green ausformulierte Konzept der (emotional) »toten Mutter«, die nicht empathisch reagieren kann und Leerstellen im Seelenleben des Kindes hinterläßt. Diese Konstellation wird nicht als »Konflikt« übertragen, sondern als »Stimmung«, vielleicht begleitet von unausgesprochenen lähmenden Vorwürfen an den Analytiker in der Übertragung, Vorwürfe, die der Patient selber fürchtet, weil sie ihm rational nicht berechtigt erscheinen. Denn der Analytiker ist ja »eine viel bessere Person« als die Mutter, und trotzdem kann sich an ihm das verdeckte Trauma wiederholen.

Guntrips Aussagen über die affektive Wirkung seines späten Zugangs zum Trauma der »toten Mutter« bleiben blaß. Das mag damit zusammenhängen, daß er siebzig Jahre alt war, als der Durchbruch sich in einer Traumserie ereignete.

Therapeutisch wichtig ist die Frage, ob es angemessen ist,

sich bei einem allmählich wiederbelebten erstarrten oder gar toten Selbst zurückhaltend analytisch zu verhalten oder ob diese Keime des wiederkehrenden Lebens, die sich vor allem stimmlich oder in Körpergefühlen und Bewegungsimpulsen äußern, nicht deutlicher ermuntert werden sollten. Wie? Indem sich der Patient vor den Augen des Therapeuten zeigt, sich bewegt, schauen und berühren darf und auf sein frühes Körperselbst achtet. Nur wenn er fühlbar den Sprung vom frühen Impuls zur Symbolisierung in der Sprache schon leisten kann, ist eine rein analytische Haltung angemessen. Die Frage ist: Wie kann das, was in der Klinik durch Körper-, Bewegungs- und Tanztherapie geleistet wird, im Einzelsetting angemessen einbezogen werden? Das Merkwürdige an Guntrips Analyse mit Fairbairn ist es, daß ein schizoider Patient die schizoiden Züge des Analytikers verstärkte bis zur Groteske. Sie gaben sich kein einziges Mal die Hand. Statt Handgeben galt es Deutungen zu geben. Aber der nichtschizoide Teil des Analytikers lud den nichtschizoiden Teil des Patienten regelmäßig zu lebhaften Nachgesprächen ein. Zwei höchst wertvolle Dinge wurden sozusagen getrennt verabreicht und fanden nicht wieder zusammen.

Es ist wichtig festzustellen, auf welcher Ebene ein Patient fähig ist zu emotionaler Kommunikation. Sein Wille, den Analytiker zufriedenzustellen oder ihn zu erreichen, ist oft so groß, daß das Ausmaß der Anstrengung, ihm sprachliche Mitteilungen zu machen, unkenntlich wird hinter dem Bemühen, einen settingsgerechten »brauchbaren« Kontakt zu halten. Die Angst vor der Leere und der Isolierung auf einer archaischen Ebene führt, unterhalb der Sprachschicht, zu schwer entzifferbaren Manövern, die oft genug auch etwas Gewaltsames an sich haben, wie wir es aus den Mechanismen der projektiven Identifikation kennen.

Inhalt

Einleitung als Bildbetrachtung 7
Psychoanalyse und die Wende im Schlaflabor 9
Die erste Kurztherapie 17
Die Barockengel über der ersten Couch 19
Die ersten Frankfurter Jahre 25
Die Gießener Jahre 37
Der lange Weg in die Lehranalyse 46
Die erste Primärtherapie 50
Kleiner Exkurs über die Gefühle beim Schreiben 53
Die Bewerbung 55
Der Übergang zur Lehranalyse 57
Eine Leidensgefährtin 61
Religiöse Übertragungen 64
Zu den im ersten Durchgang unbearbeitet gebliebenen Themen 67
Übertragungen auf die Institution 67
Die religiöse Übertragung auf die Psychoanalyse 73
Beinahe tot geboren 78
Die zweite Primärtherapie 80
Eine Geburtserfahrung mit Albert Pesso 85
Umgang mit dem Geburtstrauma 87
Der Schlaf als Widerstand und die Drogensitzung 91
Geduld und Resignation in der Analyse 92
Das Ausmaß der Idealisierung in den »Lehrjahren« 93
»Bekenntnisse einer schönen Seele« 100
Die Wucht der Idealisierung 105
Das Geschrei des Körpers 110
Annäherung an den Vaterkörper 120
Das Auftauchen von Geschwistern 124
Der Kampf um die Bilanz der »Lehrjahre« 126
Die Spuren früher Gläubigkeit 130
Das Jahr der frühen Trennungen 135

Ein paar Schlußbemerkungen zu den »Lehrjahren« 139
Der Analyse zweiter Teil 141
Ein Kampf im Sitzen 149
Nachwehen und Nachbeben 160
Das Gespräch mit dem Analytiker-Astrologen 163
Zuflucht in Rütte 166
Besuch bei der rebellischen A. M. 168
Zwischenstation in Johannishof 171
Die Verwurzelung in und um Freiburg 173
Das Trauma blieb draußen 177
Paartherapie 189
Die psychonanalytisch orientierte Körpertherapie 193
Geburtswehen 203
Zum erstenmal Psychiatrie 211
Symbiose und Triangulierung 212
Mit dem Körpertherapeuten allein 217
Institutionelle Veränderungen 219
Die vermeintliche Fokaltherapie 222
Der Eintritt in die Klinik. Sophienbad im Allgäu 225
Vorwort und Einstieg 226
Der Schock der Ankunft und die programmierte Schrumpfung 233
Die ersten Tage in Sophienbad 240
Die Sophienbader Hausordnung oder Es ist zumutbar, mit der Verfassung unterm Arm herumzulaufen 242
Die mittlere Phase 248
Mythos und Wirklichkeit der therapeutischen Gemeinschaft 251
Die Vollversammlung 260
Vorsichtige Bilanz von Sophienbad 269
Der Abschied 275
Die Heimkehr 276
Veränderungen im Leben 279
Der dunkle Untergrund aus der NS-Zeit 280
Der Weg ins Schlaflabor 281

Eine neue Erfahrung: Gestalttherapie 284
Frühe Begegnungen 290
Die Begegnung mit dem Vater 303
Die Rückkehr zur Berührung 310
Der Absturz zur Weihnachtszeit 312
Der Aufbruch nach Seligental 314
Die Gruppe und das Therapeutenpaar 324
Privattermine beim Chef 333
Gruppe und Gruppen 340
Der zweite Abschied 345
Heimkehr und Weiterleben 348
Anhang 1 351
Anhang 2 351

Tilmann Moser im Suhrkamp Verlag

Berührung auf der Couch.
Formen der analytischen Körperpsychotherapie.
suhrkamp taschenbuch 3265

Dämonische Figuren.
Die Wiederkehr des Dritten Reiches in der Psychotherapie.
suhrkamp taschenbuch 3193

Der Erlöser der Mutter auf dem Weg zu sich selbst.
Eine Körperpsychotherapie.
suhrkamp taschenbuch 2564

Das erste Jahr. Eine psychoanalytische Behandlung.
Mit einem Nachwort von Niklaus Roth.
suhrkamp taschenbuch 1573

Familienkrieg.
Wie Christof, Vroni und Annette die Trennung der Eltern erleben.
suhrkamp taschenbuch 1169

Gottesvergiftung.
suhrkamp taschenbuch 533

Grammatik der Gefühle.
Mutmaßungen über die ersten Lebensjahre.
suhrkamp taschenbuch 897

Körpertherapeutische Phantasien.
Psychoanalytische Fallgeschichten neu betrachtet.
suhrkamp taschenbuch 1896

Kompaß der Seele.
Ein Leitfaden für Psychotherapie-Patienten.
suhrkamp taschenbuch 1340

Lehrjahre auf der Couch.
Bruchstücke meiner Psychoanalyse.
suhrkamp taschenbuch 352

Mutterkreuz und Hexenkind.
Eine Gewissensbildung im Dritten Reich.
Gebunden

Ödipus in Panik und Triumph.
Eine Körperpsychotherapie.
suhrkamp taschenbuch 2652

Politik und seelischer Untergrund.
Aufsätze und Vorträge.
suhrkamp taschenbuch 2258

Repressive Kriminalpsychiatrie.
Vom Elend einer Wissenschaft.
edition suhrkamp 419

Stufen der Nähe.
Ein Lehrstück für Liebende.
st 978 und Englische Broschur

Stundenbuch.
Protokolle aus der Körperpsychotherapie.
Broschur

Das zerstrittene Selbst.
Berichte, Aufsätze, Rezensionen.
suhrkamp taschenbuch 1733

Lehrfilm von Tilmann Moser
Zum Thema Psychoanalyse und Körperarbeit
gibt es einen anderthalbstündigen Lehrfilm mit dem Titel
Symbiose, Halt und Abgrenzung
sowie einen zweistündigen Lehrfilm mit dem Titel
Vaterkörper, Geburt und Symbolbildung.
Beide Filme sind als Videos beim Autor erhältlich
(Urachstraße 25, 79102 Freiburg).